わかりや

JN035943

薬学系の統計学入門

第2版

小林 賢・佐古兼一 ［編］

井上俊夫・岩﨑祐一・加藤 剛・
熊倉隆二 ［著］

講談社

編集

小林　　賢　日本薬科大学特任教授
佐古　兼一　日本薬科大学准教授

執筆者

井上　俊夫　日本薬科大学教授　　　　（7、8、9、13）
岩﨑　祐一　元 日本薬科大学講師　　　（3、4）
加藤　　剛　医療法人社団幸悠会　薬剤部長　（10）
熊倉　隆二　元 日本薬科大学講師　　　（1、2）
小林　　賢　日本薬科大学特任教授　　（5、6、14、15、18）
佐古　兼一　日本薬科大学准教授　　　（11、12、16、17）

（五十音順、かっこ内は担当章）

第2版出版にあたって〈序文〉

　本書がはじめて発行されて7年が経過しました。幸いにして、多くの方々に読まれ、著者・編者として望外の喜びです。そのような中でこの度、新版の出版の機会を得たので、統計学の時流に沿って、よりよいものにすべく加筆・修正しました。たとえば、多くの医療系学術雑誌では、有意性の判断基準となるp値と信頼区間の併記が要求されています。第1版では、p値についての記載が中心でしたが、第2版ではp値と信頼区間を併記して説明することにしました。また、臨床研究についても時代の流れや読者たちからの要望に応えるべく内容を一新しました。

　薬学教育コア・カリキュラムでは、初年次の数学教育において統計学を学ぶために必要な知識として、「確率」と「統計学の基礎」を修得します。2～4年次では、医薬品情報において、「EBM」「生物統計」「研究デザインと解析」を修得します。また、薬剤師教育において、「医薬品安全性監視（ファーマコビジランス）」や「医薬品リスク管理計画（リスクマネージメントプラン）」が重要視されています。薬剤疫学の理解も職能に必要な要素となってきています。本書では、これらの内容をすべてカバーしています。ですから、この1冊で基礎から医療統計学までを学ぶことができます。また、医薬品や検査薬の「添付文書」において実際にどのような統計学的な記載があるかをみていき、それについて解説を入れています。ですので、薬剤師の生涯教育テキストとしても使用できる本になっています。

　統計学の教科書は、数理統計学の専門家が統計学の理論を学生に知ってもらおうとして、複雑な数式とそれを裏付けるための展開プロセスを踏むため、学生が統計学をわかりにくいと感じています。また、統計学が苦手という人には、どのような場面で、どのような統計学的手法を適用したらよいかが、わからないという方も多くみうけられます。しかし、薬剤師をはじめとして医療関係者は、データの有意性を判断するのに統計学を利用するユーザーであって、統計学の専門家を目指しているわけではありません。すなわち、どのような統計学的手法をどのような状況に適用したらよいかがわかればよいのです。本書では、このように統計学を苦手と感じている人でも理解しやすいように、数式の展開などのプロセスは一切、記述していません。また、例題をたくさん採用し、どのような場面で利用できるのか、そして、計算が理解しやすいように工夫しています。

　これら以外にも、本書では、解説を色分けして、内容がわかりやすくなるように工夫されています。計算式では、式のどの変数にどの数値が代入されるのかがわかりやすく色分けして示されています。そのため、計算式にどのような数値を代入していけばよいかが理解しやすくなっています。また、計算式は、途中の過程を省かずに示してありますので、計算が苦手な学生も理解しやすいと思います。

　本書は、薬学部の学生のみならず、医学・歯学・看護学・臨床検査学などの医療系の学生にとっても、統計学を学ぶうえでふさわしい内容となっています。これからの医療を担う多くの学生に読まれ、役立てていただければ幸いです。

　本書の出版趣旨をご理解いただき、執筆してくださった著者各位のご尽力に感謝申し上げます。最後に、この出版にこぎつけてくださり、編集にご尽力を賜った講談社サイエンティフィク第一出版部の方々に厚く御礼申し上げます。

2022年2月吉日

編者一同

第1章

基本的な統計量

統計学の目的は、調査した集団の傾向・特性を分析し、データの裏にある本質を数学的に明らかにすることにあります。

そのためには、バラバラになったデータをみやすいものに整理することが欠かせません。

研究調査で得られたデータを用いて、どのような統計学的手法が適用できるのか、その調査した集団の傾向・特性がどのようになっているのかを知るために、この章では、統計学の基本的な事項について学びます。

1.1 データの尺度水準

研究調査を行うにあたり、「薬が効いた＝1、効かなかった＝0」というのは、ものさしの一種です。また、薬を飲むことで「収縮期血圧が180 mmHgから130 mmHgに下がった」というのも、ものさしです。このように、変化する数を**変数**（variable、**変量**（variate））といい、男性・女性、健常者・患者などの観測値をいいます。本来、変量と変数は異なる概念ですが、区別して使用していないのが現実です。本書では、「変数」で記述していきます。また、**値**は、当該の調査項目に対する個々のデータのことです。調査などによって得られたデータの特徴に対して何らかの数値を割り当てる規則を**尺度**（scale）といいます。

変数をその性質に応じて4つの尺度に分類することを**尺度水準**（level of measurement）といいます。尺度水準には、分類として測定できる量的に意味をもたない**質的データ**（qualitative data、**カテゴリー変数**（categorical variable）、**質的変数**）と年齢、身長、血圧値など数量として測定できる**量的データ**（quantitative data、**量的変数**）があります。また、尺度水準とは別に、量的データは、血圧値、血液化学検査値など、途切れることなく連続して続き、どこまでも細かく推し測ることができる**連続変数**（continuous variable）と、人数や回数など、一般的に連続して推し測ることができない**離散変数**（discrete variable）に分けることもあります。

尺度は、スティーヴンスの提案によって名義尺度、順序尺度、間隔尺度、比尺度の4つに分類されています。尺度を分類することは、適用する統計学的手法を選択するうえで重要な役割を果たします。

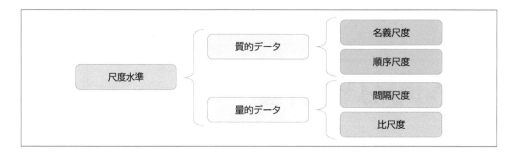

1.1.1 質的データの尺度

名義尺度（nominal scale）は、単に分類するために整理番号として数値を割り当てたもので、数値が同じならば同じ分類に属し、数値が異なれば異なる分類に属することになります。

名義尺度の例としては、性別、血液型、人種などがあります。名義尺度で使用可能な統計学的指標としては、度数（frequency）とモード（mode）があります。

特に変数のとる値が2つだけであるとき、たとえば、男性と女性、○と×、0と1など、とる値が2つだけである場合、その変数を**2値変数**といいます。

順序尺度（ordinal scale）は、順序や大小関係の比較には意味がありますが、そのデータの差を計算することは意味がありません。

順序尺度の例としては、満足度、順位、等級、アンケート調査の項目、痛みの評価スケールなどがあります。順序尺度の検定として代表的なものがU検定です。また、度数、モード、メジアンも利用できます。

1.1.2 量的データの尺度

間隔尺度（interval scale）は、目盛が等間隔になっている（等間隔であると仮定されている）ものをいい、値の和と差には意味がありますが、値の間の比には意味がありません。また、0という数値には意味がありません。

間隔尺度の例としては、温度、テストの点数、時刻などがあります。間隔尺度をもつ変数に対しては、平均、標準偏差、相関係数などの統計学的手法が適用できます。

比尺度（比例尺度、ratio scale）は、原点（0）の決め方が定まっていて、間隔にも比率にも意味があるものをいい、値の和・差・積・商の計算が自由にできます。予算額といったものも0円に意味がある以上、比尺度になります。

比尺度の例としては、身長、体重、血圧値、血液化学検査値などがあります。

データの分類	尺度の分類	尺度の意味	可能な計算	主な統計量の算出方法	
質的データ	名義尺度	名称などを識別するために数字を付与したもの	=、≠	記述	度数、モード
				推測	χ^2検定
	順序尺度	順序などを相対的に位置づけしたもの	=、≠、<、>	記述	百分位数、メジアン
				推測	順位相関、分散分析
量的データ	間隔尺度	対象の間隔の違いを比較するもの	=、≠、<、>、+、−	記述	範囲、平均、標準偏差
				推測	相関、t検定、分散分析、回帰分析、因子分析
	比尺度	尺度値の間隔の比率を計算するもの	=、≠、<、>、+、−、×、÷	記述	幾何平均、調和平均
				推測	変動係数

1.2　度数分布表とヒストグラム

　データをそのまま眺めていても、そのデータがもつ本質はみえてきません。そこでデータを整理してみやすくすることで、その集団から得られたデータの特徴を把握しやすくします。

　そのために、最も有効なものが**度数分布表**（frequency distribution table）です。

例題 1-1

　ある病院においてスタッフ20名のヘモグロビン濃度を測定したところ、以下のようなデータが集まった。度数分布表に整理しなさい。

(g/dL)

13.5	11.9	13.6	12.5	12.8	13.2	12.5	11.7	14.8	12.1
14.8	13.4	10.5	15.3	14.3	15.5	12.9	12.7	10.9	11.4

解説

わかりやすいように、濃度の低い順に並び替えてみます。

1	2	3	4	5	6	7	8	9	10	11	12	13	14	15	16	17	18	19	20
10.5	10.9	11.4	11.7	11.9	12.1	12.5	12.5	12.7	12.8	12.9	13.2	13.4	13.5	13.6	14.3	14.8	14.8	15.3	15.5

　まず、階級を決めます。ここでは、最小値が10.5 g/dL、最大値が15.5 g/dLです。そこで、1 g/dLずつ区切り、6つの階級に分けることにします。階級数の目安は下記の計算式（スタージェスの公式）を利用すると、算出できます。

$$階級数 = 1 + \log_2 n = 1 + \frac{\log n}{\log 2}$$

この例では、

$$階級数 = 1 + \frac{\log 20}{\log 2} = 1 + \frac{1.301}{0.301}$$
$$= 1 + 4.32 = 5.32$$

度数分布表

階級（g/dL）		階級値	度数
以上	未満	（g/dL）	
10.0 ～	11.0	10.5	2
11.0 ～	12.0	11.5	3
12.0 ～	13.0	12.5	6
13.0 ～	14.0	13.5	4
14.0 ～	15.0	14.5	3
15.0 ～	16.0	15.5	2

となります。あくまでも参考程度と思ってください。

それぞれの階級に入るデータを数えると、右のような度数分布表が完成します。

例題のように、データを10.0以上11.0未満とデータを一定の区間に区切ったものを**階級**（class）といいます。それぞれの階級に入るデータがいくつあったかを数えたものを**度数**（frequency）といいます。

そして、階級と度数を表にしてまとめたものが**度数分布表**です。これでデータがどのように分布しているかがよくわかります。

各階級の中央の値（10.0～11.0であれば、10.5）を**階級値**（class value）といいます。そして、区間の幅を**階級幅**（bin width）といいます。例題1-1での階級幅は1です。

データの個数（標本サイズといいます）が違う複数の集団を比較するとき、度数の大小のみに注目していると判断を間違えます。そのときは度数の代わりに全体での割合を表す**相対度数**（relative frequency）を使います。それを表にしたものが下の**相対度数分布表**（relative frequency distribution table）です。階級値の小さい（または大きい）ほうから、ある階級までの度数を合計した値を**累積度数**（cumulative frequency）、階級値の小さい（または大きい）ほうから、ある階級までの相対度数を合計した値を**累積相対度数**（cumulative relative frequency）といいます。相対度数と累積相対度数は、次の式で求めることができます。

$$相対度数 = \frac{その階級の度数}{全体の度数}$$

$$累積相対度数 = \frac{各階級の累積度数}{全体の度数}$$

右表が例題1-1を利用して作成した相対度数分布表です。

相対度数分布表

階級（g/dL）		階級値	相対
以上	未満	（g/dL）	度数
10.0 ～	11.0	10.5	0.10
11.0 ～	12.0	11.5	0.15
12.0 ～	13.0	12.5	0.30
13.0 ～	14.0	13.5	0.20
14.0 ～	15.0	14.5	0.15
15.0 ～	16.0	15.5	0.10

度数分布表を棒グラフにして表したものを**ヒストグラム**（histogram）といいます。データの分布が面積で表されますのでわかりやすくなります。

右図は例題1-1を利用して作成したヒストグラムです。

縦軸を度数、横軸を階級にして棒グラフを描きます。その際、棒グラフの間を

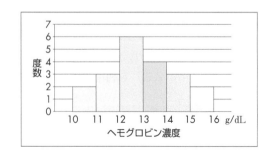

空けないことで連続したデータの分布を表しています。ですので、棒グラフが互いに接している必要があります。

1.3　データの特性値

　個々のデータのもっている情報を何らかの基準で整理整頓して意味のある情報にし、1つの統計値で表したものを**特性値**（characteristic value）といいます。

　特性値は、データ全体を1つの値で代表される**代表値**（measures of central tendency）と、データのばらつきの度合いを表す**散布度**（dispersion）の2つに大別されます。

　代表値には、平均値、中央値（メジアン）、最頻値（モード）などがあります。また、散布度には、分散、標準偏差、範囲などがあります。

1.3.1　平均値

　データの総和を標本サイズで割った値を**平均値**（mean）といいます。右のようにn個のデータに対しては、

No.	1	2	3	…	n
データ（変数x）	x_1	x_2	x_3	…	x_n

$$\bar{x} = \frac{データの総和}{標本サイズ} = \frac{x_1 + x_2 + x_3 + \cdots\cdots + x_n}{n}$$

という式で計算することができます。変数xの平均ということで、$\bar{x}$（エックスバーと読みます）で表します。

$\bar{x} = \dfrac{x_1 + x_2 + x_3 + \cdots\cdots + x_n}{n}$ の式を和の記号 $\overset{シグマ}{\Sigma}$ を用いると、

$$\bar{x} = \frac{1}{n}\sum_{i=1}^{n} x_i$$

と表すことができます。

例題1-2

　例題1-1のヘモグロビン濃度を用いて平均値を求めなさい。

解説

データの総和

$$\bar{x} = \frac{13.5+11.9+13.6+12.5+12.8+13.2+12.5+11.7+14.8+12.1+14.8+13.4+10.5+15.3+14.3+15.5+12.9+12.7+10.9+11.4}{20}$$

標本サイズ

$$= \frac{260.3}{20} = 13.015 \ (g/dL)$$

度数分布表からでも、次の式を用いることで平均値を求めることができます。

$$\bar{x}=\frac{x_1\times f_1+x_2\times f_2+\cdots+x_n\times f_n}{N}=\frac{1}{N}\sum_{i=1}^{n}x_i\times f_i$$

変数 x	度数
x_1	f_1
x_2	f_2
$\vdots$	$\vdots$
x_n	f_n
計	N

度数分布から平均を計算すると、値が平均値と一致するとは限りません。医療統計学では、正確さが大切な要素となりますので、個別のデータが得られていない場合を除いて、度数分布表から平均値を求めることはありません。本書でもそのように展開します。

例題1-3

例題1-1の度数分布表から平均値を求めなさい。

変数　度数

$$\bar{x}=\frac{10.5\times2+11.5\times3+12.5\times6+13.5\times4+14.5\times3+15.5\times2}{20}$$

標本サイズ

$$=\frac{21+34.5+75+54+43.5+31}{20}=\frac{259}{20}=12.95\ \ (\mathrm{g/dL})$$

1.3.2 中央値（メジアン）

データを大きい（小さい）順に並べて、ちょうど真ん中にあたる値を**中央値（メジアン）**といいます。標本サイズが奇数個の場合は中央の値、偶数個の場合は中央の2つの値の平均値を求めます。

例題1-4

例題1-1のヘモグロビン濃度から中央値を求めなさい。

例題1-1の数値を大きい順に並び替えると、以下のようになります（上段）。

15.5	15.3	14.8	14.8	14.3	13.6	13.5	13.4	13.2	12.9	12.8	12.7	12.5	12.5	12.1	11.9	11.7	11.4	10.9	10.5
1	2	3	4	5	6	7	8	9	10	11	12	13	14	15	16	17	18	19	20

この場合、標本サイズが偶数の20ですから、10番目と11番目の平均値が中央値になります。

したがって、

$$中央値 = \frac{12.9 + 12.8}{2} = \frac{25.7}{2} = 12.85 \ (g/dL)$$

1.3.3 最頻値（モード）

データの中で最も度数が多い数値を**最頻値（モード）**といいます。度数分布表に整理されたデータにおいては、最も度数が多い階級の階級値をいいます。

> **例題1-5**
> 例題1-1のヘモグロビン濃度の度数分布表から最頻値を求めなさい。

 解説

最も度数が多いのは12.0～13.0（g/dL）の階級の度数6になります。したがって、最頻値は階級値の12.5（g/dL）です。

1.3.4 分散と標準偏差

代表値、特に平均値は集団の傾向や特徴を示す重要な値です。しかし、平均値のみではデータのばらつき具合はわかりません。

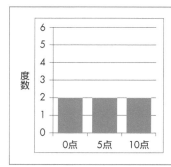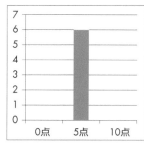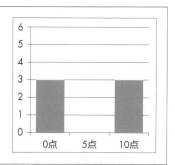

上のヒストグラムは3つの集団における数学の得点分布を表したものです。平均値はいずれも5点ですが、分布は大きく異なります。

データにどれだけのばらつき具合があるかは大変重要な要素といえますが、それを表す値として、**分散**（variance）と**標準偏差**（standard deviation、SD）があります。

個々のデータから平均値を引いた値を**偏差**（deviation）といい、資料の中の個々のデータがどれだけ平均値とずれているかを表します。この偏差が大きい値を示すものが多いほどデータにばらつきがあることになります。偏差を二乗して足し合わせた総和を**偏差平方和**（sum of squared deviation）といいます。偏差平方和は**変動**（sum of squares）ともよばれます。

このとき、ばらつき具合を表す数値として、分散 σ^2 と標準偏差 σ を次のように定めます。偏差平方和を標本サイズで割ったのが分散で、その分散の平方根が標準偏差です。

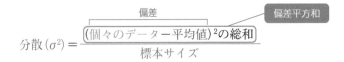

$$分散(\sigma^2) = \frac{\overbrace{(個々のデータ - 平均値)^2 の総和}^{偏差平方和}}{標本サイズ}$$

標準偏差$(\sigma) = \sqrt{分散} = \sqrt{\sigma^2}$

n個のデータが次のように与えられているとき、

No.	1	2	3	……	n
データ（変数x）	x_1	x_2	x_3	……	x_n
偏差（$x-\bar{x}$）	$(x_1-\bar{x})$	$(x_2-\bar{x})$	$(x_3-\bar{x})$	……	$(x_n-\bar{x})$

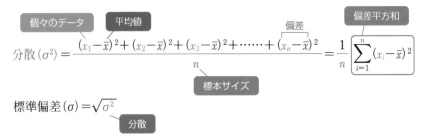

$$分散(\sigma^2) = \frac{(x_1-\bar{x})^2 + (x_2-\bar{x})^2 + (x_3-\bar{x})^2 + \cdots + (x_n-\bar{x})^2}{n} = \frac{1}{n}\sum_{i=1}^{n}(x_i-\bar{x})^2$$

標準偏差$(\sigma) = \sqrt{\sigma^2}$

また、変形すると、次の式でも分散σ^2を求めることができます。

$$分散(\sigma^2) = \frac{1}{標本サイズ} \times (個々のデータ)^2 の総和 - (平均値)^2 = \frac{1}{n}\sum_{i=1}^{n}x_i^2 - \bar{x}^2$$

分散、標準偏差の値が大きいほどデータのばらつきが大きいといえます。

例題1-6

例題1-1のヘモグロビン濃度を用いて分散σ^2と標準偏差σを求めなさい。

(g/dL)

13.5	11.9	13.6	12.5	12.8	13.2	12.5	11.7	14.8	12.1
14.8	13.4	10.5	15.3	14.3	15.5	12.9	12.7	10.9	11.4

解説

　物理学や数学では有効数字を意識して計算を進めていくことがありますが、統計学では基本的に有効数字を使いません。統計学はデータのばらつきを考える学問です。有効数字を用いると、計算過程において丸めによる誤差を生じることとなり、本来考察すべきデータのばらつきに余計なものが混ざり、真の変動を評価できなくなります。

　例題1-2から、このデータの平均値は、13.015 g/dLです。分散σ^2を算出すると、

$$\sigma^2 = \frac{1}{n}\sum_{i=1}^{n}(x_i - \bar{x})^2$$

個々のデータ　　　平均値

$$= \frac{(13.5-13.015)^2+(11.9-13.015)^2+(13.6-13.015)^2+\cdots+(11.4-13.015)^2}{20}$$

標本サイズ

$$= \frac{0.485^2+(-1.115)^2+0.585^2+\cdots+(-1.615)^2}{20}$$

$$= \frac{0.235225+1.243225+0.342225+\cdots+2.608225}{20} = \frac{38.0855}{20}$$

$$= 1.904275\,(\mathrm{g/dL})^2$$

となります。また、変形式を用いて分散 σ^2 を算出すると、

$$\sigma^2 = \frac{1}{n}\sum_{i=1}^{n}x_i^2 - \bar{x}^2 = \frac{13.5^2+11.9^2+13.6^2+\cdots+11.4^2}{20} - 13.015^2$$

$$= \frac{182.25+141.61+184.96+\cdots+129.96}{20} - 169.390225$$

$$= \frac{3425.89}{20} - 169.390225$$

$$= 171.2945 - 169.390225 = 1.904275$$

となり、同じ値になります。電卓を使う場合、変形した式を用いたほうが早く計算することができます。

$$\sigma = \sqrt{1.904275} = 1.37995 \fallingdotseq 1.38\,\mathrm{g/dL}$$

分散はその算出過程で符号の正負を打ち消すため二乗しています。したがって、分散は重さのばらつきであれば、重さの二乗（例：g^2）の単位をもちます。

しかし、重さのばらつきを評価する際には、同じ次元の重さで評価するほうが感覚的にわかりやすいことから、一般的にばらつきを表すのに分散の平方根である標準偏差が用いられます。

例題1-7

　同一の検体についてヘモグロビン濃度（g/dL）を5回ずつ2種類の測定法で調べた。どちらの測定法のほうがばらつきが大きいか調べなさい。

	1	2	3	4	5
測定法A	14.3	14.2	14.5	14.7	14.4
測定法B	14.1	14.5	14.7	14.4	14.8

まず、測定法Aの平均値、分散、標準偏差を求めます。

測定法Aの平均値 $(\bar{x}_A) = \dfrac{14.3+14.2+14.5+14.7+14.4}{5} = \dfrac{72.1}{5} = 14.42 \text{ g/dL}$

測定法Aの分散 $(\sigma_A{}^2)$

$$= \frac{(14.3-14.42)^2+(14.2-14.42)^2+(14.5-14.42)^2+\cdots+(14.4-14.42)^2}{5}$$

$$= \frac{(-0.12)^2+(-0.22)^2+0.08^2+0.28^2+(-0.02)^2}{5}$$

$$= \frac{0.0144+0.0484+0.0064+0.0784+0.0004}{5} = \frac{0.148}{5} = 0.0296$$

測定法Aの標準偏差 $(\sigma_A) = \sqrt{0.0296} \fallingdotseq 0.1720 \text{ g/dL}$

次に、測定法Bの平均値、分散、標準偏差を求めます。

測定法Bの平均値 $(\bar{x}_B) = \dfrac{14.1+14.5+14.7+14.4+14.8}{5} = \dfrac{72.5}{5} = 14.5 \text{ g/dL}$

測定法Bの分散 $(\sigma_B{}^2) = \dfrac{(14.1-14.5)^2+(14.5-14.5)^2+(14.7-14.5)^2+\cdots+(14.8-14.5)^2}{5}$

$$= \frac{(-0.4)^2+0^2+0.2^2+(-0.1)^2+0.3^2}{5} = \frac{0.16+0+0.04+0.01+0.09}{5} = \frac{0.3}{5} = 0.06$$

測定法Bの標準偏差 $(\sigma_B) = \sqrt{0.06} \fallingdotseq 0.2449 \text{ g/dL}$

よって、測定法Bのほうが測定法Aよりばらつきが大きいといえます。

1.3.5 範囲と四分位数

　ばらつきの指標として、分散や標準偏差の他にいろいろな測度が考えられます。とりわけ標本サイズが小さいときには、範囲が用いられます。**範囲**（range）は、データ全体の最大値と最小値の差として定義されます。

　計算が簡単なことが最大の利点です。標本サイズが4とか5の場合には、ばらつきの指標として有効ですが、標本サイズが大きくなると、全体のデータからすると大きく外れた最大値、最小値（**外れ値**（outlier）といいます）をとることがあり、範囲の値が過大となって、ばらつきの指標としては役に立たなくなります。このような場合は、外れ値を除いて範囲を求める場合があります。また、同じように外れ値の影響を修正するために、次の四分位範囲が用いられます。外れ値の計算方法については、第5章を参照してください。

　データを小さい順に並べて4等分し、下から1/4（25％）のところのデータを**第1四分位数**（1st quartile；Q_1）、2/4（50％）のところのデータを**第2四分位数**（これは中央値と同じ）、3/4（75％）のところのデータを**第3四分位数**（3rd quartile；Q_3）といい、これら3つの値をまとめて**四分位数**（quartile）といいます。

　ここで、（第3四分位数−第1四分位数）の値を**四分位範囲**（interquartile range；

IQR）といい、中央値を挟んでデータがどのくらいの範囲にばらついているかの指標として用いられます。また、（四分位範囲÷2）の値を**四分位偏差**（quartile deviation；QD）といい、四分位範囲と同じく、中央付近のデータにどのくらいのばらつきがあるかを表します。

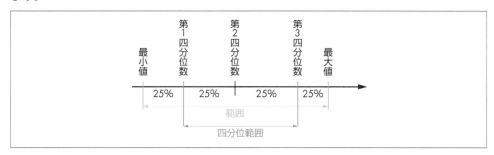

1.3.6　四分位数の求め方

　四分位数はデータを小さい順に並べて4等分する値ですが、実際に求めるときにはいくつかの計算方法があります。ここでは、代表的な3種類を紹介します。

①中央値（第2四分位数）を求め、標本サイズnが奇数の場合は中央値を除いて下半分と上半分に分け、偶数の場合は小さいほうの下半分と大きいほうの上半分に分けて、それぞれの中央値を第1四分位数、第3四分位数とします。これは、中学、高校で学んできたものです。

②①の方法で、奇数個の場合に中央値を下半分、上半分に含めて、それぞれの中央値を求めて第1四分位数、第3四分位数とします。これは、次の項の箱ひげ図を最初に考案したテューキーによるものです。

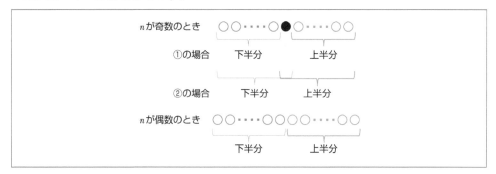

③統計の計算では、Excelをよく使いますが、Excelにも四分位数を求める関数として、quartile.incとquartile.excが用意されています。

　標本サイズがnのデータを小さい順に並べたものを、$a(1), a(2), a(3), \cdots, a(n)$としたとき、第1四分位数、第2四分位数、第3四分位数をそれぞれ次のように定めています。

quartile.inc は、 $a((3+n)/4)$、 $a((1+n)/2)$、 $a((1+3n)/4)$ ……(1)

quartile.exc は、 $a((n+1)/4)$、 $a(2(n+1)/4)$、 $a(3(n+1)/4)$ ……(2)

　各四分位数が小さいほうから何番目に相当するかを、quartile.inc 関数では1番目とn番目を、quartile.exc 関数では0番目と$n+1$番目をそれぞれ、1：3、2：2、3：1の比に内分するのが何番目かで求めます。（　）内の数値が整数とならなかった場合は、整数部をk、小数部をtとして、$a(k)$ と $a(k+1)$ を $t：(1-t)$ の比に内分する値、すなわち、

$$(1-t) \times a(k) + t \times a(k+1) = a(k) + t \times \{a(k+1) - a(k)\} \qquad ……(3)$$

を計算して求めます。

　これら具体的な四分位数は計算方法によって若干の違いを生じますが、データの大きさが大きくなれば違いは小さくなり、ばらつきを比較するうえで問題はなくなります。

　本章では、前ページの①の計算方法を用いますが、医療統計の分野では、quartile.inc 関数またはquartile.exc 関数のいずれかを用いて、四分位数を算出します。

例題1-8

例題1-1のヘモグロビン濃度を用いて四分位数と四分位偏差を求めなさい。

(g/dL)

| 13.5 | 11.9 | 13.6 | 12.5 | 12.8 | 13.2 | 12.5 | 11.7 | 14.8 | 12.1 |
| 14.8 | 13.4 | 10.5 | 15.3 | 14.3 | 15.5 | 12.9 | 12.7 | 10.9 | 11.4 |

解説

　例題1-4から、このデータの中央値は、12.85（g/dL）です。

　上記の数値を小さい順に並び替えると、以下のようになります。

中央値

10.5　10.9　11.4　11.7　| 11.9　12.1 |　12.5　12.5　12.7　| 12.8　12.9 |　13.2　13.4　13.5　| 13.6　14.3 |　14.8　14.8　15.3　15.5

第1四分位数　　　　　第2四分位数　　　　　第3四分位数

第1四分位数は、下半分の中央値で、5番目と6番目の平均となります。

$$第1四分位数(Q_1) = \frac{11.9 + 12.1}{2} = \frac{24}{2} = 12.0$$

第3四分位数は、上半分の中央値で、15番目と16番目の平均となります。

$$第3四分位数(Q_3) = \frac{13.6 + 14.3}{2} = \frac{27.9}{2} = 13.95$$

四分位範囲＝（第3四分位数－第1四分位数）ですから、

$$四分位範囲(IQR) = 13.95 - 12.0 = 1.95 \ (g/dL)$$

四分位偏差＝（四分位範囲÷2）ですから、

$$四分位偏差(QD) = 1.95 \div 2 = 0.975 \ (g/dL)$$

となります。

　ここで、例題1-8を使って、(1)(2)による四分位数の求め方を紹介します。

(a) Excel の quartile.inc 関数の場合

　　第1四分位数 $= \dfrac{3+n}{4} = \dfrac{3+20}{4}$ 番目の数

　　第2四分位数 $= \dfrac{1+n}{2} = \dfrac{1+20}{2}$ 番目の数

　　第3四分位数 $= \dfrac{1+(3\times n)}{4} = \dfrac{1+(3\times 20)}{4}$ 番目の数となります。

　計算結果が整数とならない場合は、下記の(3)式を使って求めます。

整数部を k、小数部を t として、$a(k)$ と $a(k+1)$ を $t:(1-t)$ の比に内分する値です。
$$(1-t)\times a(k) + t\times a(k+1) = a(k) + t\times\{a(k+1) - a(k)\} \qquad \cdots\cdots(3)$$

例題1-8のデータ

1	2	3	4	5	6	7	8	9	10	11	12	13	14	15	16	17	18	19	20
10.5	10.9	11.4	11.7	11.9	12.1	12.5	12.5	12.7	12.8	12.9	13.2	13.4	13.5	13.6	14.3	14.8	14.8	15.3	15.5

・第1四分位数

　　25%の位置 $= \dfrac{3+n}{4} = \dfrac{3+20}{4} = 5.75$ 番目

　と求まります。計算結果が整数にならないので、小さいほうから5番目、6番目の値（11.9と12.1）と小数部0.75を(3)式に代入します。
　　　第1四分位数 $(Q_1) = 11.9 + 0.75\times(12.1 - 11.9) = 12.05$

・第2四分位数

　　50%の位置 $= \dfrac{1+n}{2} = \dfrac{1+20}{2} = 10.5$ 番目ですから、小さいほうから10番目、11番目の値（12.8と12.9）と小数部0.5を(3)式に代入します。
　　　第2四分位数 $(Q_2) = 12.8 + 0.5\times(12.9 - 12.8) = 12.85$

・第3四分位数

　　75%の位置 $= \dfrac{1+(3\times n)}{4} = \dfrac{1+(3\times 20)}{4} = 15.25$ 番目ですから、小さいほうから15番目、16番目の値（13.6と14.3）と小数部0.25を(3)式に代入します。
　　　第3四分位数 $(Q_3) = 13.6 + 0.25\times(14.3 - 13.6) = 13.775$

(b) Excel の quartile.exc 関数の場合

$$第1四分位数 = \frac{n+1}{4} = \frac{20+1}{4} 番目の数$$

$$第2四分位数 = \frac{2 \times (n+1)}{4} = \frac{2 \times (20+1)}{4} 番目の数$$

$$第3四分位数 = \frac{3 \times (n+1)}{4} = \frac{3 \times (20+1)}{4} 番目の数となります。$$

・第1四分位数

25%の位置 $= \dfrac{n+1}{4} = \dfrac{20+1}{4} = 5.25$ 番目ですから、整数にならないので、小さいほうから5番目、6番目の値（11.9 と 12.1）と小数部 0.25 を前ページの(3)式に代入します。

$$第1四分位数(Q_1) = 11.9 + 0.25 \times (12.1 - 11.9) = 11.95$$

・第2四分位数

50%の位置 $= \dfrac{2 \times (n+1)}{4} = \dfrac{2 \times (20+1)}{4} = 10.5$ 番目ですから、quartile.inc のときと同じ値の 12.85 になります。中央値については、いずれの方法を用いても同じ値になります。

・第3四分位数

75%の位置 $= \dfrac{3 \times (n+1)}{4} = \dfrac{3 \times (20+1)}{4} = 15.75$ 番目ですから、小さいほうから15番目、16番目の値（13.6 と 14.3）と小数部 0.75 を(3)式に代入します。

$$第3四分位数(Q_3) = 13.6 + 0.75 \times (14.3 - 13.6) = 14.125$$

1.3.7　箱ひげ図

　四分位数を数直線上にとり、右ページの上図のように最小値と第1四分位数、第3四分位数と最大値を線分で結び、第1四分位数と第3四分位数間に長方形を、その長方形内に第2四分位数で線分を引いたものを**箱ひげ図**（box plot, box-and-whisker plot）といいます。箱ひげ図のA、B、C、Dの範囲にそれぞれデータの25％が入ります。また、長方形の内部にデータの半分が存在し、長方形の長さが四分位範囲を表します。平均値は必要に応じて「×」や「＋」などで表します。

　2つ以上の箱ひげ図を並べると、データの分布、ばらつき具合を比較することができます。

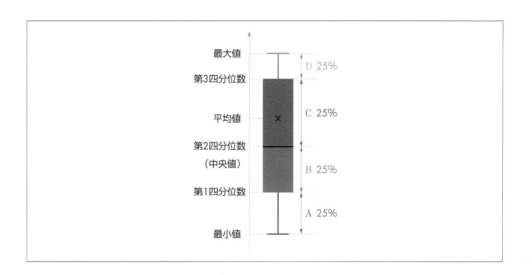

例題1-8の結果を利用して箱ひげ図を完成させなさい。

例題1-8から、このデータの四分位数は順に、12.0 g/dL、12.85 g/dL、13.95 g/dL です。

また、最小値は10.5 g/dL、最大値は15.5 g/dL ですから、箱ひげ図は下図のようになります。

1.3で作成したヒストグラムと並べると、関係があることがよくわかります。

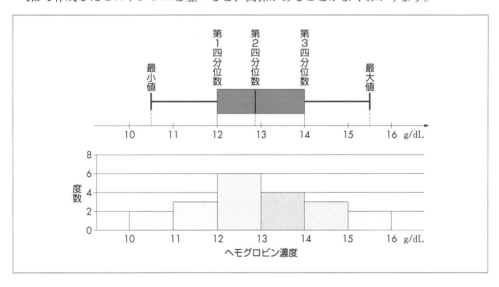

[度数分布表とヒストグラム、平均値と分散・標準偏差、四分位数と箱ひげ図]

問題1 次の資料は成年男子20人の総コレステロール値である。

総コレステロール値 以上　　　未満		階級値	度数
110 ～ 130			
130 ～ 150			
150 ～ 170			
170 ～ 190			
190 ～ 210			
計		－	20

148	178	150	176	166	154
188	162	144	160	180	195
202	146	175	172	152	156
124	192				(mg/dL)

(1) 右の度数分布表を完成し、ヒストグラムを作成しなさい。

(2) 個々のデータから平均値と中央値を求めなさい。また、分散と標準偏差を求めなさい。

(3) 度数分布表からモードを答えなさい。

問題2 次の資料はラット30匹の頭胴長である。

19.4	22.2	25.6	23.1	22.0	22.4	20.9	23.3	21.8	21.4
22.6	25.2	22.4	23.4	21.6	24.3	22.4	22.5	21.0	23.1
19.3	24.2	22.9	21.8	24.4	23.5	20.2	23.2	22.6	21.4 (cm)

(1) 平均値を求めなさい。

(2) 分散・標準偏差を求めなさい。

問題3 次の資料はAグループ女子学生20人の収縮期血圧測定の結果である。

118	108	114	102	126	110	106	132	114	122
134	112	122	110	122	108	114	112	128	110 (mmHg)

(1) 資料の範囲、四分位数、四分位偏差を求めなさい。

(2) 箱ひげ図を作成しなさい。

(3) 下図はBグループ女子学生20人の測定結果を箱ひげ図にしたものです。このとき、2グループの収縮期血圧の分布について比較し、どのようなことがいえるか答えなさい。

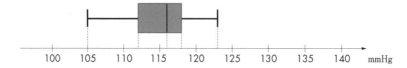

第2章

確率と確率分布

　統計学の数学的な基礎は、確率論です。集団としての法則につきまとう不確かさを数量的に測るには、確率論がモデルとして役に立ちます。この章では確率論についての基本的な事項を学びます。

2.1　順列・組合せ

　異なるいくつかのものを、順序を考慮して並べたものを**順列**（permutation）といいます。一方、取り出した順序を問題にしないで、それらの組合せだけに注目するとき、その組を**組合せ**（combination）といいます。

　異なるn個のものからr個取り出すとき、

順列の総数は${}_nP_r$で表し、${}_nP_r = \dfrac{n!}{(n-r)!}$

組合せの総数は${}_nC_r$で表し、${}_nC_r = \dfrac{{}_nP_r}{r!} = \dfrac{n!}{(n-r)!\,r!}$

となります。

　ここで、$n! = n(n-1)(n-2)\cdots3\cdot2\cdot1$で、これを$n$の**階乗**といいます。

2.2　確率

2.2.1　標本空間と事象

　確率を考える空間を**標本空間**（sample space）といい、$\overset{\text{オメガ}}{\Omega}$で表します。

　サイコロを振る実験のように、結果が偶然によって決まる実験や観測などを**試行**（trial）といい、結果として起こったことを**事象**（event）といいます。事象は条件に合う結果を集めて集合の形で表現します。

　たとえば、1つのサイコロを振ったとき、偶数の目が出る事象は、{2, 4, 6}と表します。

　特に、試行によって起こる結果をすべて集めたものを**全事象**（certain event）といい、Uで表します。サイコロ振りの例では、$U = \{1, 2, 3, 4, 5, 6\}$となります。{1, 2, 3, 4, 5, 6}

は、「集合1, 2, 3, 4, 5, 6」と読みます。

「何も起こらないという事象」も便宜的に考えます。これを**空事象**（impossible event）といい、ϕで表します。

また、それ以上分割できない事象を**根元事象**（simple event/elementary event）といい、標本空間Ω上の1点です。

確率論では、事象を構成する要素の個数を**場合の数**といいます。根元事象の場合の数は1で、根元事象の起こり方がいずれも同じ程度であると期待できるとき、**同様に確からしい**といいます。

全事象Uの起こる場合の数を$n(U)$、事象Aの起こる場合の数を$n(A)$とするとき、確率$P(A)$は次のように定めます。

$$P(A) = \frac{n(A)}{n(U)} = \frac{\text{事象}A\text{の起こる場合の数}}{\text{全事象}U\text{の起こる場合の数}}$$

つまり、考え得るすべての場合の数の中で、事象Aの起こる場合の数が占める割合を確率と定めているのです。

例題2-1

1個のサイコロを振って、偶数の目が出る事象Aの確率pを求めなさい。

解説

まず、全事象Uの場合の数を調べてみます。サイコロの目は、1, 2, 3, 4, 5, 6の6通りです。したがって、全事象Uの場合の数は、6となります。

次に、事象Aの起こる場合の数を調べます。事象Aは偶数の目ですから、2, 4, 6の3通りです。

よって、求める事象Aの確率は、

$$p = \frac{3}{6} = 0.5$$

となります。

確率の定義から、次の式が成り立つことが容易にわかります。

---

(1) すべての事象Aに対して、　　　　　$0 \leqq P(A) \leqq 1$

(2) 全事象U、空事象ϕについて、　　$P(U) = 1$　　$P(\phi) = 0$

ここでいろいろな条件のついた事象を考えてみましょう。

例として、1つのサイコロを振る試行で考えます。全事象は$U = \{1, 2, 3, 4, 5, 6\}$でした。サイコロの目が奇数となる事象をAとすると、

　　$A = \{1, 3, 5\}$

となります。

サイコロの目が奇数とならない事象（偶数となる事象）は、全事象の中でAでないものなので、これを$\overline{A}$（A^cとも表します）と書いてAの**余事象**（complementary event）といいます。この余事象は、

$$\overline{A}=\{2,\,4,\,6\}$$

と表されます。「$\overline{A}$」は「Aバー」と読みます。

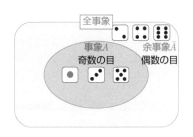

サイコロの目が奇数となる事象Aと3以下となる事象Bにおいて、AとBが同時に起こる事象をAとBの**積事象**（intersection event）といい、

$$A\cap B=\{1,\,3\}$$

で表されます。「$A\cap B$」は「AキャップB」と読みます。

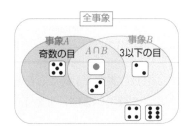

また、サイコロの目が奇数となる事象Aと3以下となる事象Bにおいて、AまたはBが起こる事象をAとBの**和事象**（union event）といい、

$$A\cup B=\{1,\,2,\,3,\,5\}$$

で表されます。「$A\cup B$」は「AカップB」と読みます。

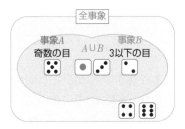

サイコロの目が4または6となる事象を$C=\{4,\,6\}$とすると、AとCの積事象の要素は存在しません。すなわち、$A\cap C=\phi$（ファイと読みます）となります。

積事象が空事象となる互いの事象を**排反事象**（exclusive event）といいます。

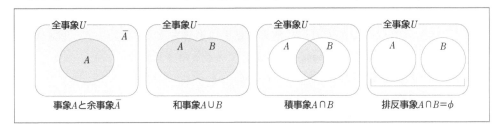

| 事象Aと余事象$\overline{A}$ | 和事象$A\cup B$ | 積事象$A\cap B$ | 排反事象$A\cap B=\phi$ |

これらの事象について、確率の定義から次の公式を導くことができます。

事象A、B、$A\cap B$、$A\cup B$に属する要素の個数をそれぞれ$n(A)$、$n(B)$、$n(A\cap B)$、$n(A\cup B)$とするとき、$n(A\cup B)=n(A)+n(B)-n(A\cap B)$が成り立つので、

$$P(A\cup B)=P(A)+P(B)-P(A\cap B) \qquad \cdots\cdots(1)$$

となります。

特に、AとBが排反事象の場合は、$P(A\cap B)=0$となるので、

$$P(A \cup B) = P(A) + P(B) \qquad \cdots\cdots(2)$$

となります。(1)と(2)を**確率の加法定理**（addition theorem on probability）といいます。

(2)の性質を事象Aと$\overline{A}$に適用すると、次の式が得られます。

$$P(\overline{A}) = 1 - P(A)$$

この式を**余事象の確率**（probability of complementary events）といいます。

2つの事象A、Bについて$P(A) \neq 0$のとき、次の確率$P_A(B)$を、事象Aが起きたときに事象Bが起こる**条件付き確率**（conditional probability）といいます。

$$P_A(B) = \frac{P(A \cap B)}{P(A)}$$

これは、事象Aが起こったという条件のもとで事象Bが起こる確率を表します。

場合の数でいえば、事象$A \cap B$が起こる場合の数が事象Aが起こる場合の数に占める割合$\dfrac{n(A \cap B)}{n(A)}$となります。

上記の式の両辺に$P(A)$をかけることにより、次の式が成り立ちます。

$$P(A \cap B) = P(A) P_A(B)$$

これを**確率の乗法定理**（multiplication theorem on probability）といいます。

2つの事象A、Bにおいて、事象Bが起こる確率が事象Aが起こるか起こらないかに左右されないとき、互いに独立であるいいます。このとき、$P_A(B) = P(B)$となり、次の式が成り立ちます。

$$P(A \cap B) = P(A) P(B)$$

ただし、$P(A) \neq 0$、$P(B) \neq 0$とします。

さらに、2つの試行T_1, T_2が互いに他方の結果に影響を及ぼさないとき、2つの試行T_1, T_2は**独立**（**独立試行**（independent trial））であるといいます。

このとき、T_1の事象AとT_2の事象Bにおいて、

$$P(A \cap B) = P(A) P(B)$$

が成り立ちます。これを**独立試行の定理**といいます。

例題2-2

　男女それぞれ100名からなる集団がある。そのうち男子の20％、女子の10％がそれぞれメガネをかけている。200人の中から任意に1人を選び、その人が女子でメガネをかけている確率を求めなさい。

解説

女子である事象をA、メガネをかけている事象をBとします。男女は半々ですから、

$$P(A) = \frac{1}{2}$$

また、女子の中でメガネをかけている割合は10％ですから、

$$P_A(B) = \frac{1}{10}$$

よって、女子でメガネをかけている事象$A \cap B$の確率は、確率の乗法定理から、

$$P(A \cap B) = P(A) P_A(B) = \frac{1}{2} \times \frac{1}{10} = 0.05$$

となります。

次に、同じ試行を繰り返して行うとき（**反復試行**（repeated trial）、あるいは**ベルヌーイ試行**（Bernoulli trial）といいます）、ある事象Aが何回か起こる確率を求めてみましょう。

たとえば、サイコロを5回振って、ちょうど3回6の目が出る確率を求めてみます。

6の目が出るときを○、出ないときを×で表すと、5回の試行でちょうど6の目が3回出る場合は、

○○○×× 　○○×○× 　○○××○ 　○×○○× 　○×○×○

○××○○ 　×○○○× 　×○○×○ 　×○×○○ 　××○○○

の10通りです。

これは、5回中3回○となる場合ですから、$_5C_3 = \dfrac{5!}{3! \times 2!} = 10$で求まります。

6の目が出る確率は$\dfrac{1}{6}$、出ない確率は$\dfrac{5}{6}$ですから、「○○○××」の起こる確率は、

独立試行の定理から、

$$\begin{array}{ccccc} ○ & ○ & ○ & × & × \\ \frac{1}{6} & \times \frac{1}{6} & \times \frac{1}{6} & \times \frac{5}{6} & \times \frac{5}{6} \end{array} = \left(\frac{1}{6}\right)^3 \times \left(\frac{5}{6}\right)^2$$

となります。

同様に他の場合もすべて同じ確率になります。全部で10通りですから、求める確率は、

$$p = {}_5C_3 \left(\frac{1}{6}\right)^3 \times \left(\frac{5}{6}\right)^2 = 10 \times \left(\frac{1}{6}\right)^3 \times \left(\frac{5}{6}\right)^2 = \frac{125}{3888}$$

となります。これらのことから、一般に次の公式が成り立ちます。

試行Tにおいて事象Aが起こる確率がpであるとき、この試行Tをn回繰り返して、事象Aがちょうどr回起こる確率は次の式で与えられます。

$${}_nC_r p^r (1-p)^{n-r}$$

これを**反復試行の定理**といいます。

2.2.2 確率の定義

前項では、起こり得るすべての場合の数の中に、その事象が起こる場合の数の占める割合として確率を定義しました。しかし、これは場合の数が数えられるときには有効ですが、場合の数が無限にある場合などでは確率を定義することができません。その場合、確率の基本的な性質を公理とした次の定義が利用されます。

標本空間 Ω の事象 A に次の確率の公理を満たすように実数を対応させる関数 P を**公理論的確率**といいます。

確率の公理

(1) 任意の事象 A に対して、$0 \leqq P(A) \leqq 1$

(2) $P(U) = 1$、$P(\phi) = 0$

(3) 事象 A と B が互いに排反であるとき、$P(A \cup B) = P(A) + P(B)$

同じ条件のもとで、ある試行を N 回繰り返したとき、事象 E が k 回起こったとします。このとき、$\dfrac{k}{N}$ をこの N 回の試行に対する事象 E の起こる**相対度数**（relative frequency）といいます。

たとえば、ある病院で出生した N 人の新生児を調べ、その中の男児の数が k 人であったとします。これから、相対度数 $p = \dfrac{k}{N}$ を計算したところ、観察期間が長くなり N が大きくなるにつれて、p の値がたとえば 0.51 という値に限りなく近づいていったとします。このとき、$p = 0.51$ をこの試行のもとで男児の出生という事象が起こる**統計的確率**といいます。

2.3 確率変数

2.3.1 確率変数と確率密度関数

統計学的な推論は確率的な考えのうえに成り立っています。統計学的な推論は、標本に基づいて行われるので、母集団に関する完全な情報を得ることはできません。すなわち、常に誤差を生じる危険をはらんでいますが、その誤りをおかす程度を数量的に明らかにしようとするときに、よりどころになるのが確率論です。

サイコロを 1 回振れば、出る目の数は 1, 2, 3, 4, 5, 6 のいずれかです。このとき、出る目の数を X とおくと、X は 1 から 6 の値をとる変数となります。それぞれの目が出る確率は $\dfrac{1}{6}$ ですが、このように、確率を伴った変数を**確率変数**（random variable）といいます。

サイコロの目の数は 1, 2, 3 の間に中途半端な値がありません。このような値のとり方を**離散型**といい、確率変数が離散型の値をとる場合、**離散型確率変数**といいます。

これに対して、血圧、血液化学成分の濃度、身長などは、原理的にいくらでも細かく計

測できるので、得られる値は連続的になります。このような連続的な値をとる場合を**連続型**といい、確率変数が連続型の値をとる場合、**連続型確率変数**といいます。

この両者では、数学的な取り扱い方が異なります。

確率変数に対応して、それが起こる確率が与えられるとき、その対応を**確率分布**（probability distribution）といいます。

確率変数Xが離散型でとる値をx_1, x_2, x_3, …, x_nとします。そのおのおのが起こる確率がp_1, p_2, p_3, …, p_nであるとき、それを下のような表にまとめたものを**確率分布表**（probability distribution table）といいます。

X	x_1	x_2	…	x_n	計
$P(X=x_i)$	p_1	p_2	…	p_n	1

たとえば、サイコロを振り、出た目をXとおくとき、確率変数Xの確率分布は、右のようになります。

X	1	2	3	4	5	6	計
$P(X=x_i)$	$\frac{1}{6}$	$\frac{1}{6}$	$\frac{1}{6}$	$\frac{1}{6}$	$\frac{1}{6}$	$\frac{1}{6}$	1

これは、離散型一様分布とよばれる離散型確率分布の例になっています。**一様分布**（uniform distribution）とは、確率変数Xがとるすべての値の確率が等しい分布のことをいいます。

連続型の確率変数の確率は**確率密度関数**（probability density function；PDF、単に**密度関数**（density function）ということもあります）とよばれる関数のグラフを用います。確率密度関数は、連続的な値をとる確率変数Xの確率を定積分を使った面積で表します。

つまり、確率変数Xの確率密度関数が$f(x)$で与えられるとき、Xが区間$a \leqq X \leqq b$の値をとる確率は、右図の青色の部分の面積で示されます。

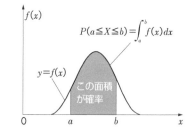

$$P(a \leqq X \leqq b) = \int_a^b f(x)\,dx$$

（ただし、$f(x) \geqq 0$）

ここで重要なことは、確率＝面積であるということと曲線下面積の総和は1となることです。

確率分布は、グラフの形で正規分布、二項分布、ポアソン分布に分かれます。離散型データの代表として二項分布とポアソン分布、連続データの代表として正規分布に分類することができます。

2.3.2 離散型確率変数の平均値と分散

第1章において、資料の変数に対する平均値、分散、標準偏差を学びました。ここでは、確率変数についての平均値、分散、標準偏差を学びましょう。

たとえば、60本の当たりくじを含む100本からなるくじがあります。1等10000円が1本、2等5000円が9本、3等3000円が20本、4等1000円が30本で、残りの40本がはずれです。このくじから1本を引いて当たる賞金額をXとすると、Xは10000, 5000,

3000, 1000, 0の5つの値をとります。また、Xの確率分布表は次のようになります。

賞金額X	10000	5000	3000	1000	0	計
確率P	$\dfrac{1}{100}$	$\dfrac{9}{100}$	$\dfrac{20}{100}$	$\dfrac{30}{100}$	$\dfrac{40}{100}$	1

ここで、くじ1本あたりの平均賞金額を求めてみましょう。

$$平均賞金額 = \frac{賞金合計額}{くじの総本数} = \frac{10000 \times 1 + 5000 \times 9 + 3000 \times 20 + 1000 \times 30 + 0 \times 40}{100}$$

$$= 10000 \times \frac{1}{100} + 5000 \times \frac{9}{100} + 3000 \times \frac{20}{100} + 1000 \times \frac{30}{100} + 0 \times \frac{40}{100}$$

$$= 1450 \quad (円)$$

2行目の式は、確率分布表の賞金額Xと確率の積の総和になっています。この値を確率変数Xの**平均値**、あるいは**期待値**といいます。

一般に、確率変数Xの確率分布表が次のように与えられているとき、

X	x_1	x_2	$\cdots$	x_n	計
$P(X=x_i)$	p_1	p_2	$\cdots$	p_n	1

$$\mu = x_1 p_1 + x_2 p_2 + \cdots + x_n p_n = \sum_{i=1}^{n} x_i p_i$$

を確率変数Xの平均値、あるいは期待値といい、mean（平均値）のギリシャ文字に対応する $\overset{\text{ミュー}}{\mu}$ で表します。

同様に、確率変数Xの分散σ^2、標準偏差σを次のように定めます。

離散型確率変数の平均値、分散、標準偏差

平均値　　$\mu = x_1 p_1 + x_2 p_2 + \cdots + x_n p_n = \sum_{i=1}^{n} x_i p_i$

分散　　　$\sigma^2 = (x_1 - \mu)^2 p_1 + (x_2 - \mu)^2 p_2 + \cdots + (x_n - \mu)^2 p_n = \sum_{i=1}^{n} (x_i - \mu)^2 p_i$

標準偏差　$\sigma = \sqrt{\sigma^2}$

確率変数の標準偏差も、統計で学んだ標準偏差と同様に変数のとる値のばらつき具合を示す値です。

確率変数Xの平均値と分散は、ギリシャ文字のμとσが利用されていますが、それらは記号$E(X)$や$V(X)$とも記述されます。ここで、Eはexpectation value（期待値）、Vはvariance（分散）の頭文字をとったものです。この表記は複数の確率変数の平均値や分散の公式を表すのに便利なので覚えておいてください。

$$平均値\ \mu = E(X) \qquad 分散\ \sigma^2 = V(X)$$

例題2-3

　サイコロを振り、出る目をXとおくとき、確率変数Xの平均値、分散、標準偏差を求めなさい。

解説

確率変数Xの確率分布表は右のようになります。

よって、

X	1	2	3	4	5	6	計
P	$\frac{1}{6}$	$\frac{1}{6}$	$\frac{1}{6}$	$\frac{1}{6}$	$\frac{1}{6}$	$\frac{1}{6}$	1

$$\mu = 1 \times \frac{1}{6} + 2 \times \frac{1}{6} + 3 \times \frac{1}{6} + 4 \times \frac{1}{6}$$

$$+ 5 \times \frac{1}{6} + 6 \times \frac{1}{6} = \frac{21}{6} = \frac{7}{2}$$

$$\sigma^2 = \left(1 - \frac{7}{2}\right)^2 \times \frac{1}{6} + \left(2 - \frac{7}{2}\right)^2 \times \frac{1}{6} + \left(3 - \frac{7}{2}\right)^2 \times \frac{1}{6} + \left(4 - \frac{7}{2}\right)^2 \times \frac{1}{6} + \left(5 - \frac{7}{2}\right)^2 \times \frac{1}{6}$$

$$+ \left(6 - \frac{7}{2}\right)^2 \times \frac{1}{6} = \frac{35}{12} = 2.917$$

$$\sigma = \sqrt{2.917} \fallingdotseq 1.708$$

2.3.3　連続型確率変数の平均値と分散

　確率変数Xが連続的な値をとる場合、平均値や分散は積分を使って表されます。

　Xが区間$a \leqq X \leqq b$の値をとり、確率密度関数が$p(x)$であるとき、平均値、分散、標準偏差を次のように定めます。実際の積分の値の計算は統計アプリケーションを使って求めます。

連続型確率変数の平均値、分散、標準偏差

平均値　　$\mu = E(X) = \displaystyle\int_a^b x p(x)\, dx$

分散　　　$\sigma^2 = V(X) = \displaystyle\int_a^b (x - \mu)^2 p(x)\, dx$

標準偏差　$\sigma = \sqrt{\sigma^2}$

2.3.4　確率変数の変換 $Y = aX + b$ と平均値・分散

　確率変数で平均値や分散を計算する際に、計算をしやすくしたり、単位を変えたりするために変数を変換することがあります。変数を変換することで平均値や分散がどのように変わるかを考えてみましょう。

　今、確率変数Xに対して、$Y = aX + b$なる確率変数を考えます。

このとき、平均値、分散の定義から次の式が成り立ちます。

$$\text{平均値} \quad E(aX+b)=aE(X)+b \qquad \text{分散} \quad V(aX+b)=a^2V(X)$$

このことから、確率変数Xの平均値がμ、標準偏差がσであるとき、$Y=\dfrac{X-\mu}{\sigma}$とおくと、

$$E(Y)=0, \quad V(Y)=1$$

となります。この変換を**確率変数Xの標準化**といいます。

2.3.5　2つの独立な確率変数X、Yの和$X+Y$の平均値・分散

　A、B2つのサイコロを振り、Aの出る目の数をX、Bの出る目の数をYとします。このとき、2つのサイコロの目の数の和$X+Y$は2から12の値をとる確率変数となります。

　このように、2つの確率変数X、Yに対して、それぞれの確率変数がとる値の和を新たな確率変数としたとき、その確率変数を$X+Y$と定め、平均値、分散について、次の公式が成り立ちます。

$$\text{平均値} \quad E(X+Y)=E(X)+E(Y) \qquad \text{分散} \quad V(X+Y)=V(X)+V(Y)$$

2.4　代表的な確率分布

2.4.1　二項分布

　サイコロを1つ振る試行において、3の倍数が出る事象をAとすると、$P(A)=\dfrac{1}{3}$となります。この試行を4回繰り返し行ったとき、その事象Aが起こる回数をXとおくと、Xの確率分布表は反復試行の定理によって次のようになります。

X	0	1	2	3	4	計
P	${}_4C_0\left(\dfrac{1}{3}\right)^0\left(\dfrac{2}{3}\right)^4$	${}_4C_1\left(\dfrac{1}{3}\right)^1\left(\dfrac{2}{3}\right)^3$	${}_4C_2\left(\dfrac{1}{3}\right)^2\left(\dfrac{2}{3}\right)^2$	${}_4C_3\left(\dfrac{1}{3}\right)^3\left(\dfrac{2}{3}\right)^1$	${}_4C_4\left(\dfrac{1}{3}\right)^4\left(\dfrac{2}{3}\right)^0$	1

　一般に、ある試行をn回繰り返したとき、ある事象Aが起こる回数Xの確率分布を**二項分布**（binomial distribution）または**ベルヌーイ分布**（Bernoulli distribution）といいます。

　事象Aが起こる確率をpとすると、起こらない確率は$q=1-p$となります。この試行をn回繰り返し、そのうち事象Aがx回起こる確率は反復試行の定理によって、次の式で与えられます。

$$P={}_nC_x p^x q^{n-x}$$

　したがって、回数を確率変数Xとすると、Xは0からnの整数値をとり、$X=x$となる確率は、

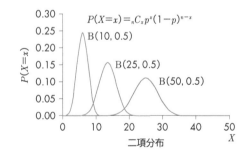

$$P(X=x)={}_nC_x p^x q^{n-x} \quad (x=0,1,2,\cdots,n)$$

となります。

このとき、確率分布表は次のようになります。

X	0	1	$\cdots$	x	$\cdots$	n	計
P	${}_nC_0 q^n$	${}_nC_1 p q^{n-1}$	$\cdots$	${}_nC_x p^x q^{n-x}$	$\cdots$	${}_nC_n p^n$	1

この確率分布を二項分布とよぶのは、確率が二項係数で与えられるからです。このとき確率変数 X は二項分布 $B(n, p)$ に従うといいます（B は binomial distribution（二項分布）の略です）。

二項分布は、試行の回数 n の値が大きくなると、後に述べる正規分布に近づきます。

例題2-4

1枚のコインを5回繰り返し投げ上げ、表が出る回数を X とする。X が従う二項分布を求め、確率分布表を作成しなさい。

解説

1枚のコインを投げて表が出る事象の確率は $\dfrac{1}{2}$ ですから、X は二項分布 $B\left(5, \dfrac{1}{2}\right)$ に従います。

したがって、$X=x$ となる確率は、$P(X=x)={}_nC_x p^x (1-p)^{n-x}$ から、次の式で与えられます。

$$P(X=x)={}_5C_x \left(\frac{1}{2}\right)^x \left(\frac{1}{2}\right)^{5-x}={}_5C_x \left(\frac{1}{2}\right)^5 \quad (x=0,1,2,3,4,5)$$

たとえば、$P(X=2)$ を求めると、

$$_5C_2=\frac{5!}{2!\times(5-2)!}=\frac{5!}{2!\times 3!}=\frac{5\times4\times3\times2\times1}{(2\times1)\times(3\times2\times1)}=10,\ P(X=2)=10\times\frac{1}{32}=0.3125$$

以下同様にして、

$P(X=0)=P(X=5)=0.03125$、$P(X=1)=P(X=4)=0.15625$、$P(X=3)=0.3125$

よって、確率分布表は下のようになります。

X	0	1	2	3	4	5	計
P	0.03125	0.15625	0.3125	0.3125	0.15625	0.03125	1

右の折れ線グラフは、この確率分布表から作成したものです。

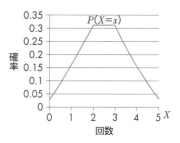

A　二項分布B(n, p)の平均値と分散・標準偏差

確率変数Xが二項分布$B(n, p)$に従うとき、Xの平均値、分散、標準偏差は次の式で求まります。

二項分布B(n, p)の平均値、分散、標準偏差

平均値	分散	標準偏差
$\mu = np$	$\sigma^2 = np(1-p)$	$\sigma = \sqrt{np(1-p)}$

例題2-5

ある工場で生産している製品の不良率は5%になる。たくさんの製品の中から、1000個取り出したとき、不良品の個数Xの平均値と分散を求めなさい。

解説

たくさんの製品があるので、1個ずつ1000回取り出しても製品の不良率は毎回5%とみなすことができます。

1個取り出して、その製品が不良品である確率は0.05となるので、Xは二項分布$B(1000, 0.05)$に従います。よって、

平均値$\mu = np$から、$\mu = 1000 \times 0.05 = 50$（個）

分散$\sigma^2 = np(1-p)$から、$\sigma^2 = 1000 \times 0.05 \times (1-0.05) = 1000 \times 0.05 \times 0.95 = 47.5$

となります。

このように二項分布は、生産管理などに利用されています。毎日サンプル検査を実施して、製品の不良率が高くなっていないかをチェックしているのです。統計学が社会で大きな役割を果たしていることがこのことからもわかります。薬学では、生産だけではなく、開発中の薬に効果があるかなどの判定にこのような統計学がなくてはならないものになっています。

2.4.2　正規分布

連続型の確率変数の代表的なものが**正規分布**（normal distribution）で、統計学においては、最も重要な働きを果たします。ドイツ人の数学者であるガウスが考え出したことから、ガウス分布ともいわれています。

多くの統計学上の分布が正規分布となり、これから学ぶ検定や推定の理論展開でもなくてはならない存在です。

正規分布は連続型の確率分布で、確率密度関数が以下で与えられるものをいいます。

$$f(x) = \frac{1}{\sqrt{2\pi}\,\sigma} e^{-\frac{(x-\mu)^2}{2\sigma^2}} \quad (-\infty < x < \infty、eは自然対数の底2.71828\cdots、$$
$$\pi = 円周率3.14159\cdots)$$

このとき、$y=f(x)$ のグラフを**正規分布曲線**といいます。

正規分布の平均値 $E(X)$、分散 $V(X)$、標準偏差は次のようになります。

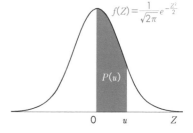

正規分布N(μ, σ^2)の平均値、分散、標準偏差		
平均値	分散	標準偏差
μ	σ^2	σ

正規分布は記号で $N(\mu, \sigma^2)$ で表され、確率変数 X は正規分布 $N(\mu, \sigma^2)$ に従うといいます。また、正規分布曲線には、次のような性質があります。

⑴　曲線は $X=\mu$ で最大となる山型で左右対称になります。

⑵　X 軸が漸近線になっています。

⑶　σ の値が小さいと曲線は $X=\mu$ を中心に高い山型になり、逆に σ が大きくなると、山型は裾のが広く低いものとなります。

A　標準正規分布

確率変数 X において $Z=\dfrac{X-\mu}{\sigma}$ で Z に変換することで**標準化**するということをすでに学びました。このとき、Z の平均値と分散は、それぞれ $E(Z)=0$、$V(Z)=1$、となります。

したがって、確率変数 X が $N(\mu, \sigma^2)$ に従うとき、X を標準化すると、Z は正規分布 $N(0, 1^2)$ に従います。

このとき、確率密度関数は、

$$f(Z) = \frac{1}{\sqrt{2\pi}} e^{-\frac{Z^2}{2}}$$

となります。

この正規分布 $N(0, 1^2)$ を**標準正規分布**（standardized normal distribution）といいます。

標準正規分布 $N(0, 1^2)$ に従う確率変数 Z に対し、確率 $P(0 \leqq Z \leqq u)$ を $P(u)$ と略し、その値は右図の青く塗られた部分の面積となります。u の値に対して、$P(u)$ の値をまとめたものが巻末にある標準正規分布表です。

B　標準正規分布表の見方

図の横軸が Z を表しています。**標準正規分布表**には、「0から u までの面積」が書かれています（次ページの表）。

表の左端の列が u の小数点第1位までを示していて、表の上端の行が u の小数点第2位を示しています。

たとえば、uが1.96のときは、左端の列を縦に下がって1.9を探します（下表の薄緑の行）。そして、そのまま薄緑の行に沿って右に進み、1行目が0.06の列（水色の列）と交わった点（オレンジのセル）の数値が0から1.96までの面積になります。0.4750と書かれていますので、0と1.96の間に挟まれた区間の面積が右側全体の47.5%を占めることになります。すなわち、Zが0から1.96の値をとる確率$P(0 \leq Z \leq 1.96)$が0.4750ということです。両側でみた場合、Zが-1.96から1.96の間の割合は、0.4750の2倍の0.95になります。すなわち、左側も含めると、全体としては95%の確率で入ることになります。これが統計学でよく出てくる95%の由来です。その外側が5%（左右それぞれ2.5%ずつ）で、これが棄却域になります。

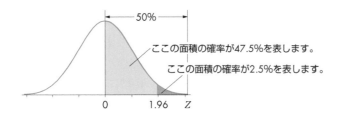

u	0.00	0.01	0.02	0.03	0.04	0.05	0.06	0.07	0.08	0.09
0.0	.0000	.0040	.0080	.0120	.0160	.0199	.0239	.0279	.0319	.0359
0.1	.0398	.0438	.0478	.0517	.0557	.0596	.0636	.0675	.0714	.0753
0.2	.0793	.0832	.0871	.0910	.0948	.0987	.1026	.1064	.1103	.1141
0.3	.1179	.1217	.1255	.1293	.1331	.1368	.1406	.1443	.1480	.1517
0.4	.1554	.1591	.1628	.1664	.1700	.1736	.1772	.1808	.1844	.1879
0.5	.1915	.1950	.1985	.2019	.2054	.2088	.2123	.2157	.2190	.2224
0.6	.2257	.2291	.2324	.2357	.2389	.2422	.2454	.2486	.2517	.2549
0.7	.2580	.2611	.2642	.2673	.2704	.2734	.2764	.2794	.2823	.2852
0.8	.2881	.2910	.2939	.2967	.2995	.3023	.3051	.3078	.3106	.3133
0.9	.3159	.3186	.3212	.3238	.3264	.3289	.3315	.3340	.3365	.3389
1.0	.3413	.3438	.3461	.3485	.3508	.3531	.3554	.3577	.3599	.3621
1.1	.3643	.3665	.3686	.3708	.3729	.3749	.3770	.3790	.3810	.3830
1.2	.3849	.3869	.3888	.3907	.3925	.3944	.3962	.3980	.3997	.4015
1.3	.4032	.4049	.4066	.4082	.4099	.4115	.4131	.4147	.4162	.4177
1.4	.4192	.4207	.4222	.4236	.4251	.4265	.4279	.4292	.4306	.4319
1.5	.4332	.4345	.4357	.4370	.4382	.4394	.4406	.4418	.4429	.4441
1.6	.4452	.4463	.4474	.4484	.4495	.4505	.4515	.4525	.4535	.4545
1.7	.4554	.4564	.4573	.4582	.4591	.4599	.4608	.4616	.4625	.4633
1.8	.4641	.4649	.4656	.4664	.4671	.4678	.4686	.4693	.4699	.4706
1.9	.4713	.4719	.4726	.4732	.4738	.4744	.4750	.4756	.4761	.4767
2.0	.4772	.4778	.4783	.4788	.4793	.4798	.4803	.4808	.4812	.4817

例題2-6

確率変数Xが正規分布$N(10,\ 4^2)$に従うとき、次の確率を求めなさい。

(1) $P(10 \leqq X \leqq 18)$　　　(2) $P(6 \leqq X \leqq 18)$　　　(3) $P(20 \leqq X)$

解説

確率変数Xを$Z = \dfrac{X-10}{4}$　……①

で標準化します。確率の計算には、正規分布曲線の下側の面積が1であることや正規分布曲線の左右の対称性などを用います。

(1) ①式から、

$X = 10$のとき$Z = 0$

$X = 18$のとき$Z = 2$

$P(10 \leqq X \leqq 18)$

$= P(0 \leqq Z \leqq 2)$

$= P(2) = 0.4772$

(2) ①式から、

$X = 6$のとき$Z = -1$

$X = 18$のとき$Z = 2$

$P(6 \leqq X \leqq 18)$

$= P(-1 \leqq Z \leqq 2)$

$= P(-1 \leqq Z \leqq 0) + P(0 \leqq Z \leqq 2)$

$= P(1) + P(2)$

$= 0.3413 + 0.4772$

$= 0.8185$

(3) ①式から、

$X = 20$のとき$Z = 2.5$

$P(20 \leqq X)$

$= P(2.5 \leqq Z)$

$= 0.5 - P(2.5)$

$= 0.5 - 0.4938$

$= 0.0062$

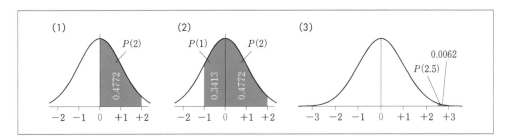

 例題2-7

1000人の学生に数学の試験を行ったところ、得点の分布が平均点58点、標準偏差24点のほぼ正規分布となったという。90点以上となった学生が何人いると考えられるか求めなさい。

解説

得点をXとおくと、Xは正規分布$N(58, 24^2)$に従うので、Xが90点以上となる割合は$P(90 \leqq X)$と考えられます。

Xを標準化した確率変数をZとすると、

$$P(90 \leqq X) = P\left(\frac{90-58}{24} \leqq Z\right) = P(1.33 \leqq Z) = 0.5 - P(1.33) = 0.5 - 0.4082$$

$$= 0.0918$$

よって、求める人数は、1000人×0.0918＝91.8＝約92（人）となります。

C　正規分布における区間と確率の関係

正規分布は代表的な分布で、さまざまな場面で登場します。このとき、Xが$N(\mu, \sigma^2)$に従うとき、標準化した確率変数$Z = \dfrac{X - \mu}{\sigma}$において、$-1 \leqq Z \leqq 1$、$-2 \leqq Z \leqq 2$、$-3 \leqq Z \leqq 3$となる確率のおおよその値を知っておくと役に立ちます。

それは、次のようになります。

$$P(\mu - \sigma \leqq X \leqq \mu + \sigma) = P(-1 \leqq Z \leqq 1) = 0.68268$$

$$P(\mu - 2\sigma \leqq X \leqq \mu + 2\sigma) = P(-2 \leqq Z \leqq 2) = 0.9545$$

$$P(\mu - 3\sigma \leqq X \leqq \mu + 3\sigma) = P(-3 \leqq Z \leqq 3) = 0.9973$$

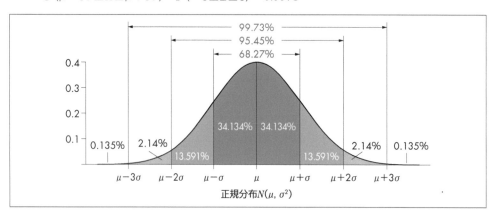

D　正規分布における$100p$％点

平均値μ、分散σ^2の正規分布において、その両側5％点と1％点とは、正規分布曲線の山型の裾のの部分の割合が、それぞれ5％、1％となる点をいいます。言い換えると、山形の裾のを除いた部分の割合が、95％、99％となる点です。そのような点は標準正規分布表から、次のように求められ、そのイメージは右ページの上図のようになります。σの係数である1.96と2.58は重要な数値として必ず覚えてください。

　　　両側5％点＝$\mu \pm 1.96\sigma$

　　　両側1％点＝$\mu \pm 2.58\sigma$

確率変数Xの値が平均値μを中心に95％と99％の確率で起こる区間は、次のようになります。

$$P(\mu - 1.96\sigma \leqq X \leqq \mu + 1.96\sigma) = P(-1.96 \leqq Z \leqq 1.96) = 0.95$$

$$P(\mu - 2.58\sigma \leqq X \leqq \mu + 2.58\sigma) = P(-2.58 \leqq Z \leqq 2.58) = 0.99$$

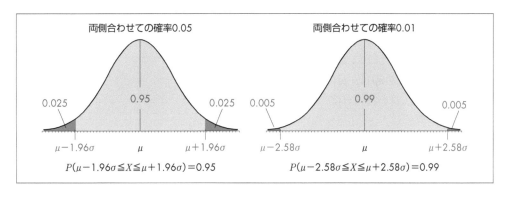

区間	$\mu\pm1\sigma$	$\mu\pm1.96\sigma$	$\mu\pm2\sigma$	$\mu\pm2.58\sigma$	$\mu\pm3\sigma$	$\mu\pm3.29\sigma$
区間に入る確率	68.27%	95.00%	95.45%	99.00%	99.73%	99.90%
区間から外れる確率	31.73%	5.00%	4.55%	1.00%	0.27%	0.10%

平均値 μ、分散 σ^2 の正規分布において、その片側5%点と1%点もよく使われます。

　　　片側5%点＝$\mu+1.64\sigma$

　　　片側1%点＝$\mu+2.33\sigma$

確率変数Xの値が上側をのぞき95%と99%の確率で起こる区間は、次のようになります。

　　　$P(X\leqq\mu+1.64\sigma)=P(Z\leqq1.64)=0.95$

　　　$P(X\leqq\mu+2.33\sigma)=P(Z\leqq2.33)=0.99$

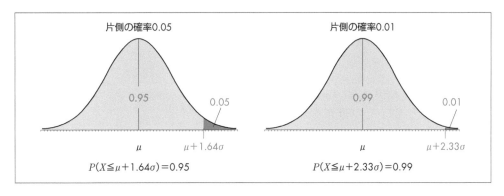

E　正規分布の再生性

　正規分布の特質として、再生性があります。X_1、X_2 が独立な確率変数で、順に正規分布 $N(\mu_1, \sigma_1{}^2)$、$N(\mu_2, \sigma_2{}^2)$ に従うとき、X_1+X_2 の平均値は $\mu_1+\mu_2$、分散は $\sigma_1{}^2+\sigma_2{}^2$ となることはすでに学習しました。**再生性**とは、和 X_1+X_2 の確率分

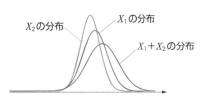

布が正規分布となることです。つまり、和 X_1+X_2 が $N(\mu_1+\mu_2, \sigma_1{}^2+\sigma_2{}^2)$ に従うということです。

F　二項分布と正規分布

二項分布$B(n, p)$に従う確率変数Xは、nが十分大きいとき、近似的に平均値がnp、分散が$np(1-p)$の正規分布に従います。言い換えれば、確率変数Xは近似的に$N(np, np(1-p))$に従います。

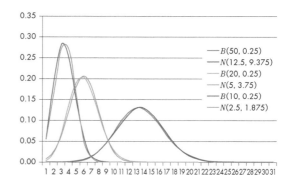

右のグラフは2枚のコインを同時に投げ上げる試行をn回繰り返す反復試行において、2枚とも表が出る回数をXとおいた二項分布$B(n, 0.25)$で、$n=10, 20, 50$とした場合の確率密度関数を示したものです。

あわせて正規分布曲線も表示しているので、nが大きくなるに従い正規分布に近づくことがわかります。

標準化変数$Z=\dfrac{X-\mu}{\sigma}=\dfrac{X-np}{\sqrt{np(1-p)}}$によって、

二項分布$B(n, p)$は近似的に$N(0, 1)$に従います。

この性質を**二項分布の正規近似**といいます。

2.4.3　ポアソン分布

確率密度関数が、

$$f(x) = \frac{e^{-\lambda}\lambda^x}{x!}$$

（ただし、$x=0, 1, 2, \cdots$、$\overset{\text{ラムダ}}{\lambda}$は定数）

で表されるとき、その分布を**ポアソン分布**（Poisson distribution）といいます。

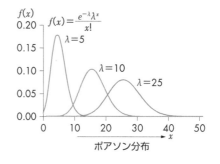

この分布に従う確率変数Xの平均値と分散はともにλ（同じ値）です。ポアソン分布では、平均値と分散が一致する特徴があるので、グラフの形状はλのみで決まることになります。分布関数は$Po(\lambda)$と表記します。たとえば、$Po(5)$、$Po(10)$、$Po(25)$であれば、グラフの青、緑、赤線に形状が決まります。正規分布ではN、ポアソン分布ではPoに当たる部分が分布関数を示し、その後ろに（　）をつけて、確率分布のパラメータの個数分の数値を記載します。平均10、標準偏差1の正規分布であれば$N(10, 1)$、平均と分散が2のポアソン分布であれば$Po(2)$と表記します。

交通事故での死亡者数や救急患者の数など、試行回数が多く確率が低い事象はポアソン分布に当てはまることが知られています。

例題2-8

　ある病院では、救急患者のために常時4床の空きベッドを確保している。ここの病院へ救急で搬送される1日の平均患者数 λ は2.5人である。1日に搬送される救急患者数 X がポアソン分布に従っているとき、ベッドが不足する確率を計算しなさい。

解説

　ベッド数が不足するのは、5人以上が搬送されるときです。それは、4人以下の救急患者が搬送されることの余事象でもあります。$\lambda=2.5$ とわかっていますから、4人以下の救急患者が搬送される確率が求められます。では、$x=0, 1, 2, 3, 4$ のときの $f(x)$ を求めてみましょう。

確率密度関数 $f(x)=\dfrac{e^{-\lambda}\lambda^x}{x!}$ から、$\lambda=2.5$ を代入すると、

$$f(x)=\frac{e^{-2.5}2.5^x}{x!} \quad (e\text{は自然対数の底（ネイピア数）で、2.71828…です})$$

となります。$f(x)$ に $x=0, 1, 2, 3, 4$ を代入します。

$$f(0)=\frac{e^{-2.5}2.5^0}{0!}=\frac{e^{-2.5}\times1}{1}=e^{-2.5}=0.0821 \quad (0!=1\text{です})$$

$$f(1)=\frac{e^{-2.5}2.5^1}{1!}=\frac{e^{-2.5}\times2.5}{1}=2.5e^{-2.5}=2.5\times0.0821=0.2053$$

$$f(2)=\frac{e^{-2.5}2.5^2}{2!}=\frac{e^{-2.5}\times6.25}{2\times1}=3.125e^{-2.5}=3.125\times0.0821=0.2566$$

$$f(3)=\frac{e^{-2.5}2.5^3}{3!}=\frac{e^{-2.5}\times15.625}{3\times2\times1}=2.604e^{-2.5}=2.604\times0.0821=0.2138$$

$$f(4)=\frac{e^{-2.5}2.5^4}{4!}=\frac{e^{-2.5}\times39.0625}{4\times3\times2\times1}=1.628e^{-2.5}=1.628\times0.0821=0.1337$$

となります。これらを足し合わせると、

$$P(X\leqq4)=0.0821+0.2053+0.2566+0.2138+0.1337=0.8915$$

となり、搬送される救急患者が4人以下の確率は、0.8915と求まりました。

　5人以上になる確率 $P(X>4)$ は、1から引けばよいので、

$$P(X>4)=1-P(X\leqq4)=1-0.8915$$
$$=0.1085$$

となります。よって、1日に5人以上搬送される確率、したがって、ベッドが不足する確率は、0.1085となります。

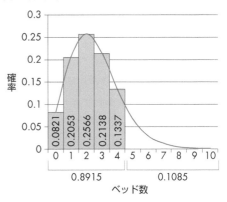

2.5 代表的な標本分布

2.5.1 t分布

n個のデータ $x_1, x_2, \cdots, x_n$ が独立に正規分布 $N(\mu, \sigma^2)$ に従うとき、

$$t = \frac{\bar{x} - \mu}{\dfrac{U}{\sqrt{n}}} \quad \left(\text{ここで、平均値} \bar{x} = \frac{1}{n}\sum_{i=1}^{n} x_i, \text{ 不偏分散} U^2 = \frac{1}{n-1}\sum_{i=1}^{n}(x_i - \bar{x})^2 \right)$$

が従う分布のことを、**自由度（$n-1$）のt分布**といいます。

自由度 $\overset{\text{ニュー}}{\nu}$ の確率密度関数は、次の式で与えられます。

$$f(x) = k\left(1 + \frac{x^2}{\nu}\right)^{-\frac{\nu+1}{2}}$$

kは定数ですが、通常算出する必要がありません。

この分布に従う確率変数Xでは、

$$\text{平均値} = 0, \text{ 分散} = \frac{\nu}{\nu - 2} \quad (\nu \text{は自由度})$$

です。すなわち、t分布のグラフの形は、自由度 ν のみで決まることになります。

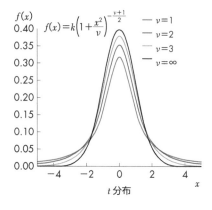

t分布の分布形は標本サイズの影響を受けます。正規分布とt分布の違いは、σ^2を真の値にするか推定値にするかだけであり、標本サイズが増えれば、σ^2の推定精度がよくなります。そのσ^2の推定精度を示す指標が自由度といわれるものです。そして、自由度が∞のとき、t分布は$N(0, 1)$の標準正規分布に収束します。

t分布は、母分散が未知の正規母集団における母平均の推定・検定に用いることができます。

A t分布表の見方

母分散の差の検定で求められたt値と自由度から有意差があるかを決めるためには、臨界値が記された**t分布表**を用います。

t分布表の左側に記された自由度νと上部に記された両側確率に当てはめ、両者が交わったところの値が当該自由度における当該確率での臨界値となります。

t分布表には、両側検定と片側検定で書かれたものがあります。右ページの表の左側が両側検定で、右側が片側検定で書かれています。

両側検定のときは、両側検定用の表で0.05（5％）と書かれているところを見ますが、片側検定用の表では、0.025（2.5％）と書かれているところを見ると同じ値が書いてあります。

t分布表の見方

両側検定

自由度	α			
ν	0.1	0.05	0.025	0.01
1	6.314	12.706	25.452	63.657
2	2.920	4.303	6.205	9.925
3	2.353	3.182	4.177	5.841
4	2.132	2.776	3.495	4.604
5	2.015	2.571	3.163	4.032
6	1.943	2.447	2.969	3.707
7	1.895	2.365	2.841	3.499
8	1.860	2.306	2.752	3.355
9	1.833	2.262	2.685	3.250
10	1.812	2.228	2.634	3.169

片側検定

自由度	α			
ν	0.1	0.05	0.025	0.01
1	3.078	6.314	12.706	31.821
2	1.886	2.920	4.303	6.965
3	1.638	2.353	3.182	4.541
4	1.533	2.132	2.776	3.747
5	1.476	2.015	2.571	3.365
6	1.440	1.943	2.447	3.143
7	1.415	1.895	2.365	2.998
8	1.397	1.860	2.306	2.896
9	1.383	1.833	2.262	2.821
10	1.372	1.812	2.228	2.764

たとえば、対応があるt検定で被検者数が10名とします。このときの自由度（ν）＝10－1＝9での5％有意水準における臨界値は、t分布表から2.262となります（上表）。

2.5.2 F分布

確率変数X、Yが互いに独立で、自由度がそれぞれν_1、ν_2である$\chi_{\nu_1}^2$、$\chi_{\nu_2}^2$（カイ二乗（χ^2）については、第6章で説明します）が互いに独立であるとき、

$$F = \frac{\dfrac{\chi_{\nu_1}^2}{\nu_1}}{\dfrac{\chi_{\nu_2}^2}{\nu_2}}$$

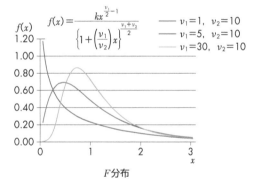

F分布

が従う分布を**自由度（ν_1, ν_2）のF分布**といいます。

自由度（ν_1, ν_2）の確率密度関数は、次の式で与えられます。

$$f(x) = \frac{kx^{\frac{\nu_1}{2}-1}}{\left\{1 + \left(\dfrac{\nu_1}{\nu_2}\right)x\right\}^{\frac{\nu_1+\nu_2}{2}}} \quad (x>0)$$

kは定数ですが、通常算出する必要がありません。

この分布に従う確率変数Xでは、

$$\text{平均値} = \frac{\nu_2}{\nu_2-2}、\quad \text{分散} = \frac{2\nu_2^2(\nu_1+\nu_2-2)}{\nu_1(\nu_2-2)^2(\nu_2-4)} \quad (\nu_1、\nu_2\text{は自由度})$$

です。すなわち、F分布のグラフの形は、自由度ν_1、ν_2で決まることになります。

F分布は、次の定理により、理論値と実際に起こった値との差を評価する等分散の検定に用いられます。

　分散の等しい2つの正規母集団$N(\mu_1,\ \sigma^2)$、$N(\mu_2,\ \sigma^2)$から、それぞれ大きさn_1、n_2の標本を無作為抽出したとき、それらの不偏分散をそれぞれ$U_1{}^2$、$U_2{}^2$とすると、

$$F=\frac{U_1{}^2}{U_2{}^2}$$

は、自由度（n_1-1,　n_2-1）のF分布に従います。

A　F分布表の見方

　母分散の差の検定で求められたF値と自由度（第1自由度と第2自由度）から有意差があるかを決めるためには、片側5％の臨界値が示されたF分布表を用います。

　分子の分散の自由度（第1自由度、ν_1）＝分子の被験者数$-1＝n_1-1$
　分母の分散の自由度（第2自由度、ν_2）＝分母の被験者数$-1＝n_2-1$

　ν_1とν_2をF分布表に当てはめ、両者が交わったところの値（$F_{0.05}$）がF分布における片側5％の臨界値となります。

　たとえば、A群の被験者数が10名、B群の被験者数が10名とします。$\nu_1=10-1=9$、$\nu_2=10-1=9$で、それぞれの自由度が9となります。この値をF分布表に当てはめてみると、$F_{0.05}$の臨界値は、3.18となります（下表）。

F分布表の見方

ν_2 ＼ ν_1	分子の分散の自由度											
	1	2	3	4	5	6	7	8	9	10	11	12
1	161.45	199.50	215.71	224.58	230.16	233.99	236.77	238.88	240.54	241.88	242.98	242.98
2	18.51	19.00	19.16	19.25	19.30	19.33	19.35	19.37	19.38	19.40	19.40	19.40
3	10.13	9.55	9.28	9.12	9.01	8.94	8.89	8.85	8.81	8.79	8.76	8.76
4	7.71	6.94	6.59	6.39	6.26	6.16	6.09	6.04	6.00	5.96	5.94	5.94
5	6.61	5.79	5.41	5.19	5.05	4.95	4.88	4.82	4.77	4.74	4.70	4.70
6	5.99	5.14	4.76	4.53	4.39	4.28	4.21	4.15	4.10	4.06	4.03	4.03
7	5.59	4.74	4.35	4.12	3.97	3.87	3.79	3.73	3.68	3.64	3.60	3.60
8	5.32	4.46	4.07	3.84	3.69	3.58	3.50	3.44	3.39	3.35	3.31	3.31
9	5.12	4.26	3.86	3.63	3.48	3.37	3.29	3.23	3.18	3.14	3.10	3.10
10	4.96	4.10	3.71	3.48	3.33	3.22	3.14	3.07	3.02	2.98	2.94	2.94
11	4.84	3.98	3.59	3.36	3.20	3.09	3.01	2.95	2.90	2.85	2.82	2.82
12	4.75	3.89	3.49	3.26	3.11	3.00	2.91	2.85	2.80	2.75	2.72	2.72

（左端の列見出し「分母の分散の自由度」はν_2の各行に対応）

2.5.3　χ^2分布

　n個のデータ$x_1, x_2, \cdots, x_n$が独立に標準正規分布$N(0,\ 1^2)$に従うとき、

$$Z=x_1{}^2+x_2{}^2+\cdots+x_n{}^2$$

が従う分布を**自由度 ν の χ^2 分布**といいます。

自由度 ν の確率密度関数は、次の式で与えられます。

$$f(x) = kx^{\frac{\nu}{2}-1}e^{-\frac{x}{2}}$$

（$x \geqq 0$、e は自然対数の底 $e = 2.7182\cdots$）

k は定数ですが、通常算出する必要がありません。

この分布に従う確率変数 X では、

平均値 $= \nu$、分散 $= 2\nu$　　（ν は自由度）

です。すなわち、χ^2 のグラフの形は、自由度 ν のみで決まることになります。

χ^2 分布は、母分散の推定・検定や、適合度の検定、独立性の検定などに用いられます。

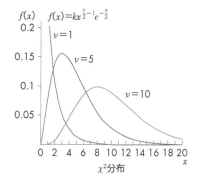

A　χ^2 分布表の見方

求められた χ^2 値と自由度から有意差があるかを決めるためには、片側確率の臨界値が記された χ^2 分布表を用います。χ^2 分布表の左側に記された自由度 ν と上部に記された片側確率に当てはめ、両者が交わったところの値が当該自由度における当該確率での臨界値となります。

χ^2 分布のグラフは左右非対称なので、下側臨界値と上側臨界値を個別に求める必要があります。たとえば、χ^2 検定で自由度（ν）＝1の場合、片側確率5％における臨界値を求めると、χ^2 分布表から 3.8415 となります（右表）。

χ^2 分布表の見方

自由度 （ν）	α				
	0.1	0.05	0.01	0.005	0.001
1	2.7055	3.8415	6.6349	7.8794	10.8276
2	4.6052	5.9915	9.2103	10.5966	13.8155
3	6.2514	7.8147	11.3449	12.8382	16.2662
4	7.7794	9.4877	13.2767	14.8603	18.4668
5	9.2364	11.0705	15.0863	16.7496	20.5150

2.6　100p％点

確率 p は、$0 \leqq p \leqq 1$ の値ですから、たとえば、$p = 0.05$ など小数や分数で表現されています。しかし、今後、統計学の学びを進めていくと推定や検定で、信頼度95％などや、有意水準5％など、確率を％で表現することが出てきます。そこで確率 p を100倍して％に変換した値を用います。それを **100p％** といいます。

さて、ここでは信頼区間や仮説検定のために必要な100p％点とよばれている値について学びます。

ある製薬会社の工場Aでは薬剤Dを製造していますが、その内容量を200 mLと定めています。しかし、実際の容量は製造誤差が生じ、多くなってしまうもの、少なくなってし

まうものが出ます。この薬剤Dの容量の分布が
右図のような左右対称型の確率密度関数で示さ
れているとして、この工場では、200 mLから
大きく外れた、具体的には両端の合わせて5％
（片側で2.5％）については出荷せず廃棄処分に

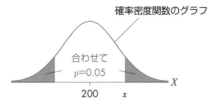

確率密度関数のグラフ

合わせて
$p=0.05$

200　x

X

しています。このとき、xの値を**両側5％点**といいます。

　また、製品によっては容量を大幅に上回った場合のみを問題とする場合、逆に、大幅に
下回った場合のみを問題にする場合があります。それぞれ下の図の中央、および右がそれ
にあたります。

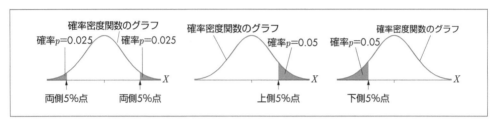

確率密度関数のグラフ
確率$p=0.025$　確率$p=0.025$
X
両側5％点　　両側5％点

確率密度関数のグラフ
確率$p=0.05$
X
上側5％点

確率密度関数のグラフ
確率$p=0.05$
X
下側5％点

　このとき、上回る場合のxを**上側5％点**、下回る場合のxを**下側5％点**といいます。
　上の説明は$p=0.05$で行いましたが、pの値はいろいろと考えることができます。それ
を$100p$％点といい、次のようになります。

$100p$％点

　　下側$100p$％点　　$P(X \leqq x)=p$となる点x

　　上側$100p$％点　　$P(X \geqq x)=p$となる点x

　　両側$100p$％点　　$P(X \geqq x)=\dfrac{1}{2}p$となる点$x$

両側$100p$％点は、確率密度関数が左右対称のグラフになっているときに使います。

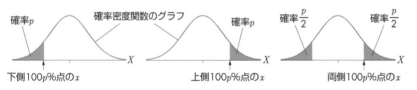

確率p
確率密度関数のグラフ
X
下側$100p$％点のx

確率p
X
上側$100p$％点のx

確率$\dfrac{p}{2}$　確率$\dfrac{p}{2}$
X
両側$100p$％点のx

2.7　p値

　前節の$100p$％点では、確率pが与えられたとき、分布の上側や下側で確率がpとなる確
率変数Xの値xを求めました。
　p値は、逆に確率変数の値を与えて確率の値を求めるものです。

たとえば、ある製薬会社の工場Aでは、薬剤Dの製造過程で容量を300 mLと規定していましたが、実際にはばらつきが生じ、規則で305 mL以上になった製品は出荷しないことにしています。305 mL以上の製品は右図の青色の部分になりますが、その確率は$p=0.06$となりました。この値を$X=305$に対する上側p値といいます。

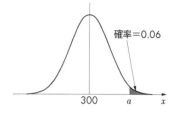

このように、確率変数がある値xより大きな値をとる確率を上側p値とよびます。同様に、下側p値、分布が左右対称になったときに使える両側p値があり、p値には合わせて3種類あります。

---

p値

下側p値　　確率変数Xがx以下となる確率$=P(X \leqq x)$の値
上側p値　　確率変数Xがx以上となる確率$=P(X \geqq x)$の値
両側p値　　確率変数Xがx以上となる確率の2倍$=2 \times P(X \geqq x)$の値

両側p値は確率密度関数が左右対称のグラフになっているときに使います。

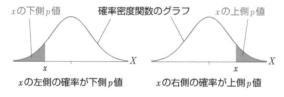
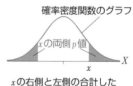

下側p値は$X \leqq x$のときの確率　　　　上側p値は$X \geqq x$のときの確率　　　両側p値は左右対称のときの確率

xの左側の確率が下側p値　　　　xの右側の確率が上側p値　　　xの右側と左側の合計した確率が両側p値

---

p値と$100p$％点とあわせての考え方は、これから進めていく統計学の基本概念となっています。これまで、何回となく統計学の目的が母集団の傾向や特性を分析することにあるといってきましたが、そのために母集団から標本を抽出して、その結果をもとに推定したり、検定を行ったりします。詳しくは、次の章で学びます。

工場の薬剤製造では、製品の廃棄範囲として利用しましたが、母平均や母分散、あるいは母比率を分析する場合は、調査をした標本の結果から考えている母平均、母分散、あるいは母比率の予想が適切なものであるかどうかを判断することになります。

例題2-9

A市の中学3年生女子の身長Xの分布は平均値が157.2 cm、標準偏差が5.4 cmの正規分布となる。次のp値を求めなさい。

⑴ Xが170 cm以上となる上側p値
⑵ Xが147 cm以下となる下側p値

解説

(1) $P(X \geqq 170) = P\left(Z \geqq \dfrac{170-157.2}{5.4}\right) = P(Z \geqq 2.37) = 0.5-0.4911 = 0.0089$

(2) $P(X \leqq 147) = P\left(Z \leqq \dfrac{147-157.2}{5.4}\right) = P(Z \leqq -1.89) = 0.5-0.4706 = 0.0294$

となります。

問題1 サイコロ1個を450回振って3の倍数が出る回数をXとする。このとき、次の各問に答えなさい。
⑴　確率変数Xはどのような分布に従いますか。
⑵　平均値、分数、標準偏差を求めなさい。

問題2 30代女性の総コレステロール値の平均値は180 mg/dL、標準偏差は42 mg/dLである。総コレステロール値の分布が正規分布であるとして、30代の女性1万人に対して総コレステロール値が210 mg/dLを超える人は何人いると考えられるか。

問題3 40代男性の血糖値の平均値は99 mg/dL、標準偏差は31 mg/dLの正規分布に従う。このとき、次の各問に答えなさい。
⑴　40代男性で血糖値が85 mg/dL以上120 mg/dL以下の割合は何%となるか。
⑵　40代男性で血糖値が140 mg/dLを超える人の割合は何%となるか。

問題4 1枚のコインを400回投げ上げて表の出る回数をXとする。このとき、次の各問に答えなさい。
⑴　確率変数Xが従う確率分布を答えなさい。
⑵　この分布はどのような正規分布に近似されるか答えなさい。
⑶　Xが180以上220以下となる確率を求めなさい。
⑷　Xが175以下となる確率を求めなさい。

問題5 60代女性の血糖値Xの分布は平均値111 mg/dL、標準偏差36 mg/dLの正規分布に従う。このとき、次の各値を求めなさい。
⑴　上側5%点、下側5%点
⑵　Xが130 mg/dL以上となる上側p値
⑶　Xが90 mg/dL以下となる下側p値
⑷　Xが161 mg/dL以上または61 mg/dL以下となる両側p値

第3章

母集団と標本

　病気に対し、薬が有効かを調査する対象は、現時点で病気に罹っている患者ばかりでなく、これから病気に罹る人も含みます。このことから、対象となる集団は無限の数になります。このように、調査研究の対象となる患者の集団全体が大きいときには、集団全体から一部の患者を取り出して調査します。この章では、一部の集団から得られた情報をもとにして集団全体の情報を求めることについて学びます。

3.1　全数調査と標本調査

　統計には、国勢調査のように調査対象をもれなく調べる**全数調査**（complete survey）と、世論調査のように一部を選び出して調べ全体を推定する**標本調査**（sampling survey、**サンプル調査**）があります。

　厳密な統計調査を実施するには、全数調査が理想的です。しかし、そのためには、莫大な時間と費用が費やされ、現実的ではありません。そこで、実施されるのが標本調査です。標本調査は、限られた時間と費用で調査を実施できます。ですから、医療におけるほとんどの調査は、標本調査です。

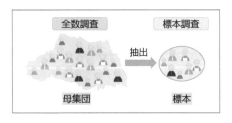

　この標本調査の結果から対象全体の情報を推定するのが統計学の役割になります。

3.2　標本の抽出

　統計調査を実施する際に、調査の対象になる集団全体を**母集団**（population）といいます。その母集団から一部を選び出すことを**抽出**（sampling、**標本抽出**、**サンプリング**）といいます。母集団から選び出された一部を**標本**（sample、**サンプル**、試料）といいます。母集団から標本を選び出すときの単位を**抽出単位**（sampling unit）といいます。抽出単位の例としては、大学、自治体、企業などがあげられます。

抽出は、母集団を正しく推定するために、標本に偏りがないよう公平に（無作為に、ランダムに、確率的に）選び出さなくてはなりません。このことを**無作為抽出**（random sampling、**無作為標本**）といいます。無作為抽出には、乱数を使います。

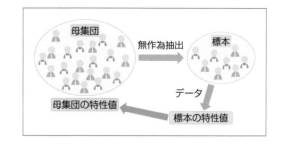

母集団から標本を抽出する方法には、復元抽出と非復元抽出があります。母集団から大きさnの標本を抽出するごとに、毎回もとに戻して次のものを選び出す方法を**復元抽出**（sampling with replacement）といいます。一方、もとに戻さずn個を選び出す方法を**非復元抽出**（sampling without replacement）といいます。

母集団や標本を構成するひとつひとつのデータを**要素**（**個体**）といいます。

母集団に含まれている要素の個数を**母集団の大きさ**（population size、**母集団サイズ**）、標本に含まれている要素の個数を**標本サイズ**（sample size、**標本の大きさ**、**サンプルサイズ**）といいます。

母集団に属する要素が有限ならば**有限母集団**、無限ならば**無限母集団**といいます。たとえば、製薬工場における1ロットの製品の重さを母集団とした場合、これは母集団内の要素数が有限なので有限母集団になります。これに対し、今後生産される製品全体を考えるような場合は無限母集団になります。

3.3　母集団の分布と標本の分布

母集団の分布がどのような分布型をしているのかは不明なのが一般的です。しかし、多くの場合、正規分布を仮定することができます。

母集団の分布型として正規分布を仮定できる母集団を**正規母集団**といいます。本書では、断りがない限り正規母集団を仮定して説明していきます。

3.3.1　母集団の母平均、母分散、母標準偏差

母集団から、その1つを抽出したときの要素をXとします。このとき、選び出す要素によってXはさまざまな値を示します。すなわち、サイコロの目と同じようにXの値は、確率変数になります。確率変数Xには、確率分布が考えられます。

母集団から無作為に選び出した要素の値Xは、**変数**（variable、**確率変数**（random variable））といいます。母集団を構成する要素の値Xが従う確率分布を**母集団分布**といいます。

母集団の統計学的性質は、平均値や偏差などの特定の値によって特徴づけられます。このように母集団の統計学的性質を表す値を**母数**（parameter）といいます。これに対して、標本に含まれている数値だけから計算されるものを**統計量**といいます。

母集団の平均値を**母平均**（population mean）、母集団の分散を**母分散**（population variance）、母集団の標準偏差を**母標準偏差**（population standard deviation）といいます。母集団の母平均の推定値として標本から計算されるものに、標本平均、中央値、最頻値などがあります。

　母数は、ギリシャ文字で表すのが一般的です。母平均はμ、母分散はσ^2、母標準偏差はσでそれぞれ表します。

　母平均、母分散、母標準偏差は下記のような式で表すことができます。ただし、Nは母集団の大きさ、すなわち、母集団に含まれる要素の数を表します。

$$母平均 \quad \mu = \frac{x_1 + x_2 + x_3 + \cdots + x_N}{N} = \frac{1}{N}\sum_{i=1}^{N} x_i$$

$$母分散 \quad \sigma^2 = \frac{(x_1-\mu)^2 + (x_2-\mu)^2 + (x_3-\mu)^2 + \cdots + (x_N-\mu)^2}{N} = \frac{1}{N}\sum_{i=1}^{N}(x_i-\mu)^2$$

$$母標準偏差 \quad \sigma = \sqrt{\sigma^2}$$

3.3.2　標本の標本平均、不偏分散、標準偏差

　母集団から無作為に抽出した標本の平均値、分散、標準偏差を、それぞれ**標本平均**（sample mean）、**不偏分散**（unbiased variance）、**標準偏差**（standard deviation）といいます。

　標本サイズ（n）の標本を、$\{x_1,\ x_2,\ x_3,\ \cdots,\ x_n\}$としたとき、標本平均、不偏分散、標準偏差は次のように定めます。

$$標本平均 \quad \bar{x} = \frac{x_1 + x_2 + x_3 + \cdots + x_n}{n} = \frac{1}{n}\sum_{i=1}^{n} x_i$$

$$不偏分散 \quad U^2 = \frac{(x_1-\bar{x})^2 + (x_2-\bar{x})^2 + (x_3-\bar{x})^2 + \cdots + (x_n-\bar{x})^2}{n-1} = \frac{1}{n-1}\sum_{i=1}^{n}(x_i-\bar{x})^2$$

$$標準偏差 \quad S = \sqrt{U^2}$$

　標本平均は、標本ごとに値を変える確率変数です。確率変数には、確率分布が対応します。同じように、標本の分散や標準偏差にもおのおの確率分布が対応します。それらの確率分布を**標本分布**（sampling distribution）といいます。

　標本分布において、標本平均値（$\bar{x}$）は、下記の式で求められます。

$$\bar{x} = \frac{x_1 + x_2 + x_3 + \cdots + x_n}{n} = \frac{1}{n}\sum_{i=1}^{n} x_i$$

　標本の要素は、母集団から任意に選ばれたものですから、x_iも母集団分布に従う確率変数となります。

　したがって、$E(x_i) = \mu$となり、確率変数の和の平均値の公式から、

$$E(\bar{x}) = \mu$$

となります。つまり、標本分布の平均値と母平均が等しいことが成り立ちます。これを**不偏性**（unbiasedness）といいます。

　一方、分散のほうはどうでしょうか。

　標本分散（sample variance）は、

$$S^2 = \frac{(x_1-\bar{x})^2 + (x_2-\bar{x})^2 + (x_3-\bar{x})^2 + \cdots + (x_n-\bar{x})^2}{n} = \frac{1}{n}\sum_{i=1}^{n}(x_i-\bar{x})^2$$

で求めることができます。しかし、標本分散は母分散と比べて小さくなる傾向があります。すなわち、S^2は母分散と異なります。不偏性が失われます。

　そこで、補正をかけて母分散に近い数値にしたものを**不偏分散**（U^2）といいます。不偏分散は、分母をnではなく、$n-1$で割ることによって母分散に近づけます。

$$U^2 = \frac{(x_1-\bar{x})^2 + (x_2-\bar{x})^2 + (x_3-\bar{x})^2 + \cdots + (x_n-\bar{x})^2}{n-1} = \frac{1}{n-1}\sum_{i=1}^{n}(x_i-\bar{x})^2$$

　また、不偏分散（U^2）の平方根を**標準偏差**（不偏標準偏差ともいわれていますが、本書では標準偏差で統一します）といい、

$$S = \sqrt{U^2}$$

で表します。

　自由に決めることができる値の数を**自由度**（degree of freedom；df）といいます。たとえば、3つのデータから計算された平均値が4であるとき、1つ目の値と2つ目の値を自由に決めても、平均値の4を保つことができます。ここで、1つ目の値が3、2つ目の値が5だとします。すると、平均値が4となるようにしなくてはならないので、3つ目の値は4しか入れることができません。すなわち、3つ目の値は自由に決められないことになります。つまり、2つのデータには自由度がありますが、3つ目の値には自由度がなくなってしまいます。「自由に決めることができる値の数」が1つ減ってしまうことになります。自由度は3から1を差し引いた2ということになります。また、n個の観察値は全体として自由度nをもちますが、偏差平方和において、各項の二乗をとる前のnの偏差$x_i-\bar{x}$には、

$$\sum_{i=1}^{n}(x_i-\bar{x}) = 0$$

という制約条件が1つあるため、n個の偏差$x_1-\bar{x}$, $x_2-\bar{x}$, $\cdots$, $x_n-\bar{x}$のうち、最初の$n-1$個の値が決まると、残りの偏差$x_n-\bar{x}$の値は自動的に決まります。ですので、偏差平方和の自由度はnより1つ少ない$n-1$になります。不偏分散が$n-1$で割られるのはここに起因しています。

　本書では、これ以降の評価には、偏差平方和をnではなく、$n-1$で割った不偏分散、そしてその平方根である標準偏差を使用して説明していきます。

例題3-1

ある治療薬（母集団）の中から無作為抽出した標本について重さを測定した結果、次の値が得られた。標本平均、不偏分散を求めなさい。

i	1	2	3	4	5	6	7	8	9	10	11	
x_i	44	42	37	35	41	43	40	38	39	45	36	(g)

解説

標本平均 $(\bar{x}) = \dfrac{1}{n}\displaystyle\sum_{i=1}^{n} x_i$ から、

$$\bar{x} = \frac{44+42+37+35+41+43+40+38+39+45+36}{11} = \frac{440}{11} = 40 \ \ (\text{g})$$

不偏分散 $(U^2) = \dfrac{1}{n-1}\displaystyle\sum_{i=1}^{n} (x_i-\bar{x})^2$ から、

$$U^2 = \frac{(44-40)^2+(42-40)^2+(37-40)^2+\cdots+(36-40)^2}{11-1}$$

$$= \frac{4^2+2^2+(-3)^2+(-5)^2+1^2+3^2+0^2+(-2)^2+(-1)^2+5^2+(-4)^2}{10}$$

$$= \frac{16+4+9+25+1+9+4+1+25+16}{10} = \frac{110}{10} = 11 \, (\text{g}^2)$$

3.4 中心極限定理

中心極限定理（central limit theorem）とは、統計の最も基礎となる定理のひとつです。中心極限定理は、標本平均と真の平均との間に生じる誤差を問題にしています。多くの場合、母集団の分布がどんな分布であっても、標本平均の分布は標本サイズを大きくしていくと、正規分布に収束していきます。

> 母平均 μ で母標準偏差 σ の母集団から十分大きい標本サイズ n の標本を抽出して平均値 $\bar{x}$ を求めます。同じ標本サイズの標本をいくつも抽出し、それぞれの標本平均をデータとして集めると、母集団の分布とは関係なく、そのデータは平均値 μ で分散が $\dfrac{\sigma^2}{n}$ の正規分布に近づきます。これを**中心極限定理**といいます。

この定理があることで、正規分布が統計学において重要な役割が果たせることになります。また、この定理によって、n が大きくなればなるほど、標準偏差は小さくなります。確率密度関数は平均値（μ）の周辺で、密度が濃くなり、頻度が高くなるので、確率分布の

曲線の形状が鋭く高くなります。

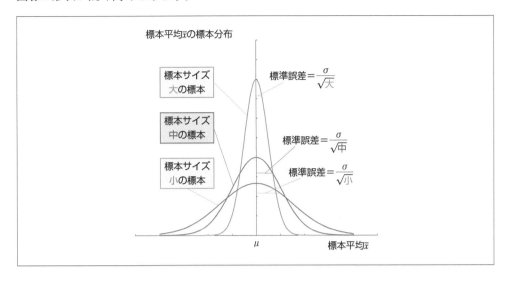

標本平均$\bar{x}$の標本分布

標本サイズ
大の標本

標準誤差$=\dfrac{\sigma}{\sqrt{大}}$

標本サイズ
中の標本

標準誤差$=\dfrac{\sigma}{\sqrt{中}}$

標本サイズ
小の標本

標準誤差$=\dfrac{\sigma}{\sqrt{小}}$

μ　　標本平均$\bar{x}$

3.5　誤差

　誤差（error）とは、対象物の真の値と測定値との差をいいます。**真の値**（真値、true value）とは、ある特定の量の定義と合致する値であって、特別な場合を除き、概念的な値で、実際には求められません。現実には、どんなに精密に測定しても真の値を求めるのは困難で、測定値には何らかの「不確かさ（uncertainty）」が含まれるのは避けられません。誤差は、それを生み出す条件によって系統誤差と偶然誤差の2種類に大別することができます。

　偶然誤差（random error）は偶発的に発生するため、測定値のばらつき（dispersion）となって現れます。**系統誤差**（systematic bias）は、規則性があるので、測定値に偏りを与えます。疫学では、系統誤差を**バイアス**（bias、偏り）とよびます。系統誤差には、個々の計測機器がもつ固有の誤差、測定に用いた方法（原理）に起因する誤差、測定者がもっているくせによって、測定や調整で生じる誤差などが考えられます。系統誤差はその原因がわかれば取り除くことができます。無作為抽出を行うことで系統的な誤差を入りにくくすることができます。

　標本サイズが小さければ偶然誤差が大きくなります。また、回収率が低ければ系統誤差が生じる可能性があります。標本サイズを決めるためには、あらかじめ必要な推定精度を定めなければなりません。むやみに標本サイズを大きくするより、回収率を高めるほうが大切です。

3.6　標準誤差

　母平均 μ で母標準偏差 σ の母集団から標本サイズ n を抽出した標本の標本平均の標本分布は、平均値 μ で分散 σ^2/n の正規分布に近似されます（中心極限定理）。

　統計学では、母平均（μ）の推定値の精度を評価する尺度として、標本平均による標本分布の標準偏差の幅を基準とします。精度（precision）とは、ばらつき度合いの尺度で、再現性ともいいます。この標準偏差の幅を**標準誤差**（standard error；SE）といいます。標準誤差は、母集団のデータの平均値を推定するとき、ぶれの大きさを標準化する単位の幅として使います。しかし、母標準偏差（σ）が既知とは限りません。薬学で扱う調査研究は、ほとんどの場合、σ は未知です。σ が未知のときは、代わりに標準偏差（S）を使います。

$$\text{母集団の }\sigma\text{ が既知の場合}\quad\text{標準誤差 }(SE)=\frac{\text{母標準偏差}}{\sqrt{\text{標本サイズ}}}=\frac{\sigma}{\sqrt{n}}$$

$$\text{母集団の }\sigma\text{ が未知の場合}\quad\text{標準誤差 }(SE)=\frac{\text{標準偏差}}{\sqrt{\text{標本サイズ}}}=\frac{S}{\sqrt{n}}$$

　医療関係者で標準偏差と標準誤差の違いをはっきりと理解していない方を多くみかけます。ここでは、標準偏差と標準誤差の違いについて説明します。

　平均値のばらつきを表す標準誤差は、標準偏差（S）を標本サイズ（n）の平方根で割って求めます。

$$\text{標準誤差 }(SE)=\frac{\text{標準偏差}}{\sqrt{\text{標本サイズ}}}=\frac{S}{\sqrt{n}}$$

　式から明らかなように、標準誤差は標準偏差より必ず小さくなります。標準誤差がどれくらいならよいとか、悪いとかという解釈をすることはありません。標準誤差は、主に区間推定の計算に利用されます。その理由は、標準誤差によって母集団の平均値の区間推定を行えるからです。そのため、多くの論文では、標準誤差が使われています。

　たとえば、第1章の例題1-1にあるヘモグロビン濃度について標準誤差を計算してみましょう。

(g/dL)

13.5	11.9	13.6	12.5	12.8	13.2	12.5	11.7	14.8	12.1
14.8	13.4	10.5	15.3	14.3	15.5	12.9	12.7	10.9	11.4

　例題1-3から、この標本の平均値は、13.015（g/dL）です。そして、例題1-6から、その分散は1.904275（g/dL）^{2} でしたが、不偏分散で計算すると、分母が $20-1=19$ になるので、2.0045（g/dL）^{2} となります。

　次に標準偏差（S）を求めると、

$$S=\sqrt{2.0045}=1.4158\ (\text{g/dL})$$

となります。よって、求める標準誤差 SE は、

$$SE = \frac{1.4158}{\sqrt{20}} = \frac{1.4158}{4.4721} \fallingdotseq 0.3166 \ (\text{g/dL})$$

となります。平均値13（g/dL）のばらつき（精度）が±0.3（g/dL）ということです。

3.6.1　標準偏差と標準誤差の使い分け

標本の標準偏差とは、データのばらつきの指標（ものさし）でした。$\bar{x} \pm 2S$ の範囲にデータが入る確率が95.45％となります。ですから、データのばらつきを示したい、あるいは比べたいときは標準偏差を使うべきです。たとえば、ある因子によって、データがばらつかなくなるというようなことを示したい場合などに使用します。

一方、標準誤差は区間推定に使われます。1つの標本から母集団の平均値を推定する場合に、幅をもたせて推定しようとするのが区間推定の考え方です。この区間のことを信頼区間といいます。区間推定と信頼区間については、第4章で説明します。$x \pm 1.96 \times SE$ のとき、母平均 μ がこの区間に含まれる確率が95％というわけです。よって、母平均 μ の推定をしたい、あるいは比べたいというときは標準誤差を使うべきです。多くの場合、実験によって知りたいのは母平均 μ なので、多くの論文で標準誤差が示されています。

問題1 ある施設で一定の基準で耐糖能障害が疑われた患者について、75 g経口ブドウ糖負荷試験を実施し、糖尿病型と判定された患者10名について、HbA1cを測定したところ、次のような結果を得た。標本平均と標準偏差を求めなさい。

7.6	8.2	7.2	9.4	10.2	7.3	10.5	7.0	10.4	8.6

(%)

問題2 A市に住む30代女性10人について収縮期血圧を測定したところ、次のような結果を得た。標本平均と標準偏差を求めなさい。

115	107	103	125	112	98	136	110	119	108

(mmHg)

問題3 30代男性の総コレステロール値は、平均値186.7 mg/dL、標準偏差30.8 mg/dLの正規分布に従うと考えられている。このとき、次の各問に答えなさい。

(1) 30代男性から、25人を抽出して総コレステロール値を測定した場合、標本平均はどのような分布に従うか。

(2) 次の値は、B市内の30代男性15人を抽出して総コレステロール値を検査した結果である。標本平均を求めなさい。

174	180	212	165	188	196	178	151
176	185	226	186	230	202	173	

(mg/dL)

第4章

推定と検定

　この章では、推定と検定という考え方を学びます。推定とは、無作為に抽出した集団から全体を推測することです。調査対象の一部である標本（サンプル）から得られた情報（測定値、平均値、分散）をもとに全体（母集団）の性質（平均値や分散など）を推測します。

　また、標本から得られた統計量に基づき、母数に関する仮説を立て、この仮説を棄却するか、採択するかを決める検定についても学びます。

4.1　統計学的推定と統計学的検定

　統計学的推論には、統計学的推定と統計学的検定の2つがあります。ある母集団から取り出された標本をもとに、その母集団の平均値・分散などを算出して統計学的な性質を推測することを**統計学的推定**（statistical estimations）または単に**推定**（estimation）といいます。たとえば、視聴率調査を無作為に抽出された200人に対して行い、番組Aの視聴率を推定します。

　統計的に標本の統計量から母集団の母数に関する予想の真偽を検証することを**統計学的仮説検定**（testing statistical hypothesis）または単に**検定**（test）といいます。したがって、イエスかノーかを判定することになります。たとえば、A社とB社の車の排気ガスに含まれる窒素酸化物濃度はA社とB社の間に差があるのか、あるいはA社のほうが多いのかを仮説を立てて検定します。

4.2　統計学的推定

　母平均や母分散のように母集団を特徴づける値を**母数**（parameter）といい、一般的に θ（シータ）で表します。統計学的推定は、点推定と区間推定に大別されます。**点推定**（point estimation）とは、母集団の未知母数をあるひとつの値で推定する方法です。**区間推定**（interval estimation）とは、母集団の点推定をもとに未知母数の値がどの程度の信頼度で、どの範囲に含まれるかを推定する方法です。母集団の平均値や比率を標本データから推定するとき、必ず推定誤差を考える必要が出てきます。推定誤差をコントロールするものとして

標準誤差に基づく変動の幅を考えて推定します。

4.3　点推定

　未知母数 θ を推定するために用いる統計量を**推定量**（estimator）といいます。データから定めた推定量の値を**推定値**（estimate）といいます。母集団の平均値を測定する場合を例として考えてみます。点推定とは、分布の平均値を1つの点で推定する方法です。データの分布が正規分布の場合、標本データの平均値をそのまま点推定値とします。

　推定量の期待値（平均値）が母数と一致する性質を**不偏性**といい、以下の式で表されます。

$$E(\hat{\theta}) = \theta \qquad (\hat{\theta}：標本の推定量、シータハットと読みます)$$

　推定量に不偏性があるとは、$\hat{\theta}$ の期待値が母集団の未知母数 θ に一致することをいいます。この性質を満たす推定量を**不偏推定量**（unbiased estimator）といいます。

　たとえば、標本平均 $(\bar{x})$ は、母平均 (μ) の不偏推定量です。すなわち、

$$E(\bar{x}) = \mu$$

が成り立ちます。

　また、母分散 (σ^2) の不偏推定量は、

$$U^2 = \frac{1}{n-1} \sum_{i=1}^{n} (x_i - \bar{x})^2$$

です。これは、つまり不偏分散です。また、次のように変形した計算式でも求めることができます。

$$U^2 = \frac{1}{n-1} \left\{ \sum_{i=1}^{n} x_i^2 - \frac{\left(\sum_{i=1}^{n} x_i \right)^2}{n} \right\}$$

　推定量が標本の規模を大きくしていくにつれて、推定量が母数に限りなく接近していくことを**一致性**といいます。この性質を満たす推定量を**一致推定量**といいます。

　点推定における推定値は、たまたまその値が計算されただけで、利用するデータが変われば、推定値も変わります。ばらつきが大きな場合、推定値を信用することは危険なことがあります。

　ですから、推定値のばらつきを考慮して、そのとり得る範囲を求める区間を推定することが必要となります。

4.4　区間推定

　未知の母数に対して、母集団の未知母数 θ が θ_1 と θ_2 の間（$\theta_1 \leq \theta \leq \theta_2$）となる確率が $1-\alpha$ のとき、つまり、

$$P(\theta_1 \le \theta \le \theta_2) = 1 - \alpha$$

となるように決定した$[\theta_1, \theta_2]$を信頼度（$1-\alpha$）における**信頼区間**（confidence interval；CI）といいます。または、$100(1-\alpha)$％信頼区間といいます。信頼度は、95％をとるのが一般的です。標本調査で母集団の平均値を推測（母平均の推定）するときに誤差が生じます。そのため、ある範囲の中に母平均が含まれると推測し、その範囲がすなわち信頼区間です。95％の確率で母平均が含まれるような範囲が**95％信頼区間**です。95％信頼区間とは、「母集団から標本をとってきて、その平均から95％信頼区間を求めるという作業を100回行ったときに、95回はその区間の中に母平均が含まれる」という意味です。95％信頼区間は、平均値の差の検定、リスク比、オッズ比、生存時間解析などで用いられています。母数（標本サイズ）が大きいと信頼区間の幅は狭くなります。生物医学研究の結果を報告する際に、95％信頼区間はきわめて重要な情報になります。結果を記述する際には、p値より95％信頼区間が好まれる傾向があります。p値は、得られた結果が偶然に生じる確率を表す指標であり、生物学的な解釈は含まれていません。これに対し、信頼区間を解釈する際には、常に効果量の生物学的意味に重点が置かれます。

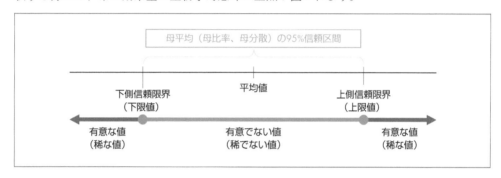

4.4.1　母平均の区間推定

A　母分散σ^2が既知の場合

正規母集団$N(\mu, \sigma^2)$から得られたn個の標本（$x_1, x_2, \cdots, x_n$）の標本平均（$\bar{x}$）は、$N(\mu, \sigma^2/n)$の正規分布に従います。標本から得られた標本平均（$\bar{x}$）が標本分布の95％内にある場合の信頼区間が

$$\mu - 1.96 \times \boxed{\frac{\sigma}{\sqrt{n}}} \le \bar{x} \le \mu + 1.96 \times \boxed{\frac{\sigma}{\sqrt{n}}}$$

標準誤差

となることは第2章で学びました。ここで、$\sigma/\sqrt{n}$は標準誤差（standard error；SE）です。上記の式は、

$$\mu - 1.96 \times SE \le \bar{x} \le \mu + 1.96 \times SE$$

と書き換えることができます。この式は、標本平均$\bar{x}$が母平均μを中心に前後$1.96 \times SE$の範囲内に存在する確率が95％であることを示します。さらに式を入れ替えると、

$$\bar{x} - 1.96 \times SE \le \mu \le \bar{x} + 1.96 \times SE$$

となります。この式は、母平均μが標本平均$\bar{x}$を中心に前後$1.96 \times SE$の範囲内に存在する

確率が95％であることを示します。このとき、この区間を信頼度95％における信頼区間
とします。

　推定の信頼度を（1−α）とすると、母平均μの信頼区間は、以下の式で求めることがで
きます。

$$\underbrace{標本平均-k\times\frac{標準偏差}{\sqrt{標本サイズ}}}_{下側信頼限界（下限値）}\leqq\mu\leqq\underbrace{標本平均+k\times\frac{標準偏差}{\sqrt{標本サイズ}}}_{上側信頼限界（上限値）}$$

$$標本平均-k\times標準誤差\leqq\mu\leqq標本平均+k\times標準誤差$$

$$\bar{x}-k\times\frac{\sigma}{\sqrt{n}}\leqq\mu\leqq\bar{x}+k\times\frac{\sigma}{\sqrt{n}}$$

　この式は、標本平均 $\bar{x}$ が得られたとき、母平均μが上記の区間に入る確率が（1−α）で
あることを意味します。また、$k\times SE$ を推定誤差といいます。

　ここで、k は、正規分布で確率 $\frac{\alpha}{2}$ を与える数値で、以下の k が使われます。

信頼度	k
99%（α=0.01）	2.58
95%（α=0.05）	1.96
90%（α=0.1）	1.64

　信頼区間で注意したいのは、信頼度を上げると、推定誤差が小さくなると思いがちです
が、反対です。信頼度を上げると、推定誤差は大きくなります。誤差を小さくしたい場合
は、標本サイズを大きくします。

　実際の場面では、母分散が既知ということは通常ありません。ほとんどは未知です。そ
の場合は、t 分布表を適用します。

例題4-1

　S市に住む40代男性から無作為に抽出した60名について総コレステロール値を測
定したところ、平均値が186 mg/dLだった。標準偏差22 mg/dLは既知とする。95％
信頼区間を求めなさい。なお、総コレステロール値の分布はほぼ正規分布とみなせる
とする。

 解説

$$\bar{x}-k\times\frac{\sigma}{\sqrt{n}}\leqq\mu\leqq\bar{x}+k\times\frac{\sigma}{\sqrt{n}}$$

　信頼度95％の場合、$k=1.96$ です（上の表）。この式に標本サイズ $n=60$、平均値 $\bar{x}=$
186（mg/dL）、標準偏差 $\sigma=22$（mg/dL）をそれぞれ代入します。

$$186-1.96\times\frac{22}{\sqrt{60}}\leqq\mu\leqq186+1.96\times\frac{22}{\sqrt{60}}$$

$$186-1.96\times\frac{22}{7.746}\leqq\mu\leqq186+1.96\times\frac{22}{7.746}$$

$$186-5.567\leqq\mu\leqq186+5.567$$

$$180.433\leqq\mu\leqq191.567$$

となります。

B　母分散σ^2が未知の場合

信頼区間は、

$$標本平均-k\times標準誤差\leqq\mu\leqq標本平均+k\times標準誤差$$

です。σが未知の場合、標準誤差は標準偏差$/\sqrt{n}=S/\sqrt{n}$を使います。

これにより、信頼区間は、

$$\bar{x}-k\times\frac{S}{\sqrt{n}}\leqq\mu\leqq\bar{x}+k\times\frac{S}{\sqrt{n}}$$

で求めることができます。

　kの値については、標本サイズが小さいとき、データのばらつきが大きいと予想されます。標本サイズが小さいほど、k値は大きくなります。標本サイズが概ね30以上か、30未満かで扱いが異なります。標本サイズが30未満の場合は、母集団の分散は標本の分散から求められる不偏分散に等しいとみなしてt分布を適用します。一方、標本サイズが30以上の場合は、母集団の分散が標本の分散に等しいとみなして正規分布を適用します（z値）。

　このように、標本サイズが30を超える場合、標準正規分布によるz検定が使われ、標本サイズが少ないときにt検定が使われてきました。しかし、統計ソフトの開発により、t分布表から容易にt値を計算できるようになったため、ほとんどz値は使われなくなっています。

例題4-2

　S市に住む40代男性から無作為に抽出した10名について総コレステロール値を測定したところ、以下の値だった。95%信頼区間を求めなさい。

No.	1	2	3	4	5	6	7	8	9	10
検査値	182	165	212	176	193	202	183	185	224	178

(mg/dL)

解説

$$標本平均(\bar{x})=\frac{182+165+212+176+193+202+183+185+224+178}{10}=\frac{1900}{10}$$

$$=190\,(\mathrm{mg/dL})$$

$$不偏分散(U^2)=\frac{(182-190)^2+(165-190)^2+(212-190)^2+\cdots+(178-190)^2}{10-1}$$

$$= \frac{64+625+484+196+9+144+49+25+1156+144}{9} = \frac{2896}{9}$$

$$= 321.778 \, (\mathrm{mg/dL})^2$$

$$標準偏差(S) = \sqrt{U^2} = \sqrt{321.778} \fallingdotseq 17.938 \, (\mathrm{mg/dL})$$

によって求めた標本平均$\bar{x}$と標準偏差S、それと標本サイズ$n=10$を下記の式に代入します。

$$\bar{x} - k \times \frac{S}{\sqrt{n}} \leqq \mu \leqq \bar{x} + k \times \frac{S}{\sqrt{n}}$$

ここで、この標本はt分布に従います。自由度$\nu = n-1 = 10-1 = 9$ですから、付表3のt分布表から、$k=2.262$となります。

$$190 - 2.262 \times \frac{17.938}{\sqrt{10}} \leqq \mu \leqq 190 + 2.262 \times \frac{17.938}{\sqrt{10}}$$

$$190 - 2.262 \times 5.673 \leqq \mu \leqq 190 + 2.262 \times 5.673$$

$$190 - 12.832 \leqq \mu \leqq 190 + 12.832$$

$$177.168 \leqq \mu \leqq 202.832$$

となります。

4.4.2　母比率の区間推定

母集団において、ある特性をもつ要素の割合を**母比率**といいます。母集団から取り出した標本において、ある特性をもつ要素の割合を**標本比率**といいます。

$$母比率(p) = \frac{特性Aをもつ要素の数}{母集団サイズ} = \frac{X}{N}$$

$$標本比率(\hat{p}) = \frac{特性Aをもつ要素の数}{標本サイズ} = \frac{x}{n}$$

確率変数Xが二項分布$B(n,p)$に従うとき、nが十分に大きいときは近似的に正規分布$N(np, np(1-p))$に従うことは第2章で学びました。母集団において、ある特性A（たとえば不良品など）をもつ割合（母比率）をpとします。この母集団からn個の標本を抽出します。nが十分に大きければ、特性AをもつXは、正規分布$N(np, np(1-p))$に従います。ここで、npは特性Aをもつ個数で標本の平均値になります。npをnで割れば、標本比率の平均値が求められます。同様に、$np(1-p)$をn^2で割れば、分散が求められます。標本比率$\hat{p}$の標本分布は$N\left(p, \frac{p(1-p)}{n}\right)$に従います。

したがって、標本比率の標準誤差SEは、

$$SE = \sqrt{\frac{p(1-p)}{n}}$$

となります。母比率pは未知なので、nが十分に大きいとき、母比率pの代わりに標本比率$\hat{p}$を使います。したがって、母比率の信頼区間は、

$$標本比率\hat{p} - k \times 標準誤差SE \leqq p \leqq 標本比率\hat{p} + k \times 標準誤差SE$$

$$\hat{p} - k \times \sqrt{\frac{\hat{p}(1-\hat{p})}{n}} \leq p \leq \hat{p} + k \times \sqrt{\frac{\hat{p}(1-\hat{p})}{n}}$$

となります。母比率pの95％信頼区間は、

$$\hat{p} - 1.96 \times \sqrt{\frac{\hat{p}(1-\hat{p})}{n}} \leq p \leq \hat{p} + 1.96 \times \sqrt{\frac{\hat{p}(1-\hat{p})}{n}}$$

となります。信頼度99％のkは2.58です。

例題4-3

　ある製薬会社の工場では、品質管理のために無作為抽出でサンプルを取り出して検査を実施している。製品の中から1000個を取り出して検査を実施したところ、20個の不良品がみつかった。この製造工程の不良品率の95％信頼区間を求めなさい。

$$標本比率(\hat{p}) = \frac{20}{1000} = 0.02$$

　標本サイズ$n = 1000$、標本比率$\hat{p} = 0.02$、95％の信頼度の$k = 1.96$ですから、不良品率pの95％信頼区間は以下のように計算できます。

$$0.02 - 1.96 \times \sqrt{\frac{0.02(1-0.02)}{1000}} \leq p \leq 0.02 + 1.96 \times \sqrt{\frac{0.02(1-0.02)}{1000}}$$

$$0.02 - 1.96 \times \sqrt{\frac{0.0196}{1000}} \leq p \leq 0.02 + 1.96 \times \sqrt{\frac{0.0196}{1000}}$$

$$0.02 - 1.96 \times 0.004427 \leq p \leq 0.02 + 1.96 \times 0.004427$$

$$0.02 - 0.00868 \leq p \leq 0.02 + 0.00868$$

$$0.01132 \leq p \leq 0.02868$$

となります。

4.5　検定

　前節までに、母集団の未知の統計量（平均や分散等）の値を推定することを学びました。ここでは、すでに知られているデータに基づき何らかの仮説を立て、真偽の判定をします。また、そのとき生じる判断ミスの確率をコントロールするため、有意水準という考え方を学びます。

4.5.1　検定とは

　検定とは、ある仮説が正しいかどうかを、データに基づいて検証する方法のひとつです。具体的にいうと、実験や調査で集められた資料をもとにして、そこから主張したいこ

とが本当に正しいのかどうか判定するのが検定です。

　母集団の母数に関する主張を**仮説**（hypothesis）といいます。仮説が間違っていると判定することを**棄却**（rejection）、仮説が正しいと判定することを**採択**（acceptance）といいます。

　母集団から無作為に抽出して得られた標本から、母数に関する仮説を棄却か採択かを決めることを**仮説検定**（hypothesis testing）といいます。

　一般に、仮説検定は背理法による手続きをとり、ある仮説のもとで計算される理論値に対し、実測値を照らし合わせたときに矛盾があるかを検討します。**背理法**とは、ある命題が真であることを証明するため、その命題の「結論が偽である」と仮定して推論を進め、矛盾が導かれることを示す方法です。仮説は多くの場合、棄却することを期待して設定します。この仮説を**帰無仮説**（null hypothesis、一般にH_0と表します）といいます。仮説検定は、帰無仮説が統計的に否定されることを目的としています。たとえば、2つの方法の優劣に関して差があると予想される場合、「差がない」という仮説を設け、標本値によって棄却しようとします。帰無仮説が棄却されたとき受け入れる仮説を**対立仮説**（alternative hypothesis、H_1で表します）といいます。

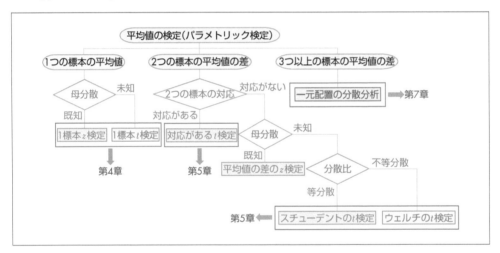

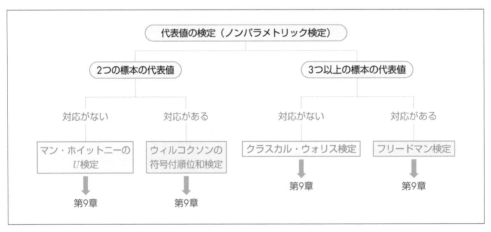

平均値を用いたパラメトリック検定には、左ページの上図のような検定方法があります。ノンパラメトリック検定としては左ページの下図のような検定方法があります。また、相関を検定する方法には、ピアソンの χ^2 検定、フィッシャーの直接確率法、相関分析、回帰分析などがあります。

4.5.2 検定の手順

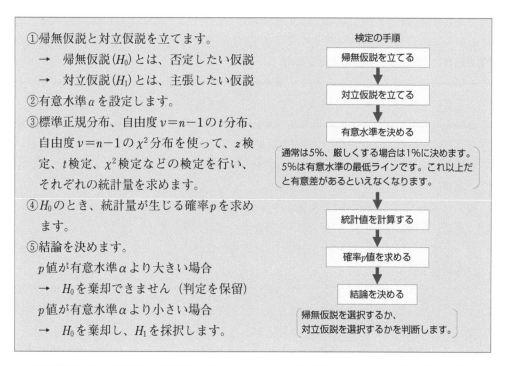

①帰無仮説と対立仮説を立てます。
→ 帰無仮説（H_0）とは、否定したい仮説
→ 対立仮説（H_1）とは、主張したい仮説
②有意水準 α を設定します。
③標準正規分布、自由度 $\nu=n-1$ の t 分布、自由度 $\nu=n-1$ の χ^2 分布を使って、z 検定、t 検定、χ^2 検定などの検定を行い、それぞれの統計量を求めます。
④H_0 のとき、統計量が生じる確率 p を求めます。
⑤結論を決めます。
p 値が有意水準 α より大きい場合
→ H_0 を棄却できません（判定を保留）
p 値が有意水準 α より小さい場合
→ H_0 を棄却し、H_1 を採択します。

検定の手順
帰無仮説を立てる
対立仮説を立てる
有意水準を決める
通常は5%、厳しくする場合は1%に決めます。5%は有意水準の最低ラインです。これ以上だと有意差があるといえなくなります。
統計値を計算する
確率 p 値を求める
結論を決める
帰無仮説を選択するか、対立仮説を選択するかを判断します。

帰無仮説と対立仮説は、統計学を学ぶうえでつまづく概念のひとつです。統計学的な処理を行ううえで、「イエス」か「ノー」かの判断をするとき、その間に明確な線引きをしなければなりません。では、どのようにしてその線引きを行えばよいのでしょうか。

統計学では、その線引きを仮説という考えで行います。つまり、「この基準に入ったらイエスだ」という仮説と、その範囲をつくり、実際の値がそのどこにあるかを判定し、「このデータは有意でない」「このデータは有意である」という結論に導くのが統計学的な帰無仮説と対立仮説です。

一般的に、主張したいことがあるほうを対立仮説（H_1）に、それ以外を帰無仮説（H_0）に設定します。このように設定するのは、あることを証明するほうが、ないことを証明するより簡単だからです。

検定には、検定する統計量を選び（統計量）、標本分布を用いて行います。標本分布の中で帰無仮説（H_0）が棄却されることになる領域を**棄却域**（rejection region）といいます。一方、帰無仮説（H_0）が棄却されない領域を**採択域**（acceptance region）といいます。棄却域を標本分布の上下両側に選ぶ検定を**両側検定**（two-sided test）、上側または下側の片側を棄却域に選ぶ検定を**片側検定**（one-sided test）といいます。

仮説が正しいのにもかかわらず、間違っていると判定してしまう確率のことを、**有意水準**（significance level）または**危険率**といいます。判定の規準となる有意水準α（帰無仮説を棄却する確率）は棄却域の設定によって決まります。通常αは、5％か1％を使います。

有意水準αが5％であった場合には、100回中5回以下の低い確率で「差がない」という事象が偶然起こることを表しますので、「差がないといえる確率はほとんどない」と考えます。そのため、設定しておいた「差がない」という帰無仮説H_0を棄却し、「差がある」という対立仮説を採択し、「統計的に有意差がある」という判断を下しています。

しかし、ここで少し気をつけなくてはならないことがあります。実際に、「統計的に有意差がないため、2つの群のデータには差がない」と判断してよいかということです。たとえば、有意水準5％ということは、20回試して19回成功したら、この治療法は効くといってよいですが、では、10回試して1回失敗（9回成功する）するような治療法はダメだといえるのでしょうか。成功率90％です。この点は、明らかに間違いです。p値が有意水準より大きい場合（$p>0.05$）、帰無仮説を棄却できません。しかし、帰無仮説が正しいことも示していません。ですので、「**統計学的に有意な差があるのかないのか、どちらともいえない**」という曖昧な表現になります。

対立仮説を立てるとき、両側検定か片側検定かで主張する内容が異なります。たとえば、新薬Aと既存薬Bの効き目の違いを調査する場合を考えます。優劣の違いはわからないが、いずれにしても新薬Aと既存薬Bには効き目に差があり、同じでないと主張する場合は両側検定で行います。

一方、新薬Aのほうが既存薬Bより効き目が優れていると主張する場合は上側検定で行います。また、新薬Aのほうが既存薬Bより効き目が劣っていると主張する場合は下側検定で行います。両者に優劣（上昇と下降）があるかはよほどでないとはっきりしません。ですので、通常の検定では、両側検定を用いて結論を決めます。また、**多くの科学雑誌と新薬の承認申請資料では、両側検定を要求しています。**

標準正規分布を使ったz検定の場合を下図に示します。赤色の部分は帰無仮説（H_0）が棄却される領域ですから、棄却域とよばれます。白い部分は帰無仮説（H_0）が棄却されない領域なので、採択域とよばれます。t分布やχ^2分布などの分布を使った検定でも同じ考え方で行います。両側検定、片側検定の基本をしっかりと理解しましょう。

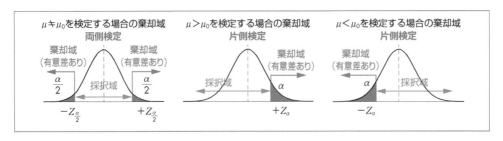

α水準	zの臨界値	
	両側検定	片側検定
0.1	1.64	1.28
0.05	1.96	1.64
0.01	2.58	2.33

A 標準正規分布を使ったz検定の両側検定、片側検定

両側検定

帰無仮説 (H_0)：$\mu = \mu_0$

対立仮説 (H_1)：$\mu \neq \mu_0$

両側検定は、一般的な選択です。両側z検定が得られます。この検定は、平均値が異なるかどうかを検定しますが、どちらの平均値が大きいかを事前に指定したくない場合に使用します。

有意水準αでの検定では、zが$z_{\frac{\alpha}{2}}$より大きいとき（$z > z_{\frac{\alpha}{2}}$）または、zが$-z_{\frac{\alpha}{2}}$より小さいとき（$z < -z_{\frac{\alpha}{2}}$）、帰無仮説 (H_0) を棄却します。有意水準5%での検定だと、zが1.96より大きいとき（$z > 1.96$）またはzが-1.96より小さいとき（$z < -1.96$）、帰無仮説 (H_0) を棄却します。有意水準1%での検定では、zが2.58より大きいとき（$z > 2.58$）またはzが-2.58より小さいとき（$z < -2.58$）、帰無仮説 (H_0) を棄却します。

上側検定

帰無仮説 (H_0)：$\mu = \mu_0$

対立仮説 (H_1)：$\mu > \mu_0$

この検定では、上側z検定が得られます。μがμ_0より大きい場合にのみ関心があるときに使用します。

有意水準αでの検定では、zがz_αより大きいとき（$z > z_\alpha$）、帰無仮説 (H_0) を棄却します。有意水準5%での検定だと、zが1.64より大きいとき（$z > 1.64$）、有意水準1%での検定だと、zが2.33より大きいとき（$z > 2.33$）、帰無仮説 (H_0) を棄却します。

下側検定

帰無仮説 (H_0)：$\mu = \mu_0$

対立仮説 (H_1)：$\mu < \mu_0$

この検定は、下側z検定を行います。μがμ_0より小さい場合にのみ関心があるときに使用します。

有意水準αでの検定では、zが$-z_\alpha$より小さいとき（$z < -z_\alpha$）、帰無仮説 (H_0) を棄却します。有意水準5%での検定だと、zが-1.64より小さいとき（$z < -1.64$）、有意水準1%での検定だと、zが-2.33より小さいとき（$z < -2.33$）、帰無仮説 (H_0) を棄却します。

B t分布を使ったt検定の両側検定、片側検定

両側検定

帰無仮説 (H_0)：$\mu = \mu_0$

対立仮説 (H_1)：$\mu \neq \mu_0$

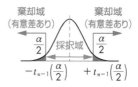

両側検定は、一般的な選択です。両側t検定が得られます。この検定は、平均値が異なるかどうかを検定します。

有意水準αでの検定では、tが$t_{n-1}\left(\dfrac{\alpha}{2}\right)$より大きいとき$\left(t > t_{n-1}\left(\dfrac{\alpha}{2}\right)\right)$または、$t$が$-t_{n-1}\left(\dfrac{\alpha}{2}\right)$より小さいとき$\left(t < -t_{n-1}\left(\dfrac{\alpha}{2}\right)\right)$、帰無仮説 (H_0) を棄却します。

上側検定

帰無仮説 (H_0)：$\mu = \mu_0$

対立仮説 (H_1)：$\mu > \mu_0$

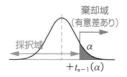

有意水準αでの検定では、tが$t_{n-1}(\alpha)$より大きいとき $(t > t_{n-1}(\alpha))$、帰無仮説 (H_0) を棄却します。

下側検定

帰無仮説 (H_0)：$\mu = \mu_0$

対立仮説 (H_1)：$\mu < \mu_0$

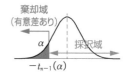

有意水準αでの検定では、tが$-t_{n-1}(\alpha)$より小さいとき $(t < -t_{n-1}(\alpha))$、帰無仮説 (H_0) を棄却します。

4.6 検定における判断ミス

検定は万能ではなく、しばしば誤った判断に陥ることがあります。本当はH_0が正しくて差がないのに、誤って帰無仮説H_0を棄却してH_1を採択してしまう誤りを**第1種の過誤**（αエラー）といいます。

この誤りを犯す確率をαで表します。第1種の過誤の起こる確率αは、有意水準αに一致します。5%有意水準で有意差があると判断したとしても、その判断が誤りである確率が5%だけあるということです。母集団の性質の推定を行ったときに、20回に1回は判断が外れる可能性があることを認めているのが統計的有意差検定の考え方です。このような理由から、αで表される有意水準は、実際には有意差がないのに有意差があると判断してしまう第1種の過誤を犯す確率を表しており、危険率ともよばれます。

反対に、本当は差があるのに、帰無仮説H_0を棄却できないで誤ってH_0を採択してしまう誤りを**第2種の過誤**（βエラー）といいます。この誤りを犯す確率をβで表します。$1-\beta$を**検出力**（power）といい、差があるときに帰無仮説H_0をしっかり棄却できる確率を意味します。論文などでは、有意水準$\alpha = 0.05$、検出力$1-\beta = 0.9$などと示されます。

標本サイズが小さい場合には検定力が低く有意になりにくいため、**検定力分析**（power

analysis）により、分析を行うのにデータが最低でも何ケース集める必要があるかをあらかじめ推定しておきます。

有意性検定の結果は標本サイズに大きく左右されます。標本サイズに左右されにくい効果の大きさを表す統計量である**効果量**（effect size）もあわせて求めるとよいとされています。効果量は、2つの分布の重なりの程度を数値化したものです。

		真実	
		差がある	差がない
判断	差がある	$1-\alpha$ 正しい判断	第1種の過誤 （αエラー） ＝有意水準 α
	差がない （差があると はいえない）	第2種の過誤 （βエラー）	$1-\beta$＝検出力 正しい判断

4.7　1標本の母平均の検定

はじめに、母平均の検定を行います。母平均の検定を行う場合、母集団の標準偏差が既知の場合と未知の場合とに分けて検定します。また、標本サイズによって使用する分布が異なるので注意しましょう。まとめたものを以下に示します。

4.7.1　母集団は正規分布で σ^2 が既知の場合：z 検定

母分散が既知である場合には、z 検定を行います。**1標本 z 検定**は、母分布の平均値についての仮説検定であり、帰無仮説のもとで統計量が標準正規分布に近似できる検定です。母集団の平均値が特定の値より大きいか、小さいか、または等しくないかを検定するために使用されます。検定の臨界値を計算するために標準正規分布が使用されます。

分散が既知の場合は z 検定を適用します。しかし、分散が未知の場合には t 検定を適用することが可能です。分散が未知である場合には、分散をその推定量（不偏推定量）で置き換えることで正規近似することができます。

1標本 z 検定は、データが、すべて同じ平均値と分散（既知）をもつ正規分布の値の母集団からの単純な無作為抽出であると仮定します。この仮定は、データが連続的であり、その分布が対称であることを意味します。z 検定の計算方法は以下のとおりです。

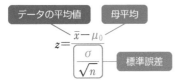

なお、$\bar{x}$：データの平均値、μ_0：母平均、σ：標準偏差、n：標本サイズを表します。

統計量の有意性は、p 値を計算することで判断します。この p 値が指定された水準（通常両側検定は0.025、片側検定は0.05）より小さければ、帰無仮説は棄却されます。それ以外の場合は、結論が出ません。

例題4-4

次の正規母集団の平均値の検定をしなさい。

(1) $\bar{x}=63$、$\sigma=12$、$n=100$、$\alpha=0.05$、$H_0：\mu=65$、$H_1：\mu\neq65$

(2) $\bar{x}=63$、$\sigma=12$、$n=100$、$\alpha=0.05$、$H_0：\mu=65$、$H_1：\mu<65$

解説

(1) 標本の平均値は、母平均と同じかどうかをきいているので両側検定です。また、標本サイズが100なので、正規分布を用いてz検定を行います。

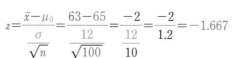

両側検定で$\alpha=0.05$の棄却域は$|z|>1.96$です。

統計量zは次の式に、データの平均値$\bar{x}=63$、母平均$\mu_0=65$、標準偏差$\sigma=12$、標本サイズ$n=100$をそれぞれ代入します。

$$z=\frac{\bar{x}-\mu_0}{\frac{\sigma}{\sqrt{n}}}=\frac{63-65}{\frac{12}{\sqrt{100}}}=\frac{-2}{\frac{12}{10}}=\frac{-2}{1.2}=-1.667$$

となります。両側検定で$\alpha=0.05$の棄却域は$|z|>1.96$ですから、図から$z=-1.667$は棄却域に入りません。すなわち、$p>0.025$から「統計学的に有意な差があるのかないのか、どちらともいえない」と結論づけられます。

(2) 標本の平均は、母平均より小さいかどうかをきいているので下側検定です。また、標本サイズが100なので、正規分布を用いてz検定を行います。

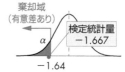

下側検定で$\alpha=0.05$の棄却域は$z<-1.64$です。

統計量zは次の式に、データの平均値$\bar{x}=63$、母平均$\mu_0=65$、標準偏差$\sigma=12$、標本サイズ$n=100$をそれぞれ代入します。

$$z=\frac{\bar{x}-\mu_0}{\frac{\sigma}{\sqrt{n}}}=\frac{63-65}{\frac{12}{\sqrt{100}}}=\frac{-2}{\frac{12}{10}}=\frac{-2}{1.2}=-1.667$$

となります。下側検定で$\alpha=0.05$の棄却域は$z<-1.64$ですから、図から$z=-1.667$は棄却域に入ります。すなわち、帰無仮説$H_0：\mu=\mu_0$を棄却し、対立仮説$H_1：\mu<\mu_0$を採択します。

このように、例題4-4の問題(1)と(2)が同じデータであっても、両側検定か下側検定かによって異なる結果が出ました。この問題は、どちらの検定でも有意水準5%ですが、両側検定の場合は下側の棄却域の面積は2.5%です。一方、下側検定の場合は、棄却域を示す面積は5%です。このことから、両側検定のほうが棄却条件が厳しくなっているので、異なる結果になります。対立仮説を立てるときには、十分な注意が必要です。

4.7.2　母集団は正規分布で σ^2 が未知の場合：t 検定

母分散が既知の場合の正規分布に従う検定について解説しました。これが、仮説検定の中で最も基本的な手法となります。しかし実際の場面では、母分散は未知の場合がほとんどです。その場合は、t 分布を使って **1標本 t 検定**を行います。

50 mL 入りと書かれている医薬品があったとして、「本当に 50 mL 入っているとみなせるのか」といったことを調べたい場合に、この1標本 t 検定を使います。あるいは、過去の平均値（身長、体重、BMI、検査値など）と現在の平均値に違いがあるかを調べたい場合にも適用されます。

正規分布に従うと仮定されたデータに対して仮説検定を行う場合、帰無仮説のもとで標準化する必要があります。標準化する計算に母分散が必要になりますが、これが未知の場合、代わりに分散による推定値、不偏分散を使います。不偏分散を使って標準化した場合、標準正規分布ではなく、t 分布に従うことになります。t 検定の計算方法は以下のとおりです。

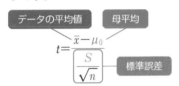

なお、$\bar{x}$：データの平均、μ_0：母平均、S：標準偏差、n：標本サイズを表します。

例題4-5

　ある製薬メーカーでは、栄養ドリンク剤を製造している。その容量は 100 mL である。製造された栄養ドリンク剤の中からランダムに 10 本を選び、容量（mL）を調べた結果、平均値は 99.6 mL、標準偏差は 1.838 であった。この工場で製造している栄養ドリンク剤の容量が 100 mL ではないといえるか検定しなさい。

解説

①最初に、仮説を立てます。ここでは、

　　　　帰無仮説 H_0：栄養ドリンク剤の容量は 100 mL である　$(\mu = \mu_0)$
　　　　対立仮説 H_1：栄養ドリンク剤の容量は 100 mL でない　$(\mu \neq \mu_0)$

と立てます。

②次に、有意水準を設定します。

　ここでは、有意水準 $\alpha = 0.05$ とします。

③統計量 t を算出します。

　ここでは母分散がわからないので、不偏分散を用いる統計量 t を求めます。統計量 t は次

の式にデータの平均値$\bar{x}=99.6$、母平均$\mu_0=100$、標準偏差$S=1.838$、標本サイズ$n=10$を
それぞれ代入します。

$$t=\frac{\bar{x}-\mu_0}{\frac{S}{\sqrt{n}}}=\frac{99.6-100}{\frac{1.838}{\sqrt{10}}}=\frac{-0.4}{\frac{1.838}{3.162}}=\frac{-0.4}{0.581}=-0.688$$

④確率pを求めます。

この検定で使用するのは、自由度（ν）
$=n-1=10-1=9$のt分布の両側$\alpha=0.05$
点は、t分布表から、-2.262または2.262
です。

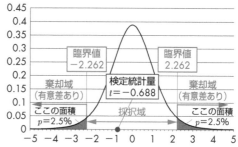

⑤結論を決めます。

$t=-0.688$は、$t<-2.262$または$t>2.262$
が棄却域になりますが、$-2.262<-0.688$であるため、有意水準5%において、帰無仮説
H_0を棄却できません（上図）。よって、「統計学的に有意な差があるのかないのか、どちら
ともいえない」と結論づけられます。

4.8 母比率の検定

標本における、ある比率が母集団の比率と等しいかどうかを検定する方法です。まず
は、仮説を立てます。

　　　帰無仮説H_0：母比率と標本比率には差がない（$p_0=\bar{p}$）
　　　対立仮説H_1：母比率と標本比率には差がある（$p_0\neq\bar{p}$）
　母比率の検定では、標本サイズnが十分に大きいときには、次の式から得られる統計量
zは標準正規分布$N(0,1)$に従います。

　統計量zは下記の式で算出します。

$$z=\frac{\bar{p}-p_0}{\sqrt{\frac{p_0(1-p_0)}{n}}}$$

なお、$\bar{p}$：標本比率、p_0：母比率、n：標本サイズを表します。

例題4-6

全国の薬学部薬学科卒業生が病院へ就職した割合は、23.3%である。A薬科大学の
病院への就職率は18.6%（$n=113$）であった。A薬科大学の病院への就職率は、全国
平均と差があるか検定しなさい。

解説

①仮説を立てます。

　　　　帰無仮説H_0：全国の薬学部の病院就職率とA薬科大学の病院就職率には差がない

　　　　対立仮説H_1：全国の薬学部の病院就職率とA薬科大学の病院就職率には差がある

②有意水準を設定します。

　ここでは、$\alpha = 0.05$とします。

③統計量zを算出します。

　下記の式に、$\bar{p}$：0.186、p_0：0.233、n：113をそれぞれ代入します。

$$z = \frac{\bar{p} - p_0}{\sqrt{\dfrac{p_0(1-p_0)}{n}}} = \frac{0.186 - 0.233}{\sqrt{\dfrac{0.233(1-0.233)}{113}}} = \frac{-0.047}{\sqrt{\dfrac{0.233 \times 0.767}{113}}} = \frac{-0.047}{\sqrt{\dfrac{0.178711}{113}}}$$

$$= \frac{-0.047}{\sqrt{0.001582}} = \frac{-0.047}{0.03977} = -1.182$$

④確率pを求めます。

　この検定で使用する分布は「標準正規分布」になります。ですので、標準正規分布表から$z_{0.025}$は、1.96です。

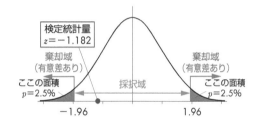

⑤結論を決めます。

　$z = -1.182$は、$z < -1.96$または$z > 1.96$が棄却域になりますが、$-1.96 < -1.182$であるため、有意水準5%において、帰無仮説H_0を棄却できません（上図）。よって、「統計学的に有意な差があるのかないのか、どちらともいえない」と結論づけられます。

問題1 モリブデンブルー法によって、ある試料のリン酸イオン濃度を測定した。測定を10回繰り返して行った結果は次のとおりである。試料中のリン酸イオン濃度を信頼区間95%で推定しなさい。

1	2	3	4	5	6	7	8	9	10
1.78	1.85	1.81	1.89	1.83	1.86	1.80	1.79	1.84	1.82

(mmol/L)

問題2 あるテレビ局の健康番組が、無作為に選ばれた500世帯のうち52世帯で視聴されていることがわかった。この番組の視聴率に対する95%信頼区間を求めなさい。

問題3 全国の20代の男性で肥満（BMI値25以上）の割合は19.5%である。ある市で20代の男性100人を無作為抽出して調べた結果、29人がBMI値が25以上であった。この市と全国とで、肥満の割合に差があるといえるか。有意水準5%で検定しなさい。

第5章

平均値の差の検定（t検定）

　2つの集団（群）の間に違い（差）があるのかを調べる方法を**平均値の差の検定**といいます。

　A群とB群のメンバーがそれぞれ同じ種類の量的データ（血圧、血糖値、総コレステロール値など）をもっているとします。この2つの群を比較するために、それぞれの平均値を計算して求めます。そこに差があった場合、その差が偶然に生じたのかを調べ、その可能性が低ければ、2つの群には、本質的に差があると考えることができます。統計学的には、t分布を使うので、**t検定**とよびます。このt検定は、パラメトリック検定（第9章を参照）のひとつで、母集団が正規分布に従っていることが前提条件になります。t検定は、アウトカムが連続変数（間隔尺度、比尺度）であるときに利用できます。

　t検定で扱う統計データには、**対応があるデータ**と、**対応がないデータ**があり、それぞれで計算方法が異なります。

　対応があるデータ（paired data）とは、同じ個体群について測定したデータをいいます。たとえば、ある被験者群について、治療薬Aの投与前と投与後のデータを比較して、効果を調べるのに利用します。この被験者群からは、「投与前」と「投与後」の2つのデータを収集することができます（左下図）。

　データに対応がある場合には、同一の群に異なる介入（主に治療前後）をして調べるの

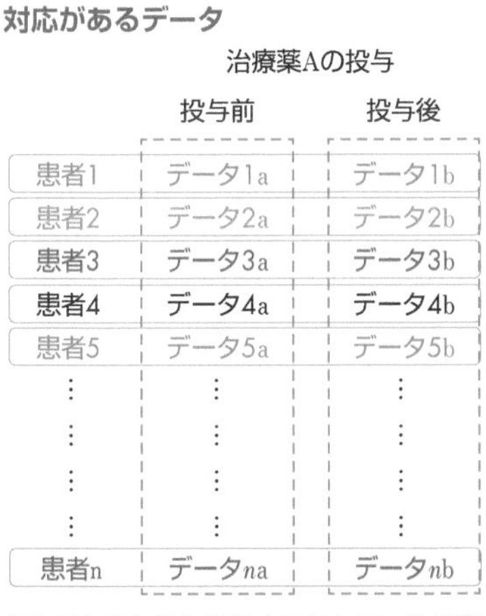

対応があるデータ

治療薬Aの投与

	投与前	投与後
患者1	データ1a	データ1b
患者2	データ2a	データ2b
患者3	データ3a	データ3b
患者4	データ4a	データ4b
患者5	データ5a	データ5b
⋮	⋮	⋮
患者n	データna	データnb

投与前と投与後を比較することで、治療薬Aがどのくらい効果があるかがわかります。

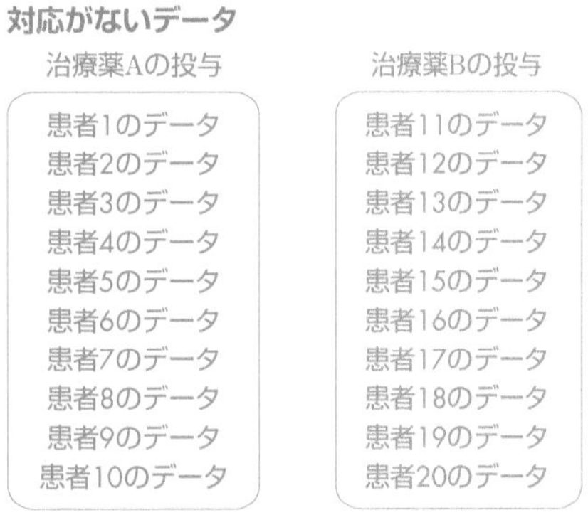

対応がないデータ

治療薬Aの投与

患者1のデータ
患者2のデータ
患者3のデータ
患者4のデータ
患者5のデータ
患者6のデータ
患者7のデータ
患者8のデータ
患者9のデータ
患者10のデータ

治療薬Bの投与

患者11のデータ
患者12のデータ
患者13のデータ
患者14のデータ
患者15のデータ
患者16のデータ
患者17のデータ
患者18のデータ
患者19のデータ
患者20のデータ

治療薬Aと治療薬Bを比較することで、治療薬Aと治療薬Bのどちらが効果が高いかがわかります。

で、それぞれの対象者にはペアとなる2つのデータが発生します。

　ペアですから、それぞれの対象者から得たデータの間で差を求めることができます。そして、それらの差分の平均と分散からt検定を行うことができます。

　対応がないデータ（unpaired data）とは、2つの異なる個体群について測定したデータをいいます。たとえば、ある被験者群を2つの群に分けて、A群には治療薬Aを、もうひとつのB群には治療薬Bを、それぞれ投与するとします。そうすると、2つの群から別々にデータが得られます（前ページの右下図）。この2つの群から得られたデータに差があるのか（どちらが優れているか）どうかを調べるときなどに使用します。

　対応があるt検定は、両群間の差分の平均値、両群間における差分の標本分散を使って計算します。一方、対応がないt検定は、両群間の平均値の差分、各群の分散（もしくは標準偏差の2乗）を使って算出します。

　対応があるt検定は、2群間に現れた差分のばらつき具合いを検定しているのに対し、対応がないt検定は、両群の測定値のばらつき具合いを検定します。

　対応がない場合は、分散の性質に応じて、「分散が等しいときのt検定（**スチューデントのt検定**（Student's t-test））」または、「分散が等しくないときのt検定（**ウェルチのt検定**（Welch's t-test））」を適用します（右図）。

　そのため、対応がないデータの場合は、まず、等分散性の検定（**F検定**）を行います。その後に差分の検定（t検定）を行います。等分散なら、スチューデントのt検定、等分散でなければウェルチのt検定で統計量tを求めます（右図）。F検定を省略して、直接ウェルチのt検定を実施しても構わないとされています。

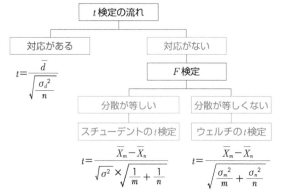

どのt検定を適用するかの流れ

5.1　等分散の検定（F検定）

　F検定では、与えられた2つの群間における分散が等しいかどうかを検定します。以下の式を用いることで統計量Fを求めることができます。

　A群の不偏分散（U_A^2）

$$= \frac{\sum_{i=1}^{n}(\text{A群の個々の観測値}-\text{A群の平均値})^2}{\text{A群の標本サイズ}-1} = \frac{\sum_{i=1}^{n}(x_A-\bar{x}_A)^2}{n_A-1}$$

B群の不偏分散 $(U_B{}^2)$

$$=\frac{\sum_{i=1}^{n}(\text{B群の個々の観測値}-\text{B群の平均値})^2}{\text{B群の標本サイズ}-1}=\frac{\sum_{i=1}^{n}(x_B-\bar{x}_B)^2}{n_B-1}$$

$$F=\frac{\text{A群の不偏分散}}{\text{B群の不偏分散}}=\frac{U_A{}^2}{U_B{}^2}$$

統計量 F を求める際に、分散比 F 値が1.0以上になるように分子と分母を決定します。もし、A群の不偏分散＜B群の不偏分散なら、

$$F=\frac{\text{B群の不偏分散}}{\text{A群の不偏分散}}=\frac{U_B{}^2}{U_A{}^2}$$

と、分子と分母を入れ替えて計算します。

5.2　t 検定の流れ

　実際の t 検定のプロセスは、右図のような流れで行われます。
①検定する仮説を設定します。
②有意水準を決定します。
③計算結果から、判定基準に照らして仮説の採否を決めます。

　検定にあたっては、帰無仮説 (H_0) と対立仮説 (H_1) をまず立てます。

　実際の検定では、検定は帰無仮説が棄却されるかどうかを調べます。計算結果が棄却域に入ると、帰無仮説は棄却され、対立仮説が採択されます。

　t 検定を行うとき、両側検定で実施するか、片側検定で実施するかを状況に応じて選択します（次ページの図）。このとき、統計量 t の偏りを t 分布の両側とも考慮するのか、片側だけを考慮するのかによって、有意となる位置が変わってきます。

t 検定手続きの流れ

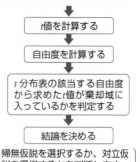

　片側検定では、片側だけの可能性を考えていますので、統計量 t の偏りが少なかったとしても、統計的に有意と判断されやすくなります。つまり、有意差が出やすくなってしまいます。その偏りが t 分布の中心からどちら側に起こるのかということがわからない場合は、両側検定を実施します（次ページの図）。

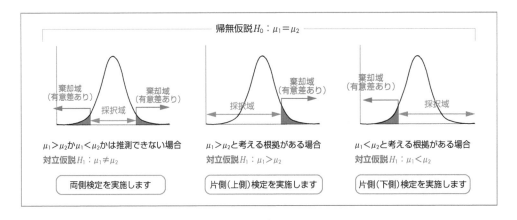

帰無仮説 $H_0：\mu_1＝\mu_2$

棄却域 (有意差あり) 棄却域 (有意差あり) 採択域	棄却域 (有意差あり) 採択域	棄却域 (有意差あり) 採択域
$\mu_1＞\mu_2$か$\mu_1＜\mu_2$かは推測できない場合 対立仮説 $H_1：\mu_1\neq\mu_2$	$\mu_1＞\mu_2$と考える根拠がある場合 対立仮説 $H_1：\mu_1＞\mu_2$	$\mu_1＜\mu_2$と考える根拠がある場合 対立仮説 $H_1：\mu_1＜\mu_2$
両側検定を実施します	片側(上側)検定を実施します	片側(下側)検定を実施します

　しかし、データがあらかじめどちらの方向に偏っているのかわかっている場合は、片側検定を実施します。たとえば、血圧を抑制する薬を患者に投与し、その抑制効果をみたい場合は、片側検定が使えます。

5.3　対応がある t 検定

　治療薬の効果を調べることを目的として、投与前と投与後で判定に必要な検査値を比較するために行われる検定です。このとき、投与前後で検査値が変化しているかをみるために、同じ被験者について投与前と投与後の2時点で検査値を測定します。投与前と投与後の被験者は同じなので、「対応がある t 検定」を実施します。

　以下の計算式を使用することで、統計量（t）および標準誤差、95％信頼区間を求めることができます。

$$差の平均値(\bar{d})=\frac{\displaystyle\sum_{i=1}^{n}(投与前の観測値－投与後の観測値)}{標本サイズ}=\frac{\displaystyle\sum_{i=1}^{n}(x_{1_i}－x_{2_i})}{n}$$

$$差の不偏分散(U_d^2)=\frac{\displaystyle\sum_{i=1}^{n}\{(投与前の観測値－投与後の観測値)－差の平均値\}^2}{標本サイズ－1}$$

$$=\frac{\displaystyle\sum_{i=1}^{n}\{(x_{1_i}－x_{2_i})－\bar{d}\}^2}{n-1}$$

$$標準誤差(SE)=\sqrt{\frac{差の不偏分散}{標本サイズ}}=\sqrt{\frac{U_d^2}{n}}$$

$$t=\frac{差の平均値}{標準誤差(SE)}=\frac{\bar{d}}{\sqrt{\dfrac{U_d^2}{n}}}$$

$$自由度(\nu)=n-1 \quad (\nu：ギリシャ文字でニューといいます)$$

$$95％信頼区間(95％ CI)＝差の平均値 \pm t(\nu, \alpha＝0.05)×標準誤差(SE)$$

$$＝\bar{d} \pm t(\nu, \alpha＝0.05)×\sqrt{\dfrac{U_d^{\,2}}{n}}$$

例題5-1

　高血圧の成人男性10名に対して、降圧薬Aの投与前と投与後に収縮期血圧を測定した。収縮期血圧の低下効果があるかどうか、有意水準5％で検定しなさい。

被検者	1	2	3	4	5	6	7	8	9	10
投与前	165	174	155	180	168	150	160	170	185	158
投与後	160	165	150	165	170	155	150	155	145	155

(mmHg)

解説

　箱ひげ図を描いて降圧薬Aの投与前と投与後の差について視覚的に確認してみます。この例題について箱ひげ図を描くと、左下図のようになります。投与前と投与後の箱ひげ図を比較すると、低下がありそうに感じます。

　この場合の仮説は、降圧薬Aの投与で血圧の低下が予測できますので、

　　　　帰無仮説H_0：降圧薬A投与前と後の収縮期血圧の平均値は等しい（$\mu_1＝\mu_2$）

　　　　対立仮説H_1：降圧薬A投与前の収縮期血圧の平均値より後のほうが低くなる（$\mu_1 > \mu_2$）

と立て、大小を比較しますので、上側検定を実施します。自由度$(\nu)＝n-1＝10-1＝9$です。

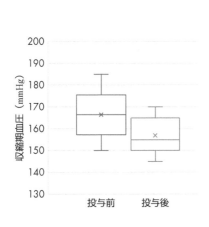

	投与前	投与後	前後の差	差－差の平均値の平方和	
1	165	160	5	$(5-9.5)^2＝$	20.25
2	174	165	9	$(9-9.5)^2＝$	0.25
3	155	150	5	$(5-9.5)^2＝$	20.25
4	180	165	15	$(15-9.5)^2＝$	30.25
5	168	170	-2	$(-2-9.5)^2＝$	132.25
6	150	155	-5	$(-5-9.5)^2＝$	210.25
7	160	150	10	$(10-9.5)^2＝$	0.25
8	170	155	15	$(15-9.5)^2＝$	30.25
9	185	145	40	$(40-9.5)^2＝$	930.25
10	158	155	3	$(3-9.5)^2＝$	42.25
合計	1665	1570	95		1416.5
平均	166.5	157.0	9.5		
不偏分散					157.39

①差の平均値 $(\bar{d})$ を求めます。

$$\bar{d}=\frac{\sum_{i=1}^{n}(x_{1i}-x_{2i})}{n}$$

投与前の値　投与後の値

$$=\frac{(165-160)+(174-165)+(155-150)+\cdots+(185-145)+(158-155)}{10}$$

$$=\frac{5+9+5+15+(-2)+(-5)+10+15+40+3}{10}=\frac{95}{10}=9.5$$

②差の不偏分散 $(U_d{}^2)$ を求めます。

投与前・後の差の平均値

$$U_d{}^2=\frac{\sum_{i=1}^{n}\{(x_{1i}-x_{2i})-\bar{d}\}^2}{n-1}$$

投与前・後の差

$$=\frac{(5-9.5)^2+(9-9.5)^2+(5-9.5)^2+\cdots+(40-9.5)^2+(3-9.5)^2}{10-1}$$

$$=\frac{(-4.5)^2+(0.5)^2+(-4.5)^2+\cdots+(30.5)^2+(-6.5)^2}{9}$$

$$=\frac{20.25+0.25+20.25+30.25+132.25+210.25+0.25+30.25+930.25+42.25}{9}$$

$$=\frac{1416.5}{9}=157.39$$

③標準誤差 (SE) を求めます。

$$SE=\sqrt{\frac{U_d{}^2}{n}}=\sqrt{\frac{157.39}{10}}=3.97$$

④統計量 (t) を求めます。

$$t=\frac{差の平均値}{標準誤差}=\frac{\bar{x}_d}{\sqrt{\dfrac{U_d{}^2}{n}}}=\frac{9.5}{3.97}$$

$$=2.39$$

付表3の t 分布表から、自由度 $(\nu)=10-1=9$ の t 値の上側5％の臨界値は1.833です。

この例での $t=2.39$ は、5％有意水準 $(p<0.05)$ で棄却域に入っています（右図）。したがって、帰無仮説は棄却され、対立仮説が採択されます。

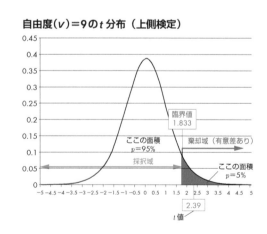

自由度 $(\nu)=9$ の t 分布（上側検定）

臨界値 1.833

ここの面積 $p=95\%$

棄却域（有意差あり）

採択域

ここの面積 $p=5\%$

2.39

t 値

すなわち、「降圧薬Aによる収縮期血圧の降圧効果は、5％水準（$p<0.05$）で有意に低下していることが認められました」といえます。

⑤Excelでの求め方

Excelの「データ分析」に含まれる「t検定：一対の標本による平均の検定」を使用すると、t値とp値が求まります。また、T.TEST関数を使用すると、p値を直接求めることができます。そして、T.DIST（下側検定）、T.DIST.2T（両側検定）、T.DIST.RT（上側検定）関数を使用すると、統計量t値から直接p値が算出できます。この例では、$p=0.02028$となります。一方、T.TEST関数は、観測値からt検定を行い、p値を算出します。

⑥95％信頼区間を求めます。

95％信頼区間（95％CI）は、

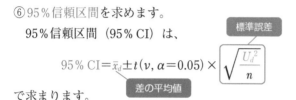

$$95\% \text{ CI} = \bar{x}_d \pm t(\nu, \alpha=0.05) \times \sqrt{\frac{U_d{}^2}{n}}$$

標準誤差

差の平均値

で求まります。

自由度（ν）$=10-1=9$のt値の上側5％（$p<0.05$）の臨界値は1.833ですから、

$$95\% \text{ CI} = 9.5 \pm 1.833 \times 3.97 = 9.5 \pm 7.28$$

よって、95％信頼区間は、2.22〜16.78となります。信頼区間が0をまたいでいないので、ここでも有意差が認められることが示されます。

5.4　対応がないt検定（分散が等しい場合：スチューデントのt検定）

対応がないデータの場合は、まず、等分散性の検定（F検定）を行います。そのあとに平均値の差の検定（t検定）を行います。対応がないt検定には、スチューデントのt検定とウェルチのt検定があります。どちらも2標本データ間の平均値の差に関するパラメトリック検定のひとつです。等分散が認められる場合は**スチューデントのt検定**、等分散が認められない場合は**ウェルチのt検定**で統計量tを求めます。

以下に、スチューデントのt検定による標準誤差および統計量（t）、95％信頼区間を求める計算式を示します。

$$不偏分散(U^2) = \frac{(m-1) \times U_m{}^2 + (n-1) \times U_n{}^2}{(m-1) + (n-1)}$$

$$標準誤差(SE) = \sqrt{\left(\frac{1}{m} + \frac{1}{n}\right) \times U^2}$$

$$統計量(t) = \frac{|平均値の差|}{標準誤差(SE)} = \frac{|\bar{X}_m - \bar{X}_n|}{\sqrt{\left(\frac{1}{m} + \frac{1}{n}\right) \times U^2}}$$

$$自由度(\nu) = m+n-2$$

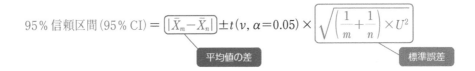

$$95\%\text{ 信頼区間}(95\%\text{ CI}) = \boxed{|\bar{X}_m - \bar{X}_n|} \pm t(\nu, \alpha = 0.05) \times \boxed{\sqrt{\left(\frac{1}{m} + \frac{1}{n}\right) \times U^2}}$$

平均値の差 　　　　　　　　　　標準誤差

例題5-2

　高血圧患者20人を無作為に2群に分け、降圧薬投与群（A）には降圧薬Aを、またプラセボ投与群（C）にはプラセボを一定期間投与して、次のような拡張期血圧データを得た。このデータから、この2つのグループでの平均値に差があるかどうか有意水準5%で検定しなさい。

降圧薬投与群（A）

被検者	1	2	3	4	5	6	7	8	9	10
観測値	98.0	98.5	100.2	103.0	98.5	107.8	80.2	81.5	90.6	91.2

(mmHg)

プラセボ投与群（C）

被検者	1	2	3	4	5	6	7	8	9	10
観測値	105.2	91.8	102.9	108.5	113.2	91.5	92.6	95.9	103.4	104.6

(mmHg)

 解説

　箱ひげ図を描いて降圧薬投与群とプラセボ投与群の両群に差があるか視覚的に確認してみます。この例題について箱ひげ図を描くと、右図のようになります。降圧薬投与群とプラセボ投与群の箱ひげ図を比較すると、有意差がなさそうに感じます。また、ばらつきも差がないように感じられます。

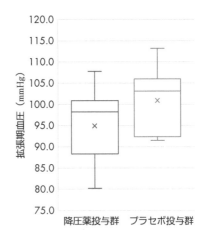

　最初に2つの群間における分散が等しいかどうかをF検定を用いて検定します。その後、等分散であれば、スチューデントのt検定、非等分散であればウェルチのt検定を実施します。

⑴ F検定により、分散の検定を行います。

　F検定を行う前に、次のような仮説を立てます。

　　　　帰無仮説H_0：2群の分散に差がない（$\sigma_1^2 = \sigma_2^2$）
　　　　対立仮説H_1：2群の分散に差がある（$\sigma_1^2 \neq \sigma_2^2$）

	降圧薬投与群（A）		プラセボ投与群（C）	
	観測値	平均値との 差の平方和	観測値	平均値との 差の平方和
1	98.0	9.3025	105.2	17.9776
2	98.5	12.6025	91.8	83.9056
3	100.2	27.5625	102.9	3.7636
4	103.0	64.8025	108.5	56.8516
5	98.5	12.6025	113.2	149.8176
6	107.8	165.1225	91.5	89.4916
7	80.2	217.5625	92.6	69.8896
8	81.5	180.9025	95.9	25.6036
9	90.6	18.9225	103.4	5.9536
10	91.2	14.0625	104.6	13.2496
合計	949.5	723.4450	1009.6	516.5040
平均値 $(\bar{x})$	94.95		100.96	
平均値の差 $(|\bar{X}_C - \bar{X}_A|)$	$|100.96 - 94.95| = 6.01$			
不偏分散 (U^2)		80.38		57.39

①降圧薬投与群（A）の拡張期血圧の平均値 (x_1) を求めます。

$$x_1 = \frac{\sum_{i=1}^{n} x_{A_i}}{n_A}$$

降圧薬投与群の拡張期血圧の観測値

$$= \frac{(98.0 + 98.5 + 100.2 + 103.0 + 98.5 + 107.8 + 80.2 + 81.5 + 90.6 + 91.2)}{10} = \frac{949.5}{10} = 94.95$$

被験者数

②降圧薬投与群（A）の不偏分散 $(U_A{}^2)$ を求めます。

$$U_A{}^2 = \frac{\sum_{i=1}^{n} (x_{A_i} - x_1)^2}{n_A - 1}$$

拡張期血圧の観測値　　　　拡張期血圧の観測値の平均値

$$= \frac{(98.0 - 94.95)^2 + (98.5 - 94.95)^2 + (100.2 - 94.95)^2 + \cdots + (90.6 - 94.95)^2 + (91.2 - 94.95)^2}{10 - 1}$$

$$= \frac{3.05^2 + 3.55^2 + 5.25^2 + 8.05^2 + 3.55^2 + 12.85^2 + (-14.75)^2 + (-13.45)^2 + (-4.35)^2 + (-3.75)^2}{9}$$

$$= \frac{9.3025 + 12.6025 + 27.5625 + 64.8025 + 12.6025 + 165.1225 + 217.5625 + 180.9025 + 18.9225 + 14.0625}{9}$$

$$= \frac{723.445}{9} = 80.38$$

③プラセボ投与群（C）の拡張期血圧の平均値（$\bar{x}_C$）を求めます。

$$\bar{x}_C = \frac{\sum_{i=1}^{n} x_{C_i}}{n_C}$$

プラセボ投与群の拡張期血圧の観測値

$$= \frac{\overbrace{(105.2+91.8+102.9+108.5+113.2+91.5+92.6+95.9+103.4+104.6)}}{10} = \frac{1009.6}{10}$$

被験者数

$$= 100.96$$

④プラセボ投与群（C）の不偏分散（$U_C{}^2$）を求めます。

$$U_C{}^2 = \frac{\sum_{i=1}^{n} (x_{C_i} - \bar{x}_C)^2}{n_C - 1}$$

拡張期血圧の観測値　　拡張期血圧の観測値の平均値

$$= \frac{(105.2-100.96)^2 + (91.8-100.96)^2 + (102.9-100.96)^2 + \cdots + (103.4-100.96)^2 + (104.6-100.96)^2}{10-1}$$

$$= \frac{4.24^2 + (-9.16)^2 + 1.94^2 + 7.54^2 + 12.24^2 + (-9.46)^2 + (-8.36)^2 + (-5.06)^2 + 2.44^2 + 3.64^2}{9}$$

$$= \frac{17.9776 + 83.9056 + 3.7636 + 56.8516 + 149.8176 + 89.4916 + 69.8896 + 25.6036 + 5.9536 + 13.2496}{9}$$

$$= \frac{516.504}{9} = 57.39$$

⑤統計量（F）を求めます。

$$F = \frac{降圧薬投与群（A）の不偏分散}{プラセボ投与群（C）の不偏分散} = \frac{U_A{}^2}{U_C{}^2} = \frac{80.38}{57.39} = 1.40$$

統計量Fは、降圧薬投与群（A）の自由度$\nu_A = 10-1 = 9$、プラセボ投与群（C）の自由度$\nu_C = 10-1 = 9$の、F分布に従います。付表5のF分布表から、上側5%のF臨界値は3.179です。

求められた$F=1.40$は、有意水準5%の臨界値3.179より小さいので、帰無仮説「2群の分散に差がない」を棄却できません（右図）。すなわち、等分散とみなすことができます。ですから、この例題では、対応がないt検定（等分散）であるスチューデントのt検定を用いて計算することになります。

自由度（ν_A）=9、（ν_C）=9のF分布（片側検定）

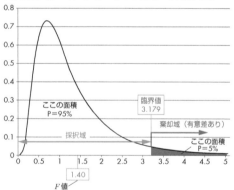

⑥Excelでの求め方

　Excelの「データ分析」に含まれる「F-検定：2標本を使った分散の検定」を使用すると、F値とp値が求まります。また、F.TEST関数を使用するとp値が求まります。F.TESTの値は両側確率（この例では$p=0.623799768$）であるため、片側確率を求めたい場合は、半分の値（0.31189988）にします。

⑵スチューデントのt検定で有意性を求めます。

　この場合の仮説は、降圧薬Aで血圧が下がっているかが推測できないので、

　　　　帰無仮説H_0：降圧薬投与群とプラセボ投与群の拡張期血圧の平均値は等しい

　　　　　　　　$(\mu_1 = \mu_2)$

　　　　対立仮説H_1：降圧薬投与群とプラセボ投与群の拡張期血圧の平均値には差がある

　　　　　　　　$(\mu_1 \neq \mu_2)$

と立てます。

　スチューデントのt検定で統計量（t）を求める計算式は、

$$統計量(t) = \frac{|平均値の差|}{標準誤差(SE)} = \frac{|\bar{X}_m - \bar{X}_n|}{\sqrt{\left(\frac{1}{m} + \frac{1}{n}\right) \times U^2}}$$

ですので、平均値の差（$|\bar{X}_C - \bar{X}_A|$）、不偏分散、標準誤差を計算して、統計量t値を求めます。

①平均値の差$|\bar{X}_C - \bar{X}_A|$を求めます。

$$|\bar{X}_C - \bar{X}_A| = |100.96 - 94.95| = 6.01$$

②不偏分散（U^2）を求めます。

$$U^2 = \frac{(n_C - 1) \times U_C^2 + (n_A - 1) \times U_A^2}{(n_C - 1) + (n_A - 1)} = \frac{9 \times 57.39 + 9 \times 80.38}{9 + 9}$$

$$= \frac{516.51 + 723.42}{18} = \frac{1239.93}{18} = 68.89$$

③標準誤差（SE）を求めます。

$$SE = \sqrt{\left(\frac{1}{n_C} + \frac{1}{n_A}\right) \times U^2} = \sqrt{\left(\frac{1}{10} + \frac{1}{10}\right) \times 68.89} = \sqrt{\frac{2}{10} \times 68.89}$$

$$= \sqrt{13.778} = 3.712$$

④スチューデントのt検定を行い、統計量（t）を求めます。

$$t = \frac{|平均値の差|}{標準誤差(SE)} = \frac{|\bar{X}_C - \bar{X}_A|}{\sqrt{\left(\frac{1}{n_C} + \frac{1}{n_A}\right) \times U^2}} = \frac{6.01}{3.712} = 1.619$$

付表3のt分布表から、自由度$(\nu)=n_C$ $+n_A-2=10+10-2=18$に対応する有意水準5%（$p<0.05$）の両側臨界値は-2.101、2.101です。観測データから得られたt値1.619は、臨界値の内側にいますので、有意水準5%の棄却域に入っていません（右図）。

　したがって、帰無仮説は棄却されません。よって、「降圧薬投与群とプラセボ投与群の拡張期血圧の平均値には有意な差があるのかないのか、どちらともいえない」という結論になります。

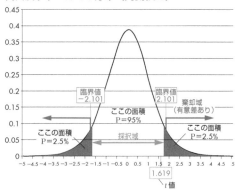

自由度$(\nu)=18$のt分布（両側検定）

⑤Excelでの求め方

　Excelの「データ分析」に含まれる「t-検定：等分散を仮定した2標本による検定」を使用すると、t値とp値が求まります。また、T.DIST（下側検定）、T.DIST.2T（両側検定）、T.DIST.RT（上側検定）関数を使用すると、統計量t値から直接p値を算出することができます。この例では、$p=0.1228$となりました。一方、T.TEST関数は、観測値からt検定を行い、p値を算出します。

(3)95%信頼区間を求めます。

　95%信頼区間（95% CI）は、

$$95\% \text{ CI} = \boxed{|\bar{X}_C - \bar{X}_A|} \pm t(\nu, \alpha = 0.05) \times \boxed{\sqrt{\left(\frac{1}{n_C} + \frac{1}{n_A}\right) \times U^2}}$$

平均値の差　　　　　　　　　　　　　　　　　標準誤差

で求まります。

　自由度$(\nu)=n_C+n_A-2=20-2=18$のt値は、有意水準5%（$p<0.05$）の両側検定において2.101ですから、

$$95\% \text{ CI} = 6.01 \pm 2.101 \times 3.712 = 6.01 \pm 7.799$$

　よって、95%信頼区間は、$-1.789〜13.809$となります。信頼区間が0をまたいでいるので、ここでも有意差がないことが示されます。

5.5　対応がないt検定（分散が等しくない場合：ウェルチのt検定）

　ウェルチのt検定は、スチューデントのt検定と同じく、2標本データ間の平均値の差に関するパラメトリック検定です。スチューデントのt検定が2標本データの母分散がF検定により等しいと仮定できるときに用いる検定方法であるのに対し、ウェルチのt検定はF

検定により母分散が等しいとは限らないときに用いる検定方法です。等分散が認められない場合には、ウェルチのt検定で統計量tを求めます。2標本のt検定を行う場合には、等分散性の検定は行わず、等分散かどうかを考慮する必要のないウェルチのt検定を直接行っても差し支えないといわれています。

以下にウェルチのt検定による統計量tおよび標準誤差、95％信頼区間を求める計算式を示します。

$$\text{統計量}\,(t) = \frac{|\text{平均値の差}|}{\text{標準誤差}} = \frac{|\bar{X}_m - \bar{X}_n|}{\sqrt{\dfrac{U_m^2}{m} + \dfrac{U_n^2}{n}}}$$

統計量tは近似的に自由度νのt分布に従うことが知られています。これをウェルチの近似法といいます。自由度νは以下によって計算されます。計算の結果が整数である場合はその値がνとなりますが、整数とならない場合はその値に最も近い整数がνとなります。

$$V_m = \frac{S_m}{m-1},\quad V_n = \frac{S_n}{n-1}$$

$$\text{自由度}\,(\nu) \approx \frac{\left(\dfrac{U_m^2}{m} + \dfrac{U_n^2}{n}\right)^2}{\dfrac{\left(\dfrac{U_m^2}{m}\right)^2}{m-1} + \dfrac{\left(\dfrac{U_n^2}{n}\right)^2}{n-1}}$$

$$\text{標準誤差}\,(SE) = \sqrt{\frac{U_m^2}{m} + \frac{U_n^2}{n}}$$

$$\text{95％信頼区間}\,(95\%\,\text{CI}) = \boxed{|\bar{X}_m - \bar{X}_n|} \pm t(\nu, \alpha = 0.05) \times \boxed{\sqrt{\frac{U_m^2}{m} + \frac{U_n^2}{n}}}$$

平均値の差　　　　　　　　　　　　　標準誤差

例題5-3

高血圧患者20人を無作為に2群に分け、降圧薬投与群（A）には降圧薬A、またプラセボ投与群（C）にはプラセボを一定期間投与して、次のような収縮期血圧データを得た。このデータから、この2つの群での平均値に差があるかどうか有意水準5％で検定しなさい。

No.	1	2	3	4	5	6	7	8	9	10
降圧薬投与群（A）	145	140	135	147	128	137	154	138	140	128
プラセボ投与群（C）	156	157	155	156	160	150	151	145	200	190

(mmHg)

箱ひげ図を描いて降圧薬投与群とプラセボ投与群の両群に差があるか視覚的に確認してみます。この例題について箱ひげ図を描くと、下図のようになります。降圧薬投与群とプラセボ投与群の箱ひげ図を比較すると、有意差がありそうに感じます。また、プラセボ投与群は降圧薬投与群に比べてばらつきが大きいようにみえますし、右の裾が長い分布であるようにみえます。

　プラセボ投与群の箱ひげ図には、200 mmHg のところに外れ値があります。箱ひげ図の**外れ値**の計算としてよく用いられる方法は、ひげの上限・下限を四分位範囲（IQR）の1.5倍とするものです。このとき、第1四分位数 $Q_1 - 1.5 \times IQR$ がひげの下限、第3四分位数 $Q_3 + 1.5 \times IQR$ がひげの上限となります。

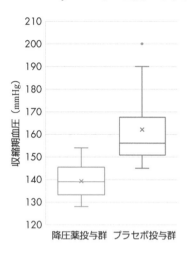

外れ値の扱い方

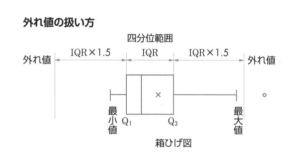

(1) F 検定により、分散の検定を行います。

　F 検定を行う前に、次のような仮説を立てます。

　　　　帰無仮説 H_0：2群の分散に差がない（$\mu_1 = \mu_2$）

　　　　対立仮説 H_1：2群の分散に差がある（$\mu_1 \neq \mu_2$）

	降圧薬投与群（A）		プラセボ投与群（C）	
	観測値	平均値との 差の平方和	観測値	平均値との 差の平方和
1	145	33.64	156	36.0
2	140	0.64	157	25.0
3	135	17.64	155	49.0
4	147	60.84	156	36.0
5	128	125.44	160	4.0
6	137	4.84	150	144.0
7	154	219.04	151	121.0
8	138	1.44	145	289.0
9	140	0.64	200	1444.0
10	128	125.44	190	784.0
合計	1392	589.60	1620	2932.0
平均値（$\bar{x}$）	139.2		162.0	
平均値の差（$|\bar{X}_C - \bar{X}_A|$）	$|162.0 - 139.2| = 22.8$			
不偏分散（U^2）		65.51		325.78

①降圧薬投与群（A）の収縮期血圧の平均値（$\bar{x}_A$）を求めます。

$$\bar{x}_A = \frac{\sum_{i=1}^{n} x_{A_i}}{n_A} = \frac{1392}{10} = 139.2$$

②降圧薬投与群（A）の不偏分散（U_A^2）を求めます。

$$U_A^2 = \frac{\sum_{i=1}^{n} (x_{A_i} - \bar{x}_A)^2}{n_A - 1} = \frac{589.6}{9} = 65.51$$

③プラセボ投与群（C）の収縮期血圧の平均値（$\bar{x}_C$）を求めます。

$$\bar{x}_C = \frac{\sum_{i=1}^{n} x_{C_i}}{n_C} = \frac{1620}{10} = 162.0$$

④プラセボ投与群（C）の不偏分散（U_C^2）を求めます。

$$U_C^2 = \frac{\sum_{i=1}^{n} (x_{C_i} - \bar{x}_C)^2}{n_C - 1} = \frac{2932.0}{9} = 325.78$$

⑤統計量（F）を求めます。

$$F = \frac{\text{降圧薬投与群(A)の不偏分散}}{\text{プラセボ投与群(C)の不偏分散}} = \frac{U_A^2}{U_C^2} = \frac{65.51}{325.78} = 0.201$$

なお、変数1の不偏分散＜変数2の不偏分散のときの分散比は、分母と分子が逆になりますから、統計量（F）は、

$$F = \frac{325.78}{65.51} = 4.973$$

となります。

F統計量は、降圧薬投与群（A）の自由度（ν_A）＝10−1＝9、プラセボ投与群（C）の自由度（ν_C）＝10−1＝9の、F分布に従います。付表5のF分布表から、上側5％のF臨界値は3.179です。

求められたF＝4.973は、有意水準5％の臨界値3.179より大きいので、帰無仮説「2群の分散に差がない」が棄却され、対立仮説「2群の分散に差がある」が採択されます（右図）。すなわち、分散に差がある（非等分散）とみなすことができます。ですから、この例題では、対応がないt検定（非等分散）であるウェルチのt検定を用いて計算することになります。

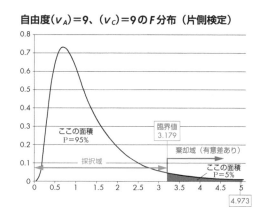

自由度（ν_A）＝9、（ν_C）＝9のF分布（片側検定）

⑥Excelでの求め方

Excelの「データ分析」に含まれる「F−検定：2標本を使った分散の検定」を使用すると、F値（この例ではF＝1.40065711）とp値（この例ではp＝0.012762216）、T.TEST関数を使用するとp値がそれぞれ求められます。F.TESTの値は両側確率（この例ではp＝0.025524432）であるため、片側確率を求めたい場合は、半分の値（p＝0.012762216）にします。

⑵ウェルチのt検定で有意性を求めます。

この場合の仮説は、

　　　帰無仮説H_0：降圧薬投与群とプラセボ投与群の収縮期血圧の平均値は等しい
　　　　　　（$\mu_1 = \mu_2$）
　　　対立仮説H_1：降圧薬投与群の収縮期血圧の平均値はプラセボ投与群より低くなる
　　　　　　（$\mu_1 < \mu_2$）

と立てます。

ウェルチのt検定の統計量tは、

$$統計量(t) = \frac{|平均値の差|}{標準誤差} = \frac{|\bar{X}_C - \bar{X}_A|}{\sqrt{\dfrac{U_C{}^2}{n_C} + \dfrac{U_A{}^2}{n_A}}}$$

で求められますので、平均値の差、不偏分散、標準誤差を計算してウェルチの t 値を求めます。

①平均値の差（$|\bar{X}_C - \bar{X}_A|$）を求めます。

$$|\bar{X}_C - \bar{X}_A| = |162.0 - 139.2| = 22.8$$

②降圧薬投与群（A）の不偏分散（$U_A{}^2$）を求めます。

$$U_A{}^2 = \frac{\displaystyle\sum_{i=1}^{n}(x_{A_i} - \bar{x}_A)^2}{n_A - 1} = \frac{589.6}{9} = 65.51$$

③プラセボ投与群（C）の不偏分散（$U_C{}^2$）を求めます。

$$U_C{}^2 = \frac{\displaystyle\sum_{i=1}^{n}(x_{C_i} - \bar{x}_C)^2}{n_C - 1} = \frac{2932.0}{9} = 325.78$$

④標準誤差（SE）を求めます。

$$SE = \sqrt{\frac{U_C{}^2}{n_C} + \frac{U_A{}^2}{n_A}} = \sqrt{\frac{325.78}{10} + \frac{65.51}{10}} = \sqrt{32.578 + 6.551} = \sqrt{39.129} = 6.255$$

⑤ウェルチの t 検定を行い、統計量（t）を求めます。

$$t = \frac{|平均値の差|}{標準誤差} = \frac{|\bar{X}_C - \bar{X}_A|}{\sqrt{\dfrac{U_C{}^2}{n_C} + \dfrac{U_A{}^2}{n_A}}} = \frac{22.8}{6.255} = 3.645$$

⑥自由度（ν）を求めます。

$$\nu \approx \frac{\left(\dfrac{U_C{}^2}{n_C} + \dfrac{U_A{}^2}{n_A}\right)^2}{\dfrac{\left(\dfrac{U_C{}^2}{n_C}\right)^2}{(n_C - 1)} + \dfrac{\left(\dfrac{U_A{}^2}{n_A}\right)^2}{(n_A - 1)}} = \frac{\left(\dfrac{325.78}{10} + \dfrac{65.51}{10}\right)^2}{\dfrac{\left(\dfrac{325.78}{10}\right)^2}{(10-1)} + \dfrac{\left(\dfrac{65.51}{10}\right)^2}{(10-1)}}$$

$$= \frac{(32.578 + 6.551)^2}{\dfrac{32.578^2}{9} + \dfrac{6.551^2}{9}} = \frac{39.129^2}{\dfrac{1061.326084}{9} + \dfrac{42.915601}{9}}$$

$$=\frac{1531.078641}{117.9251+4.7684}=\frac{1531.078641}{122.6935}=12.47889$$

　自由度が整数とならない場合は、その値に最も近い整数が自由度（ν）となりますので、

$$\nu=12$$

となります。

　付表3のt分布表から、自由度（ν）＝12に対応する上側臨界値は1.782です。観測データから得られたt値3.645は、棄却域に入っていますので、有意水準5％（$p<0.05$）で帰無仮説「降圧薬投与群（A）とプラセボ投与群（C）の収縮期血圧の平均値は等しい」が棄却され（右図）、対立仮説の「降圧薬投与群の収縮期血圧の平均値はプラセボ投与群より低くなる」が採択されます。

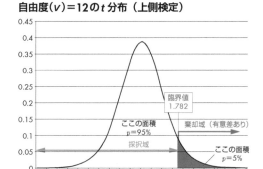

自由度（ν）＝12のt分布（上側検定）

　したがって、「降圧薬投与群（A）は有意に血圧を低下させている」という結論になります。

⑦Excelでの求め方

　Excelの「データ分析」に含まれる「t–検定：分散が等しくないと仮定した2標本による検定」を使用すると、t値とp値が求まります。また、T.DIST（下側検定）、T.DIST.2T（両側検定）、T.DIST.RT（上側検定）関数を使用すると、統計量t値から直接p値が算出できます。この例では、$p=0.001679$となります。一方、T.TEST関数は、観測値からt検定を行い、p値を算出します。

⑧95％信頼区間を求めます。

　95％信頼区間（95％CI）は、

$$95\%\,\mathrm{CI}=\boxed{|\bar{X}_C-\bar{X}_A|}\pm t(\nu,\alpha=0.05)\times\boxed{\sqrt{\frac{S_C^{\,2}}{n_C}+\frac{S_A^{\,2}}{n_A}}}$$

平均値の差　　　　　　　　　　　　標準誤差

で求まります。

　自由度（ν）＝12のt値の有意水準5％（$p<0.05$）における上側臨界値は1.782ですから、

$$95\%\,\mathrm{CI}=22.8\pm1.782\times6.255=22.8\pm11.15$$

　よって、95％信頼区間は、11.65～33.95となります。信頼区間が0をまたいでいないので、ここでも有意差が認められることが示されます。

問題1 健常者10名とC型肝炎患者10名を無作為に抽出し、ALTを測定したところ下表のような結果を得た。この2つのグループでの平均値に差があるかをスチューデントのt検定を用いて有意水準5%で検定しなさい。

	1	2	3	4	5	6	7	8	9	10
健常者	25	11	9	15	21	19	8	10	12	13
C型肝炎患者	37	47	52	41	60	35	39	48	62	58

(%)

問題2 6人の2型糖尿病患者に対して、血糖値降下薬Aの投与前と投与後の空腹時血糖値を測定した。血糖値を下げる効果があるかを有意水準5%で検定しなさい。

被検者	1	2	3	4	5	6
投与前	130	135	152	133	140	150
投与後	120	130	140	138	142	140
差	10	5	12	−5	−2	10

(mg/dL)

問題3 ある病院の検査室で新しいHbA1cの検査機器を導入するために従来法との比較検討を行った。2つの測定法に差があるかを有意水準5%で検定しなさい。

被検者	1	2	3	4	5	6	7	8	9	10
従来法	5.6	6.2	6.6	6.6	7.3	8.0	8.1	8.4	8.5	9.9
新測定法	5.3	6.1	6.4	6.6	7.1	7.7	7.8	8.6	8.4	9.7
差	0.3	0.1	0.2	0	0.2	0.3	0.3	−0.2	0.1	0.2

(%)

第6章

χ^2 検定

　χ^2（カイ二乗と読みます）分布を用いた**χ^2検定**（chi-square test）とは、理論値（expected value、期待値ともいいます）に対する観測値（observed value、実測値ともいいます）の偏りを調べることに利用できるノンパラメトリック検定（第9章を参照）のひとつです。アウトカムは、カテゴリー変数（質的変数）の名義尺度または順序尺度です。

　適合度の検定、独立性の検定に利用されています。**適合度の検定**（chi-square goodness of fit test）は、観測値が理論値と適合しているかどうかを検定するものです。そして、**独立性の検定**（chi-square test of independence）は、2つ以上の項目について、これらの間に関連性があるのかどうかを検定するものです。

　適合度の検定は、調べる項目が1つです。それに対して、独立性の検定は調べる項目が2つ以上になります。適合度の検定は、ある地域で調べた血液型の頻度と全国の頻度の差異が許容範囲であるかどうかを検定するときなどに利用されます。一方、独立性の検定は、タバコと肺癌に関連性があるのかを検定するときなどに利用されます。

6.1　χ^2検定の流れ

　実際のχ^2検定のプロセスは、右図のような流れで行われます。
①検定する仮説を設定します。
②有意水準を決定します。
③計算結果から、判定基準に照らして仮説の採否を決めます。

　検定にあたっては、帰無仮説（H_0）と対立仮説（H_1）をまず立てます。

　χ^2検定を行うとき、母分散の検定では両側検定で実施するか、片側検定で実施するかを状況に応じて選択することができます。

　母分散の検定については、対立仮

χ^2検定手続きの流れ

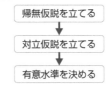

帰無仮説を立てる

対立仮説を立てる

有意水準を決める

通常は5%、厳しくする場合は1%に決めます。5%は有意水準の最低ラインです。これ以上だと有意差があるといえなくなります。

χ^2値を計算する

自由度を計算する

χ^2分布表の該当する自由度から求めたχ^2値が棄却域に入っているかを判定する

結論を決める

帰無仮説を選択するか、対立仮説を選択するかを判断します。

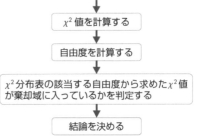

説を「分散が変化した」と立てるときには両側検定が、「分散が大きくなった」と立てるときには片側検定を用います。

通常、適合度の検定と独立性の検定は、片側検定で行われます。

6.2 適合度の検定

観測された頻度分布が計算で求めた理論分布と同じかどうかを検定します。この検定では観測値と期待度数が大きくずれている場合、帰無仮説を棄却すると判断したいので、統計量 χ^2 は、

$$\chi^2 = \frac{(O_1 - E_1)^2}{E_1} + \frac{(O_2 - E_2)^2}{E_2} + \frac{(O_3 - E_3)^2}{E_3} + \cdots + \frac{(O_n - E_n)^2}{E_n}$$

で計算されます。これをまとめると、

$$\chi^2 = \sum_{i=1}^{n} \frac{(観測値 - 理論値)^2}{理論値} = \sum_{i=1}^{n} \frac{(O_i - E_i)^2}{E_i}$$

となります。

例題6-1

日本人のABO血液型の分布は、A型38.2%、B型21.9%、O型30.5%、AB型9.4%である。A県とS県の献血者から無作為に1,000人ずつ抽出してABO血液型を調べたところ、下の表のようになった。これらの県の住人の血液型分布は、日本人全体の血液型分布とほぼ同じとみなしてよいか。有意水準5%と1%で検定しなさい。

	A型	B型	O型	AB型	合計
A県の観測値	333	251	332	84	1,000
S県の観測値	393	217	292	98	1,000

最初に仮説を立てます。

帰無仮説 H_0：理論値分布と観測値分布が等しい

対立仮説 H_1：理論値分布と観測値分布が等しくない

次に、有意水準 α は5%または1%とします。適合度の検定は、以下の式で求めることができます。

①まず、理論値を日本人の血液型分布から計算して求めます。

日本人の血液型分布（A型38.2%、B型21.9%、O型30.5%、AB型9.4%）から、1,000人での理論値を求めます。A型、B型、O型、AB型の人数は、それぞれ次のようになります。

A型は、1000×0.382＝382（人）　　B型は、1000×0.219＝219（人）

O型は、1000×0.305＝305（人）　　AB型は、1000×0.094＝94（人）

	A型	B型	O型	AB型	計
A県の観測値	333	251	332	84	1,000
$\dfrac{(観測値-理論値)^2}{理論値}$	$\dfrac{(333-382)^2}{382}$ $=6.29$	$\dfrac{(251-219)^2}{219}$ $=4.68$	$\dfrac{(332-305)^2}{305}$ $=2.39$	$\dfrac{(84-94)^2}{94}$ $=1.06$	$\chi_A{}^2=$ 14.42
S県の観測値	393	217	292	98	1,000
$\dfrac{(観測値-理論値)^2}{理論値}$	$\dfrac{(393-382)^2}{382}$ $=0.32$	$\dfrac{(217-219)^2}{219}$ $=0.02$	$\dfrac{(292-305)^2}{305}$ $=0.55$	$\dfrac{(98-94)^2}{94}$ $=0.17$	$\chi_S{}^2=$ 1.06
全国の理論値	382	219	305	94	1,000

②上記のピアソンのχ^2検定の計算式に観測値と理論値をそれぞれ代入します。

・A県の場合

$$\chi_A{}^2=\sum_{i=1}^{n}\frac{(観測値-理論値)^2}{理論値}$$

観測値　理論値

$$=\frac{(333-382)^2}{382}+\frac{(251-219)^2}{219}+\frac{(332-305)^2}{305}+\frac{(84-94)^2}{94}$$

$$=\frac{(-49)^2}{382}+\frac{32^2}{219}+\frac{27^2}{305}+\frac{(-10)^2}{94}=\frac{2401}{382}+\frac{1024}{219}+\frac{729}{305}+\frac{100}{94}$$

$$=6.29+4.68+2.39+1.06=14.42$$

・S県の場合

$$\chi_S{}^2=\frac{(393-382)^2}{382}+\frac{(217-219)^2}{219}+\frac{(292-305)^2}{305}+\frac{(98-94)^2}{94}$$

$$=\frac{11^2}{382}+\frac{(-2)^2}{219}+\frac{(-13)^2}{305}+\frac{4^2}{94}$$

$$=\frac{121}{382}+\frac{4}{219}+\frac{169}{305}+\frac{16}{94}=0.32+0.02+0.55+0.17=1.06$$

　調べたものがA、B、O、ABと4つありますから、自由度$\nu=n-1=4-1=3$です。そのため、自由度3のχ^2分布に従うことになります。

　題意から、有意水準5％または1％の片測検定となります。自由度3のχ^2分布の片側5％と1％は、付表4のχ^2分布表からそれぞれ7.815と11.345となり、これ以上が棄却域になります（右ページの図）。

③結論を決めます。

・S県の場合

　χ^2値1.06は、棄却域に入っていません（右ページの図）。すなわち、帰無仮説H_0は棄却できません。したがって、「統計学的に有意な差があるのかないのか、どちらともいえない」と結論づけることができます。

言い換えれば、S県の集団におけるABO血液型分布は、日本人全体の分布と差異があるのかないのか、どちらともいえないということになります。

・A県の場合

　χ^2値14.42は、有意水準1%の棄却域に入っています（右図）。すなわち、帰無仮説H_0は有意水準1%で棄却され、対立仮説が採択されることになります。したがって、「理論値と観測値が等しいとはいえない」と結論づけることができます。

　言い換えれば、A県の集団におけるABO血液型の分布は、日本人全体の分布と異なっているということになります。

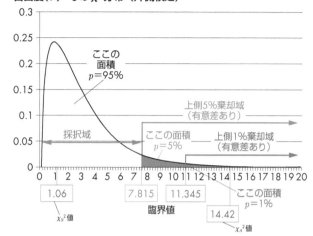

自由度$(\nu)=3$のχ^2分布（片側検定）

④Excelでの求め方

　CHISQ.TEST関数を使用すると、p値を算出することができます。ここの例では、A県の場合のp値は、0.002391、S県の場合は、0.7869です。

6.3　独立性の検定

　2つの変数に対する2つの観察が互いに独立かどうかを検定します。

6.3.1　2×2分割表によるχ^2検定

　AとBという属性が2つの場合、行要素と列要素のセルの形でデータが与えられます。属性Aを行要素（第i行）、もう一方のBを列要素（第j列）に並べたものを分割表（クロス集計表）とよびます。

　属性AとBが独立として、各セルの度数の期待値（E_{ij}）は、次ページの右側の表のように計算すると求めることができます。

観測値の2×2分割表

		(列要素)		計
		B_1	B_2	
（行要素）	A_1	n_{11}	n_{12}	r_1 ($n_{11}+n_{12}$)
（行要素）	A_2	n_{21}	n_{22}	r_2 ($n_{21}+n_{22}$)
	計	c_1 ($n_{11}+n_{21}$)	c_2 ($n_{12}+n_{22}$)	n

理論値の2×2分割表

		(列要素)		計
		B_1	B_2	
（行要素）	A_1	$\dfrac{r_1 \times c_1}{n}$	$\dfrac{r_1 \times c_2}{n}$	r_1
（行要素）	A_2	$\dfrac{r_2 \times c_1}{n}$	$\dfrac{r_2 \times c_2}{n}$	r_2
	計	c_1	c_2	n

この理論値と観測値の偏りを評価するために、χ^2値を求めます。

$$\chi^2 = \sum_{i=1}^{l}\sum_{j=1}^{m} \frac{(観測値-理論値)^2}{理論値} = \sum_{i=1}^{l}\sum_{j=1}^{m} \frac{\left(n_{ij}-\dfrac{r_i \times c_j}{n}\right)^2}{\dfrac{r_i \times c_j}{n}} \qquad \cdots\cdots(1)$$

$$i=1, 2, \cdots, l, \ j=1, 2, \cdots, m$$

この統計量は、自由度 $(l-1)(m-1)$ の χ^2 分布に従います。この式は、適合度の検定に用いたピアソン χ^2 検定と同じです。上のような2行2列で構成されている2×2分割表であれば、統計量 χ^2 は、

$$\chi^2 = \frac{\{(n_{11} \times n_{22}) - (n_{21} \times n_{12})\}^2 \times n}{r_1 \times r_2 \times c_1 \times c_2} \qquad \cdots\cdots(2)$$

で求めることもできます。統計量 χ^2 値はどちらでも同じ値になります。

2×2分割表において $n_{11}, n_{12}, n_{21}, n_{22}$ の中に5以下が1つ、または10以下5以上が2つあるときには、より精度を上げるために、**イェーツの補正式**を用います。

$$\chi^2 = \frac{\left\{\left|(n_{11} \times n_{22}) - (n_{21} \times n_{12})\right| - \dfrac{n}{2}\right\}^2 \times n}{r_1 \times r_2 \times c_1 \times c_2}$$

例題6-2

　女性の肺癌患者108名と健常者108名を選出し、喫煙歴について調査した。肺癌患者で喫煙歴のある人が68名、喫煙歴のない人が40名であった。また、健常者では、喫煙歴がある人が49名、ない人が59名であった。肺癌の有無と喫煙歴の有無との関係を有意水準5％と1％で調べなさい。

①最初に仮説を立てます。

　　　帰無仮説 H_0：肺癌と喫煙歴とは関係がない

　　　対立仮説 H_1：肺癌と喫煙歴とは関係がある

②次に2×2分割表を下のように作成します。

観測値の2×2表

| | | 肺癌 | | |
		患者	対照	計
喫煙歴	あり	68	49	117
	なし	40	59	99
		108	108	216

③そして、理論値を計算します。理論値は、行要素の合計と列要素の合計の比率から逆算して期待される度数です。

$$E_{n_{11}} = \frac{r_1 \times c_1}{n} = \frac{117 \times 108}{216} = \frac{12636}{216} = 58.5 \qquad E_{n_{12}} = \frac{r_1 \times c_2}{n} = \frac{117 \times 108}{216} = \frac{12636}{216} = 58.5$$

$$E_{n_{21}} = \frac{r_2 \times c_1}{n} = \frac{99 \times 108}{216} = \frac{10692}{216} = 49.5 \qquad E_{n_{22}} = \frac{r_2 \times c_2}{n} = \frac{99 \times 108}{216} = \frac{10692}{216} = 49.5$$

④下表は、計算結果をまとめたものです。

理論値の2×2表

| | | 肺癌 | | |
		患者	対照	計
喫煙歴	あり	58.5	58.5	117
	なし	49.5	49.5	99
	計	108	108	216

⑤計算結果を(1)式に代入してχ^2値を求めます。

$$\chi^2 = \sum_{i=1}^{l} \sum_{j=1}^{m} \frac{(観測値\, n_{ij} - 理論値\, E_{n_{ij}})^2}{理論値\, E_{n_{ij}}}$$

$$= \frac{(68-58.5)^2}{58.5} + \frac{(49-58.5)^2}{58.5} + \frac{(40-49.5)^2}{49.5} + \frac{(59-49.5)^2}{49.5}$$

$$= \frac{9.5^2}{58.5} + \frac{(-9.5)^2}{58.5} + \frac{(-9.5)^2}{49.5} + \frac{9.5^2}{49.5} = \frac{90.25}{58.5} + \frac{90.25}{58.5} + \frac{90.25}{49.5} + \frac{90.25}{49.5}$$

$$= 1.543 + 1.543 + 1.823 + 1.823 = 6.732$$

また、2×2分割表では(2)式に数値を代入しても同じ結果になります。

$$\chi^2 = \frac{\{(n_{11} \times n_{22}) - (n_{21} \times n_{12})\}^2 \times n}{r_1 \times r_2 \times c_1 \times c_2} = \frac{\{(68 \times 59) - (40 \times 49)\}^2 \times 216}{117 \times 99 \times 108 \times 108}$$

$$= \frac{(4012-1960)^2 \times 216}{135104112} = \frac{2052^2 \times 216}{135104112} = \frac{4210704 \times 216}{135104112}$$

$$= \frac{909512064}{135104112} = 6.732$$

⑥結論を決めます。

自由度$(\nu) = (2-1)(2-1) = 1$です。

χ^2値6.732は、χ^2分布表から、5%有意水準の臨界値3.841および1%有意水準の臨界値6.635より大きく、どちらでも棄却域に入っています（右図）。すなわち、帰無仮説H_0は有意水準1%で棄却され、対立仮説が採択されることになります。したがって、「女性の喫煙と肺癌との間に関係がある」と結論づけることができます。

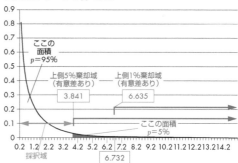

自由度(ν)＝1のχ^2分布

⑦Excelでの求め方

CHISQ.DIST.RT関数を使用すると、上側確率のp値xを求めることができます。ここの例では、0.00946984です。

6.3.2　$l \times m$分割表によるχ^2検定

2×2分割表より条件の多い場合が考えられます。3×2や4×3などと条件が多くなった場合に使用するのが、$l \times m$分割表によるχ^2検定です。基本的な考え方は、2×2分割表と同じで、ピアソンのχ^2検定を使います。

> **例題6-3**
>
> 　降圧薬A投与群では、効果ありが50名、不変が40名、効果なしが23名だった。降圧薬B投与群では、効果ありが25名、不変が38名、効果なしが58名だった。降圧薬C投与群では、効果ありが29名、不変が39名、効果なしが47名だった。降圧薬A、B、Cで効果に違いがあるかを有意水準5%と1%で調べなさい。

①最初に仮説を立てます。

　　　　帰無仮説H_0：薬効に差がない
　　　　対立仮説H_1：薬効に差がある

②次に3×3分割表を作成します。

観測値の3×3分割表

	効果あり	不変	効果なし	計
A薬投与群	50	40	23	113
B薬投与群	25	38	58	121
C薬投与群	29	39	47	115
計	104	117	128	349

理論値の3×3分割表

	効果あり	不変	効果なし	計
A薬投与群	33.7	37.9	41.4	113
B薬投与群	36.0	40.6	44.4	121
C薬投与群	34.3	38.5	42.2	115
計	104	117	128	349

③そして、理論値 $E_{n_{ij}}$ を求めます。

$$E_{n_{11}}=\frac{113\times104}{349}=\frac{11752}{349}=33.7 \qquad E_{n_{12}}=\frac{113\times117}{349}=\frac{13221}{349}=37.9$$

$$E_{n_{13}}=\frac{113\times128}{349}=\frac{14464}{349}=41.4$$

$$E_{n_{21}}=\frac{121\times104}{349}=\frac{12584}{349}=36.0 \qquad E_{n_{22}}=\frac{121\times117}{349}=\frac{14157}{349}=40.6$$

$$E_{n_{23}}=\frac{121\times128}{349}=\frac{15488}{349}=44.4$$

$$E_{n_{31}}=\frac{115\times104}{349}=\frac{11960}{349}=34.3 \qquad E_{n_{32}}=\frac{115\times117}{349}=\frac{13455}{349}=38.5$$

$$E_{n_{33}}=\frac{115\times128}{349}=\frac{14720}{349}=42.2$$

④ポアソンの χ^2 に数値を代入して、統計量 χ^2 値を算出します。

$$\chi^2=\sum_{i=1}^{l}\sum_{j=1}^{m}\frac{(観測値\,n_{ij}-理論値\,E_{n_{ij}})^2}{理論値\,E_{n_{ij}}}$$

観測値　　理論値

$$=\frac{(50-33.7)^2}{33.7}+\frac{(40-37.9)^2}{37.9}+\frac{(23-41.4)^2}{41.4}+\frac{(25-36.0)^2}{36.0}+\cdots+\frac{(47-42.2)^2}{42.2}$$

$$=\frac{16.3^2}{33.7}+\frac{2.1^2}{37.9}+\frac{(-18.4)^2}{41.4}+\frac{(-11)^2}{36.0}+\frac{(-2.6)^2}{40.6}+\frac{13.6^2}{44.4}+\frac{(-5.3)^2}{34.3}+\frac{0.5^2}{38.5}+\frac{4.8^2}{42.2}$$

$$=\frac{265.69}{33.7}+\frac{4.41}{37.9}+\frac{338.56}{41.4}+\frac{121}{36.0}+\frac{6.76}{40.6}+\frac{184.96}{44.4}+\frac{28.09}{34.3}+\frac{0.25}{38.5}+\frac{23.04}{42.2}$$

$$=7.8840+0.1164+8.1778+3.3611+0.1665+4.1658+0.8190+0.0065+0.5460$$

$$=25.2431$$

⑤結論を決めます。

　自由度 $(\nu)=(3-1)(3-1)=4$ です。

　χ^2 値 25.2431 は、χ^2 分布表から、5％有意水準の臨界値 9.488 および 1％有意水準の臨界値 13.277 より大きく、どちらでも棄却域に入っています（右図）。すなわち、帰無仮説 H_0 は有意水準1％で棄却され、対立仮説が採択されることになります。したがって、「A薬、B薬、C薬で薬効に差がある」と結論づけることが

自由度 $(\nu)=4$ の χ^2 分布

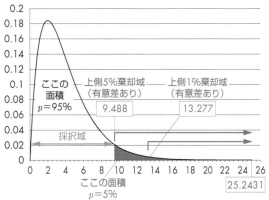

できます。

6.3.3 フィッシャーの直接確率検定（正確確率検定）

フィッシャーの直接確率検定（Fisher's exact test）は、フィッシャーの正確確率検定ともよばれ、2×2分割表における2つの要因の間に独立性が認められるかを推定する検定法です。行の合計と列の合計を一定とみなし、起こり得るすべてのケースのうち観測値より稀なケースが発生する確率を直接計算して求めます。単一または複数のセルの期待値が5より小さい場合は、2×2分割表のピアソンのχ^2検定の代わりにフィッシャー直接確率法を使います。

χ^2検定は、p値を近似的に計算するものであるため、標本サイズが小さい場合（50未満）やいずれかのセルの期待値が5より小さい場合には、近似精度が悪くなり、真値から遠ざかる傾向があります。そのため、フィッシャーの直接確率検定を用いるほうがよいとされています。一方、フィッシャーの直接確率検定は、標本サイズが大きくなると、数値の桁数が大きくなりすぎて計算ができなくなります。標本サイズが増えると、χ^2検定の結果とフィッシャーの直接確率検定の結果が一致するようになります。ですので、標本サイズが大きい場合には、ピアソンのχ^2検定が推奨されます。

1つの2×2分割表のような2群間のサンプリングのばらつきによって得られる確率は、

$$p = \frac{_{(a+b)}C_a \times {}_{(c+d)}C_c}{_nC_{(a+c)}} = \frac{(a+b)!\,(c+d)!\,(a+c)!\,(b+d)!}{n!\,a!\,b!\,c!\,d!}$$

です。$_nC_{(a+c)}$はn個から$(a+c)$個を選ぶ組み合わせの数で、

$$_nC_{(a+c)} = \frac{n!}{(a+c)!\{n-(a+c)\}!}$$

として求められ、二項係数とよばれます。

右下の表の例を用いてフィッシャーの直接確率検定の計算について説明します。
①曝露あり14名から疾患あり10名を取り出す組合せは、

$$_{14}C_{10} = \frac{14!}{10!\,4!} = \frac{87178291200}{3628800 \times 24} = 1001$$

②曝露なし11名から疾患あり3名を取り出す組合せは、

$$_{11}C_3 = \frac{11!}{3!\,8!} = \frac{39916800}{6 \times 40320} = 165$$

③曝露あり14名から疾患あり10名、曝露なし11名から疾患あり3名を取り出す組合せは、

$$_{14}C_{10} \times {}_{11}C_3 = 1001 \times 165 = 165165$$

	カテゴリー		計
	1	2	
グループ1	a	b	$a+b$
グループ2	c	d	$c+d$
計	$a+c$	$b+d$	n

		疾病		計
		あり	なし	
曝露	あり	10	4	14
	なし	3	8	11
計		13	12	25

です。また、

④総員の25名から疾患あり13名を取り出す組合せは、

$$_{25}C_{13}=\frac{25!}{13!\,12!}=5200300$$

となります。

以上から、2×2分割表の発生する確率pは、

$$p=\frac{_{14}C_{10}\times_{11}C_3}{_{25}C_{13}}=\frac{1001\times165}{5200300}=\frac{165165}{5200300}=0.03176067$$

となります。

次に、分割表でセル内の最小値（この例では3）がゼロになるまでの確率をそれぞれ求め、それを合計します。その際、マージンの合計値（この例では、14、11、13、12、25）は変化しません。

11	3	14
2	9	11
13	12	25

$\rightarrow$

12	2	14
1	10	11
13	12	25

$\rightarrow$

13	1	14
0	11	11
13	12	25

$$p=\frac{14!\,11!\,13!\,12!}{25!\,11!\,3!\,2!\,9!}$$
$$=0.00384978$$

$$p=\frac{14!\,11!\,13!\,12!}{25!\,12!\,2!\,1!\,10!}$$
$$=0.00019249$$

$$p=\frac{14!\,11!\,13!\,12!}{25!\,13!\,1!\,0!\,11!}$$
$$=0.00000269$$

$$p=0.03176067+0.00384978+0.00019249+0.00000269$$
$$=0.03580563≒0.0358$$

片側検定でp値は、0.0358となります。したがって、この例では、$p=0.0358$の確率で有意差が認められることになります。

No.	a	b	c	d	p	ΣpL	ΣpU
1	13	1	0	11	0.00000269	0.00000269	1.00000000
2	12	2	1	10	0.00019249	0.00019518	0.99999731
3	11	3	2	9	0.00384978	0.00404496	0.99980482
4	10	4	3	8	0.03176067	0.03580563	0.99595504
5	9	5	4	7	0.12704267	0.16284830	0.96419437
6	8	6	5	6	0.26678961	0.42963791	0.83715170
7	7	7	6	5	0.30490241	0.73454031	0.57036209
8	6	8	7	4	0.19056401	0.92510432	0.26545969
9	5	9	8	3	0.06352134	0.98862566	0.07489568
10	4	10	9	2	0.01058689	0.99921255	0.01137434
11	3	11	10	1	0.00076996	0.99998250	0.00078745
12	2	12	11	0	0.00001750	1.00000000	0.00001750

両側検定を行いたい場合は、前ページの表のように、反対側の観測値の d が 0 になるまで確率をそれぞれ求めます（前ページの表の No. 5〜12）。そして、片側検定の p 値より小さい数値（前ページの表の No. 10〜12）を累積した値（No. 10〜12 を足した値＝ 0.01137434）を片側検定の p 値（0.03580563）に足します。

よって、両側検定の p 値は、$0.03580563 + 0.01137434 = 0.0472$ となります。

Excelでの求め方

Excel では、フィッシャーの直接確率検定を実施する関数は用意されていません。しかし、階乗の $n!$ は FACT 関数で、二項係数の $_nC_r$ は、COMBIN 関数で、それぞれ求めることができます。ただし、Excel で FACT 関数を使用する場合、n は 170 までしか計算ができません。171 以上ではエラーになります。

6.4　比率の差の検定（z 検定）

アンケート調査を行い、薬局の窓口対応が「よい」、「悪い」に男女間で差があるのか、あるいは年代間で差があるのか、といった質的データを取り扱う解析には、比率の差の検定が利用されます。

比率の差の検定は、母集団からサンプリングした対応がない 2 群のサンプルサイズと比率をもとに、2 群の母集団の比率が等しいかどうかについて検定します。総数に対して個々のカテゴリが占める割合を比率（proportion）といいます。

解析を行う前に、2×2 クロス集計表を作成しておくと便利です。

		事象		計
		B_1	B_2	
要因	A_1	a	b	n_1
	A_2	c	d	n_2
計		n_3	n_4	n

$$p_1 = \frac{a}{n_1} \qquad p_2 = \frac{c}{n_2}$$

ここで、n_1、n_2 は 2 群（A_1 と A_2）それぞれの被験者数です。また、p_1、p_2 はそれぞれの標本比率です。また、この式では 2 つの標本比率を 1 つにまとめた標本比率（プールした標本比率）p を使います。z 検定は、標準正規分布に従うことを利用した検定です。この検定には、対応がない比率の差の検定と対応がある比率の差の検定があります。以下は、対応がない比率の差の検定について説明します。

$$z=\frac{|p_1-p_2|}{\sqrt{p(1-p)\left(\dfrac{1}{n_1}+\dfrac{1}{n_2}\right)}}$$

プールした標本比率（p）、比率の差の標準誤差（SE）、比率の差の95％信頼区間は、次の式から求めます。

$$p=\frac{p_1\times n_1+p_2\times n_2}{n}$$

$$標準誤差\,(SE)=\sqrt{\frac{p_1(1-p_1)}{n_1}+\frac{p_2(1-p_2)}{n_2}}$$

$$95％信頼区間=|p_1-p_2|\pm1.96\times SE$$

例題6-4

　かぜ薬を服用する際に何を利用しているかを高校生にアンケート調査したところ、男子は131人中21人（0.1603）がミネラルウォーターで服用すると回答した。また、女子は105人中30人（0.2857）がミネラルウォーターで服用すると回答した。男女間で差があるといえるか検定しなさい。また、95％信頼区間を求めなさい。

	ミネラルウォーターで飲む人数（割合）	計
男子	21 （0.1603）	131
女子	30 （0.2857）	105
計	51	236

帰無仮説と対立仮説を立てます。

　　　　帰無仮説H_0：男女間の比率に差はない（$p_1=p_2$）

　　　　対立仮説H_1：男女間の比率に差がある（$p_1\neq p_2$）

プールした標本比率（p）をまず求めます。

$$p=\frac{0.1603\times131+0.2857\times105}{236}=\frac{21+30}{236}=\frac{51}{236}=0.2161$$

プールした標本比率（p）が求まりましたので、次に統計量zを計算します。

$$z=\frac{|0.1603-0.2857|}{\sqrt{0.2161(1-0.2161)\times\left(\dfrac{1}{131}+\dfrac{1}{105}\right)}}$$

$$=\frac{0.1254}{\sqrt{0.2161\times0.7839\times(0.007634+0.009524)}}=\frac{0.1254}{\sqrt{0.2161\times0.7839\times0.017158}}$$

$$=\frac{0.1254}{\sqrt{0.002907}}=\frac{0.1254}{0.05392}=2.3257$$

右図は標準正規分布を表したもので
す。$z＝2.3257$は、5％臨界値の1.96より
棄却域に入っていることから、「有意水
準5％において、帰無仮説H_0を棄却し、
対立仮説H_1を採択する」という結果にな
ります。つまり、「かぜ薬を飲むのに男
子と女子とで、ミネラルウォーターで服
用している比率に差がある」と結論づけ
られます。

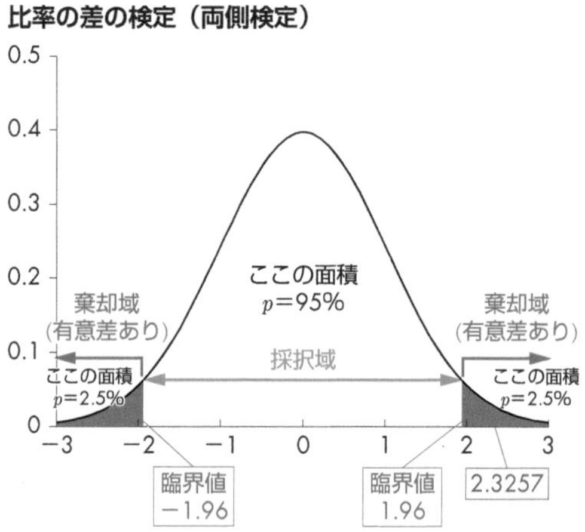

比率の差の検定（両側検定）

最後に、標準誤差（SE）と95％信頼
区間を算出します。

$$SE＝\sqrt{\frac{0.1603(1-0.1603)}{131}+\frac{0.2857(1-0.2857)}{105}}$$

$$＝\sqrt{\frac{0.1603\times0.8397}{131}+\frac{0.2857\times0.7143}{105}}＝\sqrt{0.001028+0.001944}$$

$$＝\sqrt{0.002972}＝0.05452$$

$$95\％信頼区間＝|0.1603-0.2857|\pm1.96\times0.05452＝0.1254\pm0.1069$$

$$＝0.0185\sim0.2323$$

（適合度の検定）

問題1 エンドウ豆の形質の遺伝に関する実験を行ったところ、次の表のような結果が得られた。各形質の現れる確率が理論値と差異がないと考えられるか。有意水準5%で検定しなさい。

形質	黄・丸	黄・しわ	緑・丸	緑・しわ	計
観測値（個）	447	131	152	38	768

（独立性の検定）

問題2 薬剤の服用と障害児出生の関係を調査したところ、次の表のような結果が得られた。薬剤服用と障害児出生の間に関連性があるのかをイェーツの補正式を用いて有意水準5%で検定しなさい。

		障害児出生		計
		あり	なし	
薬剤服用	あり	90	2	92
	なし	22	186	208
計		112	188	300

問題3 飲酒歴と脂質異常症の関係を調査したところ、次の表のような結果が得られた。飲酒歴と脂質異常症の間に関連性があるのかをイェーツの補正式を用いて有意水準5%で検定しなさい。

		脂質異常症		計
		あり	なし	
飲酒歴	あり	26	8	34
	なし	5	11	16
計		31	19	50

第7章

分散分析

第5章では、2つのグループの平均値の差について解析する方法を学びました。しかし、実際には3グループ以上のデータについても解析したい場合があります。たとえば、それぞれ種類の異なる降圧薬（A、B、C）を服用した患者グループ間の血圧に差があるのかといった場合です。

このような場合、みなさんは第5章で学んだ t 検定を利用して、AとB、BとC、CとAの組み合わせで検定を行い、どこかの組み合わせで帰無仮説が棄却されたなら、この3つのグループにおいて血圧の平均値に差があると結論づけるかもしれません。

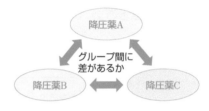

しかし、この方法には大きな問題があります。単純に、グループの数が増えたときに比較すべきペアの数が増加するという問題もありますが、一番大きな問題は、「有意差がないのに差があるとしてしまう確率（第1種の過誤）が増加する」ことです。

第1種の過誤については4.6を参照してください。みなさんは、3グループ以上のデータを比較する場合に t 検定を繰り返し利用してはならないことを最初に知っておいてください。

この章では、このような3グループ以上の平均値の差を調べる方法について学びます。

7.1　多群間を同時に比較する手法

3つ以上の多グループを同時に比較する方法としては、**分散分析**（analysis of variance；ANOVA）を用います。分散分析は、その要因の数や対応の有無によって、右ページ下の図のように分類され、データの構造から適切な手法を選択することが重要です。

たとえば、N大学では「医療統計学」の講義を、A先生、B先生およびC先生がそれぞれ独立したクラスで行っているとします。15回の講義終了後に、それぞれ同じ問題で試験を行い、各先生が教えたクラスの平均点に差があるかどうかを調査することになりました。

このときに知りたいのは、「各先生の講義内容の違いが定期試験に影響を及ぼすか」です。このような事例について適切な分析方法を選択するためには、以下のように**観測値**、**要因**、**水準**、**対応の有無**などについて整理するとわかりやすくなります。差を調べる変数

を**要因**（factor）といい、要因の内容が異なるグループを**水準**（level）といいます。この例だと、各先生の講義内容の違いが定期試験に影響を及ぼすかが要因で、A先生、B先生、C先生が水準にあたります。また、各水準の標本サイズ（データの個数）を**繰り返し数**（number of replications）といいます。

　この例では、下記の表にまとめたように、対応がないことと、1要因であることから、**一元配置分散分析法**（one-way analysis of variance；one-way ANOVA）を用いることが適切であることがわかります。

事例と用語の対応

用語	用語の意味	この例との対応
観測値	取得した数値データ	定期試験の点数
要因	観測値に効果を及ぼす原因	各先生の授業の進め方 ⇒要因は1つ（1要因）
水準（群の数）	要因の中のそれぞれの設定条件	A先生、B先生およびC先生 ⇒水準は3つの群
対応の有無	データ間の対応の有無	観測値は独立した3グループの定期試験の点数 ⇒対応なし

対応の有無

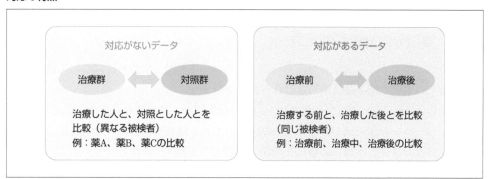

分散分析の種類

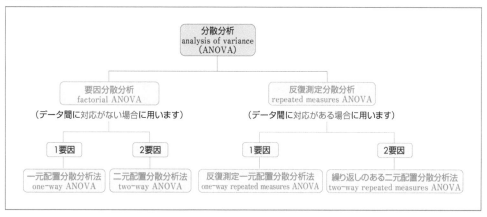

次の例では、みなさんが実習や
卒業研究で動物や人に何かを投与
（あるいは処置）して、その変化
を時間経過で記録するような実験
事例について考えてみます。この
実験では、グルコース溶液を5匹

糖質の種類	マウス	時間経過						
		0分	5分	10分	15分	20分	25分	30分
グルコース	1							
	⋮				⋮			
	5							
デンプン	1							
	⋮				⋮			
	5							

のマウス、デンプン溶液を別の5匹のマウスにそれぞれ経口投与し、投与後5分間隔で各
個体の血糖値の測定を行いました。

　ここで知りたいのは、「グルコースを投与されたグループとデンプンを投与されたグ
ループで血糖値の時間経過に違いがあるか」ということですが、上のようなデータを記入
する表を作成してみるとわかりやすくなります。観測値（血糖値）に影響を与える要因と
しては、糖質の種類と時間経過の2要因であることがわかります。さらに、この実験では、
同一のマウスの血糖値の時間経過を測定しているのでデータ間に対応があります。した
がって、繰り返しのある**二元配置分散分析法**（two-way analysis of variance）が適切な分
析方法になります。

<h2>7.2　要因分散分析</h2>

7.2.1　要因分散分析の考え方

　要因分析の中でも、一元配置分散分析法（いわゆる1要因分散分析）について検定の概
念を理解し、事例を使って具体的な計算方法を学びます。

　調べたい3つのグループ（群）があり、同一の母集団から抽出されたものと仮定します。
すると、右ページの図上側のように3つの群はいずれも同程度のばらつき（正規分布の形
が同じ）になります。次に、各群の平均値（赤色の下矢印▼）に注目してください。ここ
では3つの群ですから、平均値は3つしかありませんが、たくさんの群があったとすると、
この平均値の分布も正規分布になります。

　このように、同じ母集団から抽出されたデータであれば、各データと水準の平均値との
差（**群内変動**（within-group variation、**級内変動**、**誤差変動**ともいいます））と全体の平
均値と水準の平均値との差（**群間変動**（between-group variation、**級間変動**ともいいま
す））は、ほぼ等しくなります。したがって、両者の比（**統計量**F）は約1になります。
なお、群間変動と群内変動の和を**全変動**（total variation）といいます。

　これに対して、右ページの図の下側の3群では、各群内でのばらつき（上と比べて正規
分布の形が鋭い）が小さいことから、平均値はほとんど同じでも、群内分散の値が小さく
なるため、両者の比（統計量F）は1より大きな値となります。

　このF値がF分布表から求めた有意水準以上に大きくなると、各群のばらつきは偶然に
よるものとは考えにくく、同じ母集団から抽出されたものではなく、群間に差があると判
断します。

このように、要因分散分析では、群間分散と群内分散を求め、両者の比から得られるF値と、F分布表から得られる臨界値となるF値（F_α）を比較することで、群間に差があるかどうかを判定します。

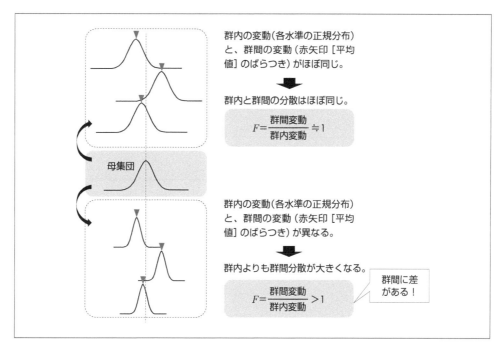

一般的に、一元配置分散分析のデータは、以下のような表として書き表すことができます。

要因A	水準A_1	水準A_2	水準A_3	$\cdots$	水準A_p	合計
1	x_{11}	x_{12}	x_{13}	$\cdots$	x_{1p}	
$\vdots$	$\vdots$	$\vdots$	$\vdots$	$\cdot$	$\vdots$	
n	x_{n1}	x_{n2}	x_{n3}	$\cdots$	x_{np}	
平均値$\bar{x}_i$	$\bar{x}_1$	$\bar{x}_2$	$\bar{x}_3$	$\cdots$	$\bar{x}_p$	$\bar{x}$
各水準の標本サイズn_i	n_1	n_2	n_3	$\cdots$	n_p	n

この表で、pは水準の数、$n_1, n_2, \cdots, n_p$は、各水準の標本サイズを表し、nは、各水準の標本サイズの合計なので、(1)のようになります。

i番目の水準のj番目のデータをx_{ij}、それぞれの水準の平均値を$\bar{x}_1, \bar{x}_2, \cdots, \bar{x}_p$で表した場合、全体の標本の平均値は、(2)のようになります。

$$n = \sum_{i=1}^{p} n_i \cdots\cdots(1) \qquad \bar{x} = \frac{1}{n}\sum_{i=1}^{p}\sum_{j=1}^{n_i} x_{ij} \cdots\cdots(2)$$

群間変動の偏差平方和は次のようになります。

$$S_A = \sum_{i=1}^{p} i \text{群の標本サイズ} \times (i \text{群の平均値} - \text{全体の平均値})^2 = \sum_{i=1}^{p} n_i \times (\bar{x}_i - \bar{x})^2$$

群内変動の偏差平方和は次のようになります。

$$S_E = \sum_{i=1}^{p} \sum_{j=1}^{n_i} (i \text{群内の} j \text{番目のデータ} - i \text{群の平均値})^2 = \sum_{i=1}^{p} \sum_{j=1}^{n_i} (x_{ij} - \bar{x}_i)^2$$

全変動の偏差平方和は次のようになります。

$$S_T = \sum_{i=1}^{p} \sum_{j=1}^{n_i} (x_{ij} - \bar{x})^2 = S_A + S_E$$

偏差平方和（sum of squared deviation）は、単に**平方和**（sum of squares）ということもあります。

偏差平方和を自由度で割ったものを、**平均平方**といいます。群間変動と群内変動に対する平均平方は、次のように表すことができます。さらに平均平方から分散比（F値）を求めます。

$$S_A^2 = \frac{S_A}{p-1} \qquad S_E^2 = \frac{S_E}{n-p} \qquad S_T^2 = \frac{S_T}{n-1} \qquad F = \frac{S_A^2}{S_E^2}$$

これらを分散分析表にまとめると、

要因	偏差平方和	自由度	平均平方	分散比（F値）
群間変動	S_A	$\nu_A = p-1$	$S_A^2 = S_A / \nu_A$	$F = S_A^2 / S_E^2$
群内変動	S_E	$\nu_E = n-p$	$S_E^2 = S_E / \nu_E$	
全変動	$S_T = S_A + S_E$	$\nu_T = n-1$	$S_T^2 = S_T / \nu_T$	

となります。

第1自由度が $\nu_A = p-1$、第2自由度が $\nu_E = n-p$ の F 分布について、F 分布表から求めた有意水準 α の臨界値を使って判定を行います。

もし、$F > F_\alpha(\nu_A, \nu_E)$ なら、「帰無仮説 H_0：各水準の平均値に差がない」は棄却され、「対立仮説 H_1：各水準の平均値に差がある」が採択されます。

一方、$F < F_\alpha(\nu_A, \nu_E)$ なら、「帰無仮説 H_0：各水準の平均値に差がない」が採択され、「対立仮説 H_1：各水準の平均値に差がある」は棄却されます。

例題7-1

　高血圧患者15人を3群に割り付け（ここでは計算の過程をわかりやすくするため各群の数を変えてある）、降圧薬Xを0、10および30 mgの用量で投与したときの収縮期血圧を測定したら、右の表のようになった。この臨床試験において、降圧薬Xの投与が血圧に影響を与えるか検定しなさい。

患者No.	降圧薬Xの投与量（mg）		
	0	10	30
1	161	121	110
2	157	138	134
3	140	156	142
4	143	146	135
5	151		129
6	149		

(mmHg)

解説

最初に、以下の表から一元配置分散分析で間違いないことをもう一度確認してください。

用語	用語の意味	例題との対応
観測値	取得した数値データ	収縮期血圧
要因	観測値に効果を及ぼす原因	降圧薬Xの投与 ⇒要因は1つ（1要因）
水準（群の数）	要因の中のそれぞれの設定条件	0、10および30 mg ⇒水準は3つの群
対応の有無	データ間の対応の有無	各群でそれぞれ別の患者に投与している。 ⇒対応なし

　次に血圧のデータを下の表にまとめ、基礎統計量を計算します。いずれの統計量も、これまでの章で学んだものなので、ここでは解説を省略します。

　具体的な計算の手順は、①から⑧まで順を追って計算しますが、③と④の計算が終われば、あとは簡単な計算です。できれば、公式の展開方法についても復習しておいてください。

①仮説を設定します。

　帰無仮説 H_0：要因の水準間に差がない

　対立仮説 H_1：要因の水準間に差があると立てます。

患者No.	降圧薬Xの投与量（mg）			
	0	10	30	←要因＝1要因 ←水準＝3つの群
1	161	121	110	
2	157	138	134	
3	140	156	142	
4	143	146	135	
5	151		129	
6	149			
各水準の標本サイズ (n_i)	6	4	5	⎫
平均値 $(\bar{x}_i)$	150.2	140.3	130.0	⎬ 基本統計量
標本分散 (S_i^2)	53.5	164.2	117.2	⎭
各標本サイズの合計 (n)	6＋4＋5＝15			
総平均 $(\bar{x})$	140.8			

②推定量を参照します。

　各水準の標本サイズ (n_i)、平均値 $(\bar{x}_i)$、標本分散 (S_i^2) を求め、さらに全体の標本サイズ (n) および総平均 $(\bar{x})$ を求めます。

③群間変動の偏差平方和 (S_A) を算出します。

　p は群の数を表しており、この例では0、10および30 mgの3水準なので $p=3$ となります。さらに、基本統計量をそれぞれ代入すると、群間変動の偏差平方和 (S_A) を求める式は、次のように展開できます。

$$S_A = \sum_{i=1}^{p} n_i \times (\bar{x}_i - \bar{x})^2$$

$$= \sum_{i=1}^{3} n_i \times (\bar{x}_i - \bar{x})^2 = n_1 \times (\bar{x}_1 - \bar{x})^2 + n_2 \times (\bar{x}_2 - \bar{x})^2 + n_3 \times (\bar{x}_3 - \bar{x})^2$$

$$= 6 \times (150.2 - 140.8)^2 + 4 \times (140.3 - 140.8)^2 + 5 \times (130.0 - 140.8)^2$$

$$= 6 \times 9.4^2 + 4 \times (-0.5)^2 + 5 \times (-10.8)^2 = 6 \times 88.36 + 4 \times 0.25 + 5 \times 116.64$$

$$= 530.16 + 1 + 583.2 = 1114.36$$

④群内変動の偏差平方和 (S_E) を算出します。

　偏差平方和 (S_E) は、以下の式で求められますが、各群の標本分散 (S_i^2) から求めることもできるので、③と同様に基本統計量の表から数値を代入して計算します。

$$S_E = \sum_{i=1}^{p} \sum_{j=1}^{n_i} (x_{ij} - \bar{x}_i)^2$$

$$= \sum_{i=1}^{p} n_i \times S_i^2 = n_1 \times S_1^2 + n_2 \times S_2^2 + n_3 \times S_3^2$$

$$= 6 \times 53.5 + 4 \times 164.2 + 5 \times 117.2$$

$$= 321 + 656.8 + 586 = 1563.8$$

⑤全体の偏差平方和 (S_T) を算出します。
$$S_T = S_A + S_E = 1114.36 + 1563.8 = 2678.16$$

⑥群間変動の自由度 (ν_A) を算出します。
　p は、群の数を表しています。ν_A は、$p=3$ を代入すると、
$$\nu_A = p - 1 = 3 - 1 = 2$$
となります。

⑦群内変動の自由度 (ν_E) を算出します。
　群内変動の自由度 (ν_E) は、各標本サイズの合計 $(n=15)$ と群の数 $(p=3)$ をそれぞれ代入すると、
$$\nu_E = n - p = 15 - 3 = 12$$
となります。

⑧群間の平均平方（群間の分散）（$S_A{}^2$）および群内の平均平方（群内の分散）（$S_E{}^2$）を算出します。

$S_A{}^2$は、③と⑥で求めた値を、$S_E{}^2$は、④と⑦で求めた値をそれぞれ代入すると、

$$S_A{}^2 = \frac{S_A}{\nu_A} = \frac{1114.36}{2} = 557.18 \qquad S_E{}^2 = \frac{S_E}{\nu_E} = \frac{1563.8}{12} = 130.32$$

となります。

⑨分散比（F値）を算出します。

$$F = \frac{S_A{}^2}{S_E{}^2} = \frac{557.18}{130.32} = 4.28$$

　ここまでの計算結果をまとめたものが以下の分散分析表です。群間変動の偏差平方和（S_A）と群内変動の偏差平方和（S_E）の計算に少し手間どりますが、それ以外の値は比較的簡単な計算で求めることができます。

分散分析表

変動要因	偏差平方和	自由度	平均平方	分散比（F値）
群間変動	1114.36（S_A）	2（ν_A）	557.18（$S_A{}^2$）	4.28（F）
群内変動	1563.8（S_E）	12（ν_E）	130.32（$S_E{}^2$）	
全変動	2678.16（S_T）			

⑩有意確率と判定を行います。

　付表5のF分布表から自由度2, 12、有意水準$\alpha = 0.05$のときのF値（F_α）を調べると、$F_{0.05}{}^2{}_{12} = 3.885$であることがわかります。

　したがって、⑨で求めた分散比は、F分布表（付表）で求めた値より大きい（$F_{0.05}{}^2{}_{12} = 3.885 < 4.28 = F$）ことから、群間分散は群内分散より有意に大きい（$p < 0.05$）と判定することができます。

　よって、帰無仮説H_0：「要因の水準間に差がない」は棄却され、対立仮説H_1：「要因の水準間に差がある」が採択されます。

　以上の結果から、降圧薬Xは血圧に影響を与えることがわかります。

　ここでみなさんは、「降圧薬Xが血圧に影響を与えることはわかったけど、群間のどこに差があるの？」と思うかもしれません。

　ここが非常に重要なポイントで、分散分析では、各群間のどこに差があるかまでは判定してくれません。どこに差があるのかを明らかにする方法が多重比較で、この詳細については次の章で学びます。

⑪Excelでの求め方

　Excelの「データ」リボン→「データ分析」→「分散分析：一元配置」を使用すると、F値とp値が求まります。

第8章

多重比較

第7章では、3グループ以上の平均値に差があるかどうかを解析する方法として、分散分析を学びました。第7章の例では、異なる種類の降圧薬を服用している3グループ間の血圧の平均値を、一元配置分散分析でグループ間の平均値に差があるかどうかを検定したものでした。これによってわかることは、「グループ間に差があるかどうか」でした。すなわち、分散分析では、「グループ間のどこかに差がある」としか答えてくれません。しかし、通常、私たちは右下図の赤矢印の「どの組み合わせに差があるのか」を知りたいことが多いはずです。

この章では具体的に、どのグループ間に差があるのかを明らかにする手法として**多重比較**（multiple comparison）を学びます。

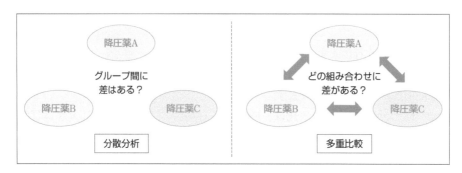

8.1　多重比較法の種類

これまでに、多くの多重比較の方法が考案されてきましたが、その適用にはさまざまな制限があります。たとえば、上図のような降圧薬の、どの組み合わせに差があるか知りたいような場合には、すべての組み合わせを調べたいので、**対比較**（paired comparison）を選択します。

ただし、そのデータがパラメトリックかノンパラメトリック（第9章を参照）かで選択する手法が異なります。パラメトリックなデータ構造であれば、**テューキー・クレーマー法**（Tukey–Kramer test）、ノンパラメトリックであれば、**スティール・ドゥワス法**（Steel–Dwass test）が適用されます。

多重比較もデータの構造や比較の方法によって、適切な多重比較の方法を選択できるように
なることが重要です。

多重比較	比　較	区　　分	正規分布	分　散
テューキー・クレーマー法 （Tukey-Kramer法）	対比較	パラメトリック法	正規分布	等分散
ダネット法 （Dunnett法）	2群間比較	パラメトリック法	正規分布	等分散
スティール・ドゥワス法 （Steel-Dwass法）	対比較	ノンパラメトリック法	制限なし	制限なし
スティール法 （Steel法）	2群間比較	ノンパラメトリック法	制限なし	制限なし

8.2　ダネット法

例題8-1

　例題7-1を用いて、降圧薬Xの降圧作用が現れる投与量について、検定しなさい。

解説

　この例題は、すでに第7章の例題7-1で解説しましたが、このデータを使って多重比較
を行います。

　降圧薬Xの降圧作用が現れる投与量を知りたいので、**2群間比較**（0 mgと10 mg、0 mg
と30 mg）を行いますが、これらの諸条件に合致する手法としては、**ダネット法**（Dunnett's
test）が適切な多重比較法になります。ここでは例題7-1で使用したデータのうち、必要な
箇所を再度示します。

基本統計量

	降圧薬X（mg）			
	0	10	30	←要因＝1要因
各水準の標本サイズ（n_i）	6（n_1）	4（n_2）	5（n_3）	←水準＝3つの群
平均値（$\bar{x}_i$）	150.2（$\bar{x}_1$）	140.3（$\bar{x}_2$）	130.0（$\bar{x}_3$）	
標本分散（S_i^2）	53.5（S_1^2）	164.2（S_2^2）	117.2（S_3^2）	
各標本サイズの合計（n）	15			
総平均（$\bar{x}$）	140.8			

分散分析表

変動要因	偏差平方和	自由度	平均平方	分散比F
群間変動	1114.36 (S_A)	2 (ν_A)	557.18 $(S_A{}^2)$	4.28 (F)
群内変動	1563.8 (S_E)	12 (ν_E)	130.32 $(S_E{}^2)$	
全変動	2678.16 (S_T)			

①仮説を設定します。

　　　　帰無仮説H_0：母平均に差はない

　　　　対立仮説H_1：母平均に差がある

と立てます。

②ダネットの表からd値を読み取ります。

　群内変動の自由度（ν_E）、水準の合計（p）および有意水準（$\alpha=0.05$）を用いてダネットの表からこれに対応する値を読み取ると、2.50となります。

ダネットの多重比較表（$\alpha=0.05$）

ν_E	水準の数（群の数）							
	3	4	5	6	7	8	9	10
5	3.03	3.29	3.48	3.62	3.73	3.82	3.90	3.97
⋮				⋮				
11	2.53	2.72	2.84	2.94	3.02	3.08	3.14	3.19
12	2.50	2.68	2.81	2.90	2.98	3.04	3.09	3.14
13	2.48	2.65	2.78	2.87	2.94	3.00	3.06	3.10

③信頼区間を算出します。

　降圧薬Xの投与群（10 mg群、30 mg群）の平均値を$\bar{x}_t$、対照群（0 mg群）の平均値を$\bar{x}_c$、群内分散を$S_E{}^2$として以下の式に代入して95％信頼区間を求めます。

$$95\%\text{信頼区間}=|\bar{x}_t-\bar{x}_c|\pm d\sqrt{S_E{}^2}\times\sqrt{\frac{1}{n_t}+\frac{1}{n_c}}$$

　それぞれ下記のように組み合わせの数だけ式を立てて計算します。この場合、0 mg投与群を対照群（$\bar{x}_1$, n_1）として、その他の群（$\bar{x}_t$, n_t）との比較を行います。

$$\boxed{|\bar{x}_2-\bar{x}_1|}\pm2.50\sqrt{130.32}\times\sqrt{\frac{1}{4}+\frac{1}{6}}=|140.3-150.2|\pm2.50\times11.42\times\sqrt{\frac{3+2}{12}}$$

$$=|-9.9|\pm28.55\times\sqrt{\frac{5}{12}}=9.9\pm28.55\times0.65\boxed{=9.9\pm18.56=-8.66,\ 28.46}$$

$$\boxed{|\bar{x}_3-\bar{x}_1|}\pm2.50\sqrt{130.32}\times\sqrt{\frac{1}{5}+\frac{1}{6}}=|130.0-150.2|\pm2.50\times11.42\times\sqrt{\frac{6+5}{30}}$$

$$=|-20.2|\pm28.55\times\sqrt{\frac{11}{30}}=20.2\pm28.55\times0.61\boxed{=20.2\pm17.42=2.78,\ 37.62}$$

④判定します。

比較する群		平均の差	95%信頼区間	判定
10 mg − 0 mg	$|\bar{x}_2 - \bar{x}_1|$	9.9	〔−8.66, 28.46〕	有意差があるかないかわからない
30 mg − 0 mg	$|\bar{x}_3 - \bar{x}_1|$	20.2	〔2.78, 37.62〕	有意差あり

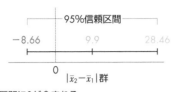

信頼区間に0が含まれる：H_0：母平均に差がない

信頼区間に0が含まれない：H_0を棄却してH_1を採択する。すなわち、母平均に差があると判定できます。

　以上の結果から、降圧薬Xは、10 mg投与群では有意な血圧の低下が認められませんでしたが、30 mg投与群で有意な低下が認められることがわかりました。ただし、**ダネット法では、10 mg投与群と30 mg投与群の間に差があるかどうかまでは判定していない**ことに注意してください。

8.3 テューキー・クレーマー法

　8.2と同じデータを用いて3群のどこに有意な差があるかを知りたいといった場合の多重比較の方法について考えてみます。この場合、3群のどこに有意な差があるのか知りたいので、すべての組み合わせを比較（対比較）する**テューキー・クレーマー法**を選択する必要があります。テューキー・クレーマー法は単にテューキー法（Tukey test）とよばれる場合があります。

　この方法では、第i群と第j群（$i<j$）の平均値をそれぞれ$\bar{x}_i$，$\bar{x}_j$、標本サイズをn_i，n_jとすると、統計量t_{ij}は次の式で計算されます。これをすべての組み合わせについて計算し、スチューデント化した範囲の表から得られたq値と検定統計量t_{ij}を比較することにより判定を行います。

$$t_{ij} = \frac{|\bar{x}_i - \bar{x}_j|}{\sqrt{S_E^2 \left(\frac{1}{n_i} + \frac{1}{n_j} \right)}}$$

①仮説を設定します。

　　　帰無仮説H_0：母平均に差はない

　　　対立仮説H_1：母平均に差がある

と立てます。

②統計量を計算します。

　水準の数は3なので、1と2、1と3、2と3の検定統計量 t_{ij} を求めます。ここでは、8.2 の基礎統計量と分散分析表の値を代入します。

$$t_{12} = \frac{|\bar{x}_1 - \bar{x}_2|}{\sqrt{S_E^2 \left(\dfrac{1}{n_1} + \dfrac{1}{n_2} \right)}}$$

$$t_{13} = \frac{|\bar{x}_1 - \bar{x}_3|}{\sqrt{S_E^2 \left(\dfrac{1}{n_1} + \dfrac{1}{n_3} \right)}}$$

$$t_{23} = \frac{|\bar{x}_2 - \bar{x}_3|}{\sqrt{S_E^2 \left(\dfrac{1}{n_2} + \dfrac{1}{n_3} \right)}}$$

$$t_{12} = \frac{|150.2 - 140.3|}{\sqrt{130.32 \left(\dfrac{1}{6} + \dfrac{1}{4} \right)}}$$

$$t_{13} = \frac{|150.2 - 130.0|}{\sqrt{130.32 \left(\dfrac{1}{6} + \dfrac{1}{5} \right)}}$$

$$t_{23} = \frac{|140.3 - 130.0|}{\sqrt{130.32 \left(\dfrac{1}{4} + \dfrac{1}{5} \right)}}$$

$$= \frac{|9.9|}{\sqrt{130.32 \left(\dfrac{2+3}{12} \right)}}$$

$$= \frac{|20.2|}{\sqrt{130.32 \left(\dfrac{5+6}{30} \right)}}$$

$$= \frac{|10.3|}{\sqrt{130.32 \left(\dfrac{5+4}{20} \right)}}$$

$$= \frac{9.9}{\sqrt{130.32 \times 0.417}}$$

$$= \frac{20.2}{\sqrt{130.32 \times 0.367}}$$

$$= \frac{10.3}{\sqrt{130.32 \times 0.45}}$$

$$= \frac{9.9}{\sqrt{54.34344}}$$

$$= \frac{20.2}{\sqrt{47.82744}}$$

$$= \frac{10.3}{\sqrt{58.644}}$$

$$= \frac{9.9}{7.372}$$

$$= \frac{20.2}{6.916}$$

$$= \frac{10.3}{7.658}$$

$$= 1.343$$

$$= 2.921$$

$$= 1.345$$

③スチューデント化した範囲の表から q 値を求めます。

　水準の合計（k）、群内変動の自由度（ν_E）および有意水準（$\alpha = 0.05$）からスチューデント化した範囲の表を用いて q 値を求めます。群内変動の自由度（ν_E）＝標本サイズ－水準の数（群数）なので、$\nu_E = 15 - 3 = 12$ となります。

$$q(3,\ 12,\ 0.05) = 3.77$$

スチューデント化した範囲の表（$\alpha = 0.05$）

ν_E	水準の数（群の数）								
	2	3	4	5	6	7	8	9	10
1	17.97	26.98	32.82	37.08	40.41	43.12	45.40	47.36	49.07
⋮					⋮				
11	3.11	3.82	4.26	4.57	4.82	5.03	5.20	5.35	5.49
12	3.08	3.77	4.20	4.51	4.75	4.95	5.12	5.27	5.39
13	3.06	3.73	4.15	4.45	4.69	4.88	5.05	5.19	5.32

④判定します。

$t_{ij} < \dfrac{q(k, \nu_E, \alpha=0.05)}{\sqrt{2}}$ のとき、

帰無仮説を保留します。 ⇒ 群iと群jの母平均値に差があるとはいえません。

$t_{ij} \geqq \dfrac{q(k, \nu_E, \alpha=0.05)}{\sqrt{2}}$ のとき、

帰無仮説を棄却します。 ⇒ 群iと群jの母平均値に差があります。

計算したt_{ij}を以下の一覧表にまとめ、q値を$\sqrt{2}$で割った臨界値と比較します。

$$\frac{q(k, \nu_E, \alpha=0.05)}{\sqrt{2}} = \frac{3.77}{\sqrt{2}} = \boxed{2.67}$$

		水準		
		0 mg	10 mg	30 mg
水準	0 mg		1.343 (t_{12})	2.921 (t_{13})
	10 mg	—		1.345 (t_{23})
	30 mg	—	—	

t_{13}の2.921は、この臨界値2.67より大きいので、有意だと判定されます。

以上の結果から、降圧薬Xは、コントロール群（0 mg）と30 mg投与群の間で有意な血圧の低下が認められました。ただし、ダネット法と異なり、10 mg投与群と30 mg投与群の間には、有意差があるのかないのかわからないということも明らかになりました。

8.4 一元配置分散分析と多重比較の関係

古い統計学の教科書には、「パラメトリックなデータの場合、一元配置分散分析の結果が有意になったら、事後検定（post-hoc test）として多重比較を行う」といった記述が散見されます。しかし、多重比較の中でも、この章で述べたテューキー・クレーマー法やダネット法では、前もって一元配置分散分析を行ってから多重比較をするべきではありません。これには大きく2つの理由があります。

①一元配置分散分析と多重比較という2種類の検定を行うことになるため、「検定の多重性」を生じます。

　　⇒ 有意差がないのに、あると判定するリスク（第1種の過誤）が生じます

②テューキー・クレーマー法やダネット法では、一元配置分散分析で有意にならないにもかかわらず、これらの多重比較法で有意となる場合があります。

　　⇒ 有意差があるのに、ないと判定するリスク（第2種の過誤）が生じます

一方、シェッフェの方法（Scheffe's method）などは、一元配置分散分析の結果を経て多重比較をする必要があります。このように、多重比較には一元配置分散分析を前提とするものと、しないものがあることに注意する必要があります。

第9章

ノンパラメトリック検定

データの種類によっては、今までに学んだ t 検定や分散分析などの検定方法が適用できない場合があります。実際にみなさんが卒業論文や臨床の現場で解析を必要とするデータでは、むしろ、これらの方法を適用できないことのほうが多いかもしれません。この章では、今までに学んだ検定方法が適用できる場合と、できない場合の見分け方と、できない場合に、どのような検定方法を適用すればよいのかを実践的な例から学びます。

9.1 パラメトリックとノンパラメトリックの違い

標本の母集団が正規分布に従う場合に用いられる統計手法が**パラメトリック検定**（parametric test）といいます。パラメトリック検定は平均値や分散などのパラメータを使用する検定で、データは間隔尺度や比尺度の連続変数で計測される必要があります。第5章と第7章で学んだ検定方法は、いずれもがパラメトリック検定に分類されるものです。

一方、正規分布など特定の分布を仮定しない検定手法を**ノンパラメトリック検定**（non-

	パラメトリック検定	ノンパラメトリック検定
定義	母集団が何らかの分布に従っていると仮定し、その母数（パラメータ）に対して、統計的推測を行う検定	パラメトリック検定で行うような母数（パラメータ）に対する前提を仮定しない検定
尺度	間隔尺度と比尺度の連続変数	名義尺度、順序尺度、間隔尺度、比尺度
要約値	平均値、標準偏差	中央値、順位平均、割合
外れ値	影響を受ける	影響を受けない
分布	正規分布 　左右対称な分布型	問わない 　分布型の仮定を 　必要としない
等分散性	仮定する 等分散　　不等分散	仮定しない 等分散　　不等分散

parametric test）といいます。平均や分散などのパラメータを使用しない検定で、いずれのデータ尺度でも利用できます。両者の区別は、以下のように分類されます。

9.1.1 医療分野での具体例

これまでの章では、統計手法の基礎と具体的な計算手順を学んできましたが、第9章からは基礎研究や医療現場での実践例を紹介しながら、適切な統計手法の適用についても学びます。ここでは代表例として、疼痛緩和療法における「痛みの評価」で考えてみます。

適切な疼痛緩和治療を実践するためには、患者の痛みの程度を正確に把握して適切な薬物治療を適用する必要があります。しかし、患者の訴える「痛みの程度」は患者にしかわからない主観的なものであるため、客観的な数値データに置き換えるさまざまな工夫が行われています。中でも、医療現場では、**NRS**（numerical rating scale）が頻繁に用いられています。NRSは痛みの程度を0から10までの数字を用いて、11段階に評価します。「0が全く痛くない状態」、「10が自分で想像できる最大の痛み」とします。数値（numerical）で評点（rating）をつける尺度（scale）なのでNRSとよんでいます。**VAS**（visual analogue scale）は10 cmの直線の左端を「痛みなし」、右端を「想像できる最大の痛み」として評価します。連続性（analogue）のある直線で痛みの程度を視覚的に（visual）評価する尺度（scale）なのでVASといいます。

また、NRSやVASでは、「想像できる最大の痛み」を患者自身が考えて答えなければならないし、痛みの程度を数字で表すことは日常的ではないので、患者によっては、「わからない」と答える場合も少なくありません。そこで、最近では、痛みが「ない」、「弱い」、「中くらい」、「強い」、「最悪」という言葉を使って段階的に評価する**VRS**（verbal rating scale）も使用されています。

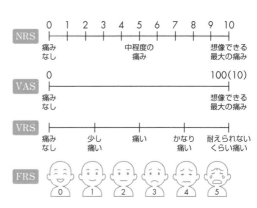

さらに、小児や意識障害のある患者のように、VASやNRSなどの概念を理解することが難しい場合は、笑顔から泣き顔までの表情の絵を見せて痛みの程度が把握できる**FRS**（face rating scale）なども使用されます。

このように、さまざまな痛みの評価法がある中で、得られたデータを集積して有意差検定をしたいときに、どのような検定手法を選択すべきなのかを考える際に、最初に注目するのが「グループの数」と「対応の有無」です。次に、この章で解説している「パラメトリック」か「ノンパラメトリック」かの判断が重要になります。今回の例では、右の表のように分類できます。

パラメトリック	ノンパラメトリック
VAS	NRS、VRS、FRS

なお、VASで得られたデータであっても、データが正規分布していないときや、各群の分散が異なる場合はノンパラメトリック検定を適用する必要があります。

9.2 パラメトリック検定とノンパラメトリック検定

これまでに学んだ差の検定について、もう一度整理すると、グループの数、対応の有無やデータの種類によって、次の表のように分類されます。ここからは、**マン・ホイットニーのU検定**（Mann-Whitney U test）、**ウィルコクソンの符号付順位和検定**（Wilcoxon signed rank test）および**クラスカル・ウォリス検定**（Kruskal-Wallis test）について、さらに詳しく学びます。

グループの数	対応	データの種類	統計学的検定法の選択
2つ	なし	パラメトリック	〈対応がないt検定〉（⇒第5章） 　スチューデントのt検定（Student's t test） 　ウェルチのt検定（Welch's t test）
		ノンパラメトリック	マン・ホイットニーのU検定 （Mann-Whitney U test）
	あり	パラメトリック	対応があるt検定（⇒第5章）
		ノンパラメトリック	ウィルコクソンの符号付順位和検定 （Wilcoxon signed rank test）
3つ以上	なし	パラメトリック	一元配置分散分析（⇒第7章） 〈多重比較〉（⇒第8章） 　テューキー・クレーマー法（Tukey-Kramer test） 　ダネット法（Dunnett's test）
		ノンパラメトリック	クラスカル・ウォリス検定（Kruskal-Wallis test） 〈多重比較〉 　スティール・ドゥワス法（Steel-Dwass test） 　スティール法（Steel test）
	あり	パラメトリック	反復測定分散分析
		ノンパラメトリック	フリードマン検定（Friedman's test）

9.3 マン・ホイットニーのU検定

マン・ホイットニーのU検定は、**ウィルコクソンの順位和検定**（Wilcoxon rank sum test）ともよばれ、対応のない2群データの間に統計的な有意差があるかどうか調べるのに用いられるノンパラメトリック検定のひとつです。パラメトリック検定における対応のないt検定であるスチューデントのt検定やウェルチのt検定に対応するものです。

実際の検定については、以下の手順に従い、統計量Uを算出し、両側検定で有意確率を判定します。

①仮説を立てます。

　　　帰無仮説H_0：2群の代表値に差がない

　　　対立仮説H_1：2群の代表値に差がある

②有意水準αを決定し、両側検定を行います。一般的には、$\alpha=0.05$が選ばれます。

③2群を1つにして、小さい順に並べ、小さいほうから順位をつけます。同順位がある場合には、平均順位をつけます。たとえば、2位のデータが2個ある場合、2位のデータには2位と3位の平均から2.5位を割り当てます。

④各群ごとに、順位（ランク）の和（R_1とR_2）を算出します。

⑤統計量U_1とU_2を算出します。

$$U_1 = n_1 \times n_2 + \frac{n_1(n_1+1)}{2} - R_1 \qquad U_2 = n_1 \times n_2 + \frac{n_2(n_2+1)}{2} - R_2$$

ここで、n_1とn_2は2つの群の標本サイズ、R_1とR_2は2群の順位（ランク）の和です。

⑥統計量Uは、U_1とU_2のどちらか小さいほうとします。

⑦有意確率pを算出します。

U値の有意確率pの求め方は、2群の標本サイズによって異なります。

　i）$n_1 \leqq 20$　かつ　$n_2 \leqq 20$　のとき

　　マン・ホイットニーのU検定表から有意確率pを求めます。

　ii）n_1、n_2の一方が20以上のとき、または同順位があるとき

　　　統計量Uは近似的に正規分布に従うので、平均値$E(U)$と分散$V(U)$から、正規化検定を行い、Z値を算出して標準正規分布表から有意確率pを求めます。

$$E(U) = \frac{n_1 \times n_2}{2} \qquad V(U) = \frac{n_1 \times n_2 \times (n+1)}{12}$$

　　同順位が存在する場合は、マン・ホイットニーのU検定表が使用できません。そのため、分散の修正を行い、統計量Zを算出する必要があります。下記の式を用いて修正分散（$V(U)$）を求めます。

$$修正分散 V(U) = \left(\frac{n_1 \times n_2}{n^2 - n}\right)\left(\frac{n^3 - n}{12} - \sum L\right)$$

$$ただし、L = \frac{k^3 - k}{12}　（kは同順位の長さ）、n = n_1 + n_2$$

$$Z_0 = \frac{|U - E(U)|}{\sqrt{V(U)}}$$

⑧有意確率を判定します。

この統計量を用いて、マン・ホイットニーのU検定表で求めた臨界値と有意水準から、帰無仮説を棄却できるか、棄却できないかを判断します。

あるいは、Z値から両側確率のp値を付表2で求め、帰無仮説を棄却できるか、棄却できないかを判断します。

「統計量U＞臨界値（$\alpha_{1/2}＝0.025$）」または「$|Z|＜1.96$」のときは、有意差がないので、帰無仮説は棄却できません（帰無仮説が採択されます）。

すなわち、「2群の代表値に差があるかどうかわからない」と判定します。

「統計量$U\leqq$臨界値（$\alpha_{1/2}＝0.025$）」または「$|Z|\geqq1.96$」なら、$p＜0.05$の確率で帰無仮説は棄却され、対立仮説が採択されます。

すなわち、「2群の代表値に差がある」と判定します。

例題9-1

健常者（第1群）と前立腺癌患者（第2群）から採血を行い、腫瘍マーカーのPSA（prostate specific antigen）値の測定を行った結果、以下のようになった。両群間に差があると考えてよいか。

なお、F検定を行ったところ、群間の分散が異なることが明らかになっている。

健常者（第1群）	1.3	1.6	1.8	1.9	2.7	$n＝5$
前立腺癌患者（第2群）	1.9	11	14	32	40	$n＝5$

（単位：ng/mL）

解説

①仮説を立てます。

　　　帰無仮説H_0：健常者群と前立腺癌患者群のPSA値の代表値は等しい

　　　対立仮説H_1：健常者群と前立腺癌患者群のPSA値の代表値は等しくない

②仮説に使用する有意水準を決定します。

　仮説に使用する有意水準αを0.05とします。

③2群を1つに並べ、順位をつけます。

	1	2	3	4	5	6	7	8	9	10
PSA値	1.3	1.6	1.8	1.9	1.9	2.7	11	14	32	40
群　別	1	1	1	1	2	1	2	2	2	2
順　位	1	2	3	4.5	4.5	6	7	8	9	10

平均順位＝(4+5)/2＝4.5

④2群の順位の和（R_1（健常者群の順位和）とR_2（前立腺癌患者群の順位和））を算出します。

　　　$R_1＝1+2+3+4.5+6＝16.5$

$$R_2 = 4.5 + 7 + 8 + 9 + 10 = 38.5$$

⑤統計量 U_1（健常者群）と U_2（前立腺癌患者群）を求めます。

$$U_1 = n_1 \times n_2 + \frac{n_1(n_1+1)}{2} - R_1 = 5 \times 5 + \frac{5 \times (5+1)}{2} - 16.5 = 25 + 15 - 16.5 = 23.5$$

$$U_2 = n_1 \times n_2 + \frac{n_2(n_2+1)}{2} - R_2 = 5 \times 5 + \frac{5 \times (5+1)}{2} - 38.5 = 25 + 15 - 38.5 = 1.5$$

あるいは、下のような表を作成して U_1 値と U_2 値を求めることもできます。なお、表中に「同」がある場合は、「同」を加えた合計値と加えなかった合計値の平均値を記載します。

		前立腺癌患者のPSA値					「大」の小計	U_1 （「大」の合計）
		1.9	11	14	32	40		
健常者のPSA値	1.3	大	大	大	大	大	5	23.5
	1.6	大	大	大	大	大	5	
	1.8	大	大	大	大	大	5	
	1.9	同	大	大	大	大	4.5	
	2.7	小	大	大	大	大	4	
「小」の小計		1.5	0	0	0	0		
U_2（「小」の合計）		1.5						

⑥統計量 U は、U_1 と U_2 のどちらか小さいほうとします。

$U_1 > U_2$ なので、U_2 の1.5を統計量 U とします。

⑦有意確率の算出・判定を行います。

U 値の有意性を確認するため、右のマン・ホイットニーの U 検定表から、両側確率 $p < 0.05$ となる U 値の臨界値（有意確率 p）を求めます。この例では、2です。統計量 U 値は、臨界値2より小さい（$U \leq$ 臨界値（$\alpha = 0.05$））ので、帰無仮説 H_0 を棄却し、対立仮説 H_1 を採択します。

マン・ホイットニーの U 検定表

n_1	n_2	両側検定	
		$\alpha = 0.05$	$\alpha = 0.01$
5	5	2	0
	6	3	1
	⋮	⋮	⋮
	10	8	4

したがって、「健常者群と前立腺癌患者群のPSA値の代表値は等しくない」と判定します。

⑧同順位が存在する場合は Z 検定を行います。

しかしながら、この例では、同順位がありますので、実際には検定表が使えません。分散を修正して、Z 検定する必要があります。下記の式を用いて修正分散を求め、Z 検定を実施します。

この例題では、順位4.5が2個なので、同順位の長さ $k = 2$、$L = \dfrac{2^3 - 2}{12} = \dfrac{8-2}{12} = \dfrac{6}{12} = 0.5$

となります。

$$修正分散 V(U) = \left(\frac{n_1 \times n_2}{n^2 - n}\right)\left(\frac{n^3 - n}{12} - \sum L\right) = \left(\frac{5 \times 5}{10^2 - 10}\right)\left(\frac{10^3 - 10}{12} - 0.5\right)$$

$$= \left(\frac{25}{100 - 10}\right)\left(\frac{1000 - 10}{12} - 0.5\right) = \left(\frac{25}{90}\right)\left(\frac{990}{12} - 0.5\right)$$

$$= \left(\frac{25}{90}\right)(82.5 - 0.5) = \frac{25}{90} \times 82 = 22.778$$

$$平均値 E(U) = \frac{n_1 \times n_2}{2} = \frac{5 \times 5}{2} = \frac{25}{2} = 12.5$$

$$統計量 Z = \frac{|U - E(U)|}{\sqrt{V(U)}} = \frac{|1.5 - 12.5|}{\sqrt{22.778}} = \frac{11}{4.773} = 2.30$$

⑨有意確率を判定します。

$|Z| > 1.96$ なので、有意差ありとなり、帰無仮説「健常者群と前立腺癌患者群のPSA値の代表値は等しい」は棄却され、対立仮説の「健常者群と前立腺癌患者群のPSA値の代表値は等しくない」が採択されます。

したがって、「健常者群と前立腺癌患者群のPSA値の代表値には、差がある」と結論づけられます。

また、標準正規分布表（付表2）から、検定統計量2.30に対応する値を確認すると、0.010724となっています。両側検定では、2倍した値がp値になるので、$p = 0.010724 \times 2 = 0.021448$となります。

9.4　ウィルコクソンの符号付順位和検定

9.3では、対応がない2群間に差があるかを検定するマン・ホイットニーのU検定について学びました。ここでは、対応がある2群間に差があるかを検定するウィルコクソンの符号付順位和検定について学びます。**ウィルコクソンの符号付順位和検定**とは、対応がある2群について計測値の順序関係を調べ、2群間に差があるかを「ウィルコクソンの符号付順位和検定の統計表」と比較して、有意差の判定する検定手法です。

①仮説を設定します。

　　　帰無仮説H_0：A群とB群の代表値に差はない

　　　対立仮説H_1：A群とB群の代表値に差はある

と立てます。

②統計量Zを算出します。

ここでは、鎮痛薬A投与の前と後で痛みの程度をNRS（0〜10までの11段階）で測定した結果を用いて計算過程を学びます。まず、各患者の「投与前の痛み」と「投与後の痛み」

患　者	A	B	C	D	E	F	G	H	I	J
鎮痛薬A 投与前の痛み	4	8	8	7	7	8	6	3	5	6
鎮痛薬A 投与後の痛み	5	4	5	4	3	6	3	4	5	4
投与前－投与後	−1	4	3	3	4	2	3	−1	0	2
差の絶対値$|X|$	1	4	3	3	4	2	3	1	0	2
	(a)					(b)		(a)		(b)

の結果の差の絶対値$|X|$を計算します。

　次に、差の絶対値$|X|$の小さい順に順位づけを行います。同順位の値が存在する場合は、順位の平均を各要素に割り当てます。たとえば、この例では、(a)$|X|=1$が一番小さいのですが、2つあるため、1位と2位の平均$[(1+2)/2=1.5]$の1.5を割り当てます。次に、(b)$|X|=2$も2つあるため、3位および4位の平均$[(3+4)/2=3.5]$の3.5をそれぞれに割り当てます。ただし、絶対値$|X|$が0となる場合は順位づけを行わず、標本を除外します（今回は被験者Iを除外するため、標本サイズは9となります）。

患　者	A	B	C	D	E	F	G	H	J
差の絶対値$|X|$	1	4	3	3	4	2	3	1	2
順　位	1.5	8.5	6	6	8.5	3.5	6	1.5	3.5
	(a)				(b)			(a)	(b)

　次に、「投与前の痛み＞投与後の痛み」となっている患者の順位の合計値Tと、「投与前の痛み＜投与後の痛み」となっている患者の順位の合計値をそれぞれ算出します。この例では、AとHの患者は、（投与前－投与後）の値がマイナスになっているのでzとし、それ以外をZとして合計値を算出し、小さいほうを統計量Tとします。

$$z=1.5+1.5=3$$
$$Z=8.5+6+6+8.5+3.5+6+3.5=42$$

求めたzとZで、小さいほうを統計量Tとするので、今回は$T=3$を採択します。

③有意確率pの算出と有意確率の判定を行います。

　ここからは、標本サイズ（N）に応じて作業内容が変わります。今回の標本サイズNは9なので、ⅰ）の方法で判定します。

ⅰ）$N \leqq 25$のとき、

　有意水準5％で検定を行いたい場合、ウィルコクソンの符号付順位和

標本サイズ （N）	両側検定 $p<0.05$	両側検定 $p<0.01$	片側検定 $p<0.05$	片側検定 $p<0.01$
5	—	—	0	—
6	0	—	2	—
7	2	—	3	0
8	3	0	5	1
9	5	1	8	3
10	8	3	10	5

検定の統計表（右表）で、両側$p<0.05$と、$N=9$の交わるセルの値から、臨界値が5であることがわかります。

　統計量＞臨界値ならば、帰無仮説H_0は棄却できません。「代表値に差があるとはいえな

い」と判定します。

　統計量≦臨界値ならば、帰無仮説H_0を棄却し、「代表値に差がある」と判定します。

　この例では、統計量$T=3$なので、「統計量≦臨界値」となるため、帰無仮説H_0を棄却して、対立仮説H_1を採択します。すなわち「代表値に差がある」という結論になります。

ⅱ）$N>25$のとき、

　以下の式を用いて、統計量Z_0を計算します。

$$Z_0 = \frac{\left| T - \dfrac{n(n+1)}{4} \right|}{\sqrt{\dfrac{n(n+1)(2n+1)}{24}}}$$

　参考までに、$T=3$、$N=9$で、統計量Z_0を計算すると、Z_0は2.31になります。次に、「正規分布の上側確率表」で有意確率$\alpha=0.05$（表は片側なので、0.025で探します）となるZ値を確認すると、Z値が1.96を上回ったときに、有意確率が0.05を下回ることがわかります。Z_0の値は2.31で1.96を上回っているので、帰無仮説H_0は棄却され、「代表値に差がある」という$N≦25$のときと同じ結論になります。

Z	0	0.01	0.02	0.03	0.04	0.05	0.06	0.07	0.08	0.09
0	0.5	0.496	0.492	0.488	0.484	0.4801	0.4761	0.4721	0.4681	0.4641
0.1	0.4602	0.4562	0.4522	0.4483	0.4443	0.4404	0.4364	0.4325	0.4286	0.4247
⋮										
1.8	0.0359	0.0351	0.0344	0.0336	0.0329	0.0322	0.0314	0.0307	0.0301	0.0294
1.9	0.0287	0.0281	0.0274	0.0268	0.0262	0.0256	0.025	0.0244	0.0239	0.0233
2	0.0228	0.0222	0.0217	0.0212	0.0207	0.0202	0.0197	0.0192	0.0188	0.0183

9.5　クラスカル・ウォリス検定

　9.3では、対応がない2群間に差があるかを検定するマン・ホイットニーのU検定について学びました。ここでは、対応がない3群以上を対象に差があるかを検定するクラスカル・ウォリス検定について学びます。**クラスカル・ウォリス検定**は、対応がない3群以上（多群）の群間について差の有無を調べる方法で、パラメトリック法の一元配置分散分析に相当します。

　クラスカル・ウォリス検定は、kグループの群間で偏りがないか（差があるかどうか）を調べる方法で、統計量（H）を求めて判定します。統計量（H）の計算式が複雑にみえますが、青枠（群間の偏りを計算する部分）の計算以外は単純な計算になります。ここで、R_i^2は順位の和（順位和）、Nは各標本サイズの合計を示しています。

$$H = \frac{12}{N \times (N+1)} \left[\sum_{i=1}^{k} \frac{R_i^2}{n_i} \right] - 3 \times (N+1) \quad \cdots\cdots(1)$$

①仮説を設定します。

帰無仮説H_0：測定値の配置に群間差はない

対立仮説H_1：測定値の配置に群間差がある

と立てます。

②統計量Hを算出します。

2つの例を用いて比較しながら計算過程を確認してください。最初に群の区別をせずに全データを数値の大きい順（小さい順でも構わない）に順位をつけます。そして、各群の順位の合計を求めます。この合計値（順位和）が統計量（H）を表す計算式のR_i^2に該当するので、統計量Hを求める式の$\sum_{i=1}^{k} \dfrac{R_i^2}{n_i}$の部分だけを先に計算します。なお、同値の場合は順位の平均値をとります。

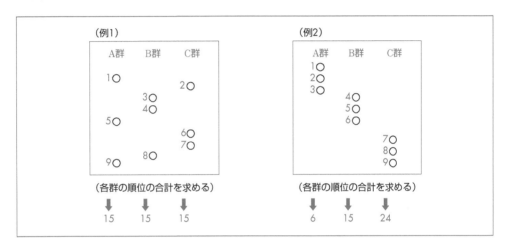

$$\sum_{i=1}^{k} \frac{R_i^2}{n_i} = \frac{15^2}{3} + \frac{15^2}{3} + \frac{15^2}{3} = 225 \qquad \sum_{i=1}^{k} \frac{R_i^2}{n_i} = \frac{6^2}{3} + \frac{15^2}{3} + \frac{24^2}{3} = 279$$

最後に、例1および例2で計算した$\sum_{i=1}^{k} \dfrac{R_i^2}{n_i}$の部分を(1)式に代入します。$N$は各標本サイズの合計になるので、この例の場合はそれぞれ9を代入します。

$$H = \frac{12}{9(9+1)} \times 225 - 3(9+1) = \frac{2700}{90} - 30 = 30 - 30 = 0$$

$$H = \frac{12}{9(9+1)} \times 279 - 3(9+1) = \frac{3348}{90} - 30 = 37.2 - 30 = 7.2$$

この2つは極端な例で、例1はまったく偏りのない（差があるとはいえない）例であり、例2は群間の差が最大になる組み合わせです。この結果からもわかるように、統計量（H）はまったく偏りのないときには$H=0$となり、最も偏りがあるときに$H=7.2$となります。

③有意確率pを算出します。

ⅰ）$k \leqq 3$　かつ　$N \leqq 17$のとき、

クラスカル・ウォリス検定統計表から有意確率pを求めます。

ⅱ）それ以外のとき、

Hが近似的に自由度$k-1$のχ^2分布に従うので、χ^2分布表で有意水準αに対応するχ^2値と比較します。

④有意確率を判定します。

有意水準をαとするとき、

$p \geqq \alpha$のとき：H_0は棄却できません。　⇒　差があるとはいえません。

$p < \alpha$のとき：H_0を棄却しH_1を採択します。　⇒　有意水準αで差があります。

例題9-2

アレルギー性結膜炎のモデルマウスに、抗ヒスタミン薬であるクロルフェニラミンマレイン酸塩を投与して、目の引っ掻き行動（目のかゆみ）の変化を評価した。この実験では、クロルフェニラミンマレイン酸塩がアレルギー性結膜炎モデルマウスの引っ掻き行動に変化を与えるかどうかを有意水準5％で評価しなさい。

	クロルフェニラミンマレイン酸塩 （mg/kg）		
	0	1	3
引っ掻き行動 （回/30分）	6	9	0
	21	4	4
	9	1	3
	13	7	8
	15	3	

なお、バートレット検定で等分散ではないことが明らかになっている。

解説

①統計学的手法を選択します。

回数	21	15	13	9	9	8	7	6	4	4	⋯
順位	1	2	3	4	5	6	7	8	9	10	⋯

4.5　　　　　　9.5

観測値はマウスの引っ掻き行動で、要因はクロルフェニラミンマレイン酸塩の投与になります。薬物は、0, 1, 3 mg/kgの3用量を投与するので、水準の数は3になります。薬物は、それぞれ別の動物に投与するので対応はありません。このデータをバートレット検定（等分散性の検定）にかけたところ、群間の分散が異なることがわかりました。

以上の前提をもとにすると、ノンパラメトリック検定の多群の比較に該当するので、クラスカル・ウォリス検定が適切な検定方法であることがわかります。

②仮説を設定します。

帰無仮説H_0：測定値の配置に群間差はない

対立仮説H_1：測定値の配置に群間差がある

と立てます。

③統計量Hを計算します。

126ページの(1)式を用いて統計量Hを算出します。最初に測定回数のデータを順位データに変換し、グループごとに順位の合計を求めます。

	クロルフェニラミンマレイン酸塩（mg/kg）					
	0		1		3	
	回数	順位	回数	順位	回数	順位
引っ掻き行動 （回/30分）	21	1	9	4.5	8	6
	15	2	7	7	4	9.5
	13	3	4	9.5	3	11.5
	9	4.5	3	11.5	0	14
	6	8	1	13		
各群の標本サイズ（n_i）	5		5		4	
各標本サイズの合計	14					
順位の合計（R_i）	18.5		45.5		41	

右上のような表を作成して順位を求めますが、回数が同じ場合には順位の平均値を使用します。

$$\sum_{i=1}^{k} \frac{R_i^2}{n_i} = \frac{18.5^2}{5} + \frac{45.5^2}{5} + \frac{41^2}{4} = \frac{342.25}{5} + \frac{2070.25}{5} + \frac{1681}{4}$$

$$= 68.45 + 414.05 + 420.25 = 902.75$$

最後に、統計量（H）の計算式に代入します。

$$H = \frac{12}{14(14+1)} \times 902.75 - 3(14+1) = \frac{10833}{210} - 45 = 51.586 - 45 = 6.586$$

④有意確率pの算出と有意確率の判定を行います。

$k \leq 3$かつ$N \leq 17$に該当するので、クラスカル・ウォリス検定表から、$n_1 = 4$、$n_2 = 5$、$n_3 = 5$のとき、$p < 0.05$となる統計量Hの臨界値が右表から、5.666であることがわかります。このデータの統計量Hは6.586なので、$p < 0.05$となることがわかります。

したがって、

クラスカル・ウォリス検定表

n_1	n_2	n_3	$P<0.05$	$P<0.01$
4	4	4	5.692	7.654
4	4	5	5.657	7.760
4	4	6	5.681	7.795
4	4	7	5.650	7.814
4	4	8	5.779	7.853
4	4	9	5.704	7.910
4	5	5	5.666	7.823
4	5	6	5.661	7.936

H_0を棄却し、Hを採択します。

⇒測定値の配置に群間差があると判定します。

9.6　ノンパラメトリックなデータの多重比較

クラスカル・ウォリス検定は、パラメトリック法の一元配置分散分析に相当します。したがって、群間のどこに差があるかまではわかりません。そこで、群間のどこに有意差があるのかを判定するためには、多重比較を行う必要があります。

ノンパラメトリックなデータの多重比較法としては、前章で学んだテューキー・クレーマー法に対応する**スティール・ドゥワス法**、ダネット法に対応する**スティール法**が知られています。

これらの方法については、専用の統計ソフトウェアなどを用いて計算することが多いため、詳細な計算方法は割愛します。

第10章

相関と回帰分析

10.1 相関係数

2つの変数XとYとがn個の組として測定されたとし、グラフ上の縦軸に変数Y、横軸に変数Xをプロット(x_1, y_1), (x_2, y_2), $\cdots$, (x_n, y_n)します（このプロットした図を**散布図**（scattergram/scatter plot /scatter diagram）といいます）。このとき、XとYとの関連性の強さを測る尺度として**相関係数**（correlation coefficient）が用いられます。相関係数は、次のように定義されます。

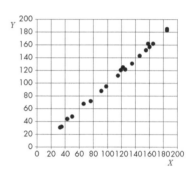

変数Xの標本データ$(x_1, x_2, \cdots, x_n)$の平均と標準偏差をそれぞれ$\bar{x}$、S_x、変数Yの標本データ$(y_1, y_2, \cdots, y_n)$の平均と標準偏差をそれぞれ$\bar{y}$、S_yとするとき、

$$S_x = \sqrt{\frac{1}{n} \sum_{i=1}^{n} (x_i - \bar{x})^2}、\ S_y = \sqrt{\frac{1}{n} \sum_{i=1}^{n} (y_i - \bar{y})^2}、\ \bar{x} = \frac{1}{n} \sum_{i=1}^{n} x_i、\ \bar{y} = \frac{1}{n} \sum_{i=1}^{n} y_i$$

共分散（covariance）S_{xy}は、

$$S_{xy} = \frac{1}{n} \sum_{i=1}^{n} (x_i - \bar{x})(y_i - \bar{y})$$

となります。これらに基づく標本相関係数をrとすると、

$$r = \frac{S_{xy}}{S_x S_y}$$

となります。ただし、rがとる値の範囲は、

$$-1 \leqq r \leqq 1$$

です。

$r > 0$のときXとYとは**正の相関**、$r < 0$のときは**負の相関**といいます。また、rが0に近いほど相関が弱いことを意味します。

次の図は、血清中の免疫グロブリンG（IgG）濃度と総タンパク質量、アルブミン／グロブリン比（A/G比）についての散布図です。これをみると、IgG量と総タンパク質量の関係は正の相関を示し、IgG量とA/G比については負の相関を示すことがわかります。

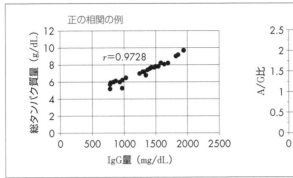
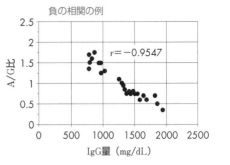

相関があるかないかは、$|r|=0.6$ がひとつの目安になります。$|r|>0.6$ なら、相関があると考えます。$0.3≦|r|≦0.6$ なら相関が弱く、$|r|<0.3$ ならほとんど相関がないとみなすことができます。

相関が強ければ、共分散 S_{xy} の値は大きく、逆に弱ければ、S_{xy} の値は小さくなります。すなわち、S_{xy} は相関の正負と強弱を測る際によい目安になります。

相関係数の95%信頼区間（95%CI）の求め方

相関係数の95%信頼区間は、標準誤差を用いる方法とフィッシャーの Z 変換を用いる方法があります。

標準誤差を用いる方法は、次のようにして求めることができます。

$$相関係数(r)の標準誤差(SE_r)=\sqrt{\frac{1-r^2}{n-2}}$$

$$95\%\,CI=r\pm t\,(n-2,\,\alpha=0.05)\times SE_r$$

フィッシャーの Z 変換を用いる方法は、次のようにして求めることができます。

$$Z=\frac{1}{2}\times\ln\frac{1+r}{1-r}\quad（\lnは自然対数です）$$

そして、この Z 値は以下の信頼区間をとります。

$$Z_{U(上限)}=\tanh\left\{Z+\left(\frac{1.96}{\sqrt{n-3}}\right)\right\},\ Z_{L(下限)}=\tanh\left\{Z-\left(\frac{1.96}{\sqrt{n-3}}\right)\right\}$$

$\tanh$ は、指数関数 e^x をもとに定義される関数（双曲線関数）で、「ハイパボリックタンジェント」と読みます。あらゆる入力値を $-1.0～1.0$ の範囲の数値に変換して出力する関数です。式で表すと、

$$\tanh x=\frac{e^x-e^{-x}}{e^x+e^{-x}}$$

となります。

10.1.1　相関係数の有意性の検定

相関係数における有意性の評価は、自由度 $(\nu)=n-2$ の t 分布で考えます。相関係数を出

すためには、変数Xと変数Yの平均値$(\bar{x}, \bar{y})$を基準とします。そのため、変数XとYのn個の標本データから、平均値2個分を抜いて「$n-2$」が検定の対象となります。

有意水準p％の棄却域は次のとおりです。

$$|t| > t(p)$$

ここで、$t(p)$は自由度$n-2$のt分布における両側p％点です。

$|t| > t(p)$ならば、有意水準p％で帰無仮説は棄却され、対立仮説が採択されます。棄却できなければ、帰無仮説が採択されます。

まず、

帰無仮説H_0：2変数に相関関係がない

対立仮説H_1：2変数に相関関係がある

という仮説を立てます。そして、統計量t値を次の式を用いて算出します。

$$t = \frac{|r| \times \sqrt{n-2}}{\sqrt{1-r^2}}$$

例題10-1

次の表は、社会生活統計指標–都道府県の指標–2021（総務省統計局）をもとに関東甲信越地方における2018年時点一般診療所の数と薬局の数をまとめたものである。相関係数を求め、有意性を検討しなさい。

	茨城県	栃木県	群馬県	埼玉県	千葉県	東京都	神奈川県	新潟県	山梨県	長野県
一般診療所数(x_i)	1,738	1,458	1,550	4,328	3,791	13,429	6,739	1,671	695	1,574
薬局数(y_i)	1,295	892	903	2,888	2,448	6,702	3,888	1,142	451	979

	一般診療所数 x_i	x_iの二乗 x_i^2	差の平方和 $d_{x_i}=x_i-\bar{x}$	薬局数 y_i	y_iの二乗 y_i^2	差の平方和 $d_{y_i}=y_i-\bar{y}$	共分散 S_{xy} $d_{x_i}\times d_{y_i}$
茨城県	1,738	3,020,644	−1,959.3	1,295	1,677,025	−863.8	1692443.34
栃木県	1,458	2,125,764	−2,239.3	892	795,664	−1,266.8	2836745.24
群馬県	1,550	2,402,500	−2,147.3	903	815,409	−1,255.8	2696579.34
埼玉県	4,328	18,731,584	630.7	2,888	8,340,544	729.2	459906.44
千葉県	3,791	14,371,681	93.7	2,448	5,992,704	289.2	27098.04
東京都	13,429	180,338,041	9,731.7	6,702	44,916,804	4,543.2	44213059.4
神奈川県	6,739	45,414,121	3,041.7	3,888	15,116,544	1,729.2	5259707.64
新潟県	1,671	2,792,241	−2,026.3	1,142	1,304,164	−1,016.8	2060341.84
山梨県	695	483,025	−3,002.3	451	203,401	−1,707.8	5127327.94
長野県	1,574	2,477,476	−2,123.3	979	958,441	−1,179.8	2505069.34
合計	36,973	272,157,077		21,588	80,120,700		66878278.6
平均	3697.3			2158.8			

まず、一般診療所数の平均値（$\bar{x}$）を求めます。

$$\bar{x}=\frac{1738+1458+1550+4328+3791+13429+6739+1671+695+1574}{10}=\frac{36973}{10}$$

$$=3697.3$$

次に、薬局数の平均値（$\bar{y}$）を求めます。

$$\bar{y}=\frac{1295+892+903+2888+2448+6702+3888+1142+451+979}{10}=\frac{21588}{10}=2158.8$$

一般診療所数の標準偏差（S_x）を求めます。

$$S_x=\sqrt{\frac{1}{n}\sum_{i=1}^{n}(x_i-\bar{x})^2}=\sqrt{\frac{1}{n}\sum_{i=1}^{n}x_i^2-\bar{x}^2}$$

$$=\sqrt{\frac{1738^2+1458^2+1550^2+4328^2+3791^2+\cdots+1574^2}{10}-3697.3^2}$$

$$=\sqrt{\frac{3020644+2125764+2402500+18731584+14371681+\cdots+2477476}{10}-13670027.29}$$

$$=\sqrt{\frac{272157077}{10}-13670027.29}=\sqrt{27215707.7-13670027.29}=\sqrt{13545680.41}$$

$$=3680.44568$$

薬局数の標準偏差（S_y）を求めます。

$$S_y=\sqrt{\frac{1}{n}\sum_{i=1}^{n}(y_i-\bar{y})^2}=\sqrt{\frac{1}{n}\sum_{i=1}^{n}y_i^2-\bar{y}^2}$$

$$= \sqrt{\frac{1295^2 + 892^2 + 903^2 + 2888^2 + 2448^2 + \cdots + 979^2}{10} - 2158.8^2}$$

$$= \sqrt{\frac{1677025 + 795664 + 815409 + 8340544 + 5992704 + \cdots + 958441}{10} - 4660417.44}$$

$$= \sqrt{\frac{80120700}{10} - 4660417.44} = \sqrt{8012070.0 - 4660417.44} = \sqrt{3351652.56}$$

$$= 1830.75191$$

そして、共分散（S_{xy}）を求めます。

$$S_{xy} = \frac{1}{n} \sum_{i=1}^{n} (x_i - \bar{x})(y_i - \bar{y})$$

$$= \frac{(1738 - 3697.3)(1295 - 2158.8) + (1458 - 3697.3)(892 - 2158.8) + \cdots + (1574 - 3697.3)(979 - 2158.8)}{10}$$

$$= \frac{(-1959.3)(-863.8) + (-2239.3)(-1266.8) + \cdots + (-2123.3)(-1179.8)}{10}$$

$$= \frac{1692443.34 + 2836745.24 + \cdots + 2505069.34}{10} = \frac{66878278.6}{10} = 6687827.86$$

したがって、相関係数rは、

$$r = \frac{S_{xy}}{S_x S_y} = \frac{6687827.86}{3680.44568 \times 1830.75191} = 0.992556$$

最後に、有意性の判定を行います。まず、仮説を立てます。

　　　　帰無仮説H_0：一般診療所数と薬局数との間には相関がない

　　　　対立仮説H_1：一般診療所数と薬局数との間には相関がある

有意水準$\alpha = 0.05$で設定します。

統計量t値を求めます。

$$t = \frac{|r| \times \sqrt{n-2}}{\sqrt{1-r^2}} = \frac{0.992556 \times \sqrt{10-2}}{\sqrt{1-0.992556^2}} = \frac{0.992556 \times \sqrt{8}}{\sqrt{1-0.985167}} = \frac{0.992556 \times 2.82843}{\sqrt{0.014833}} = \frac{2.80738}{0.121791}$$

$$= 23.0508$$

自由度（ν）$= n-2$のt分布表から、$t_8(\alpha = 0.05) = 2.306$ですから、帰無仮説は有意水準$\alpha$ $= 0.05$で棄却されます。したがって、対立仮説が採択され、一般診療所数と薬局数との間には、有意な相関があるといえます。

相関係数が求まりましたので、次に95％信頼区間を求めます。

①標準誤差を用いた場合

相関係数（r）の標準誤差（SE_r）$= \sqrt{\dfrac{1-r^2}{n-2}}$

95％$CI = r \pm t(n-2, \alpha = 0.05) \times SE_r$

から、

$$SE_r = \sqrt{\frac{1-0.992556^2}{10-2}} = \sqrt{\frac{1-0.985167413}{8}} = \sqrt{\frac{0.014832587}{8}} = \sqrt{0.001854073}$$

$$= 0.043058952$$

$95\%\ CI = 0.992556 \pm 2.306 \times 0.04305892 = 0.992556 \pm 0.09929$

95%信頼区間 $= 0.893 \sim 1$

相関係数の上限値は1のため、計算上は1.0918ですが、信頼区間の上限値は1となります。

②フィッシャーのZ変換を用いた場合

$$Z = \frac{1}{2} \times \ln \frac{1+r}{1-r} \quad (\ln：自然対数)$$

$$Z_{U(上限)} = \tanh\left\{Z + \left(\frac{1.96}{\sqrt{n-3}}\right)\right\}, \quad Z_{L(下限)} = \tanh\left\{Z - \left(\frac{1.96}{\sqrt{n-3}}\right)\right\}$$

から、

$$Z = \frac{1}{2} \times \ln \frac{1+0.992556}{1-0.992556} = \frac{1}{2} \times \ln \frac{1.992556}{0.007444} = \frac{1}{2}(\ln 1.992556 - \ln 0.007444)$$

$$= \frac{1}{2}(0.68942 - (-4.90035)) = \frac{5.58977}{2} = 2.794885$$

$$Z_{U(上限)} = \tanh\left\{2.794885 + \left(\frac{1.96}{\sqrt{10-3}}\right)\right\} = \tanh\left\{2.794885 + \left(\frac{1.96}{\sqrt{7}}\right)\right\}$$

$$= \tanh\left\{2.794885 + \left(\frac{1.96}{2.64575}\right)\right\}$$

$$= \tanh(2.794885 + 0.74081) = \tanh(3.535695) = 0.99830$$

$$Z_{L(下限)} = \tanh\left\{2.794885 - \left(\frac{1.96}{\sqrt{10-3}}\right)\right\} = \tanh\left\{2.794885 - \left(\frac{1.96}{\sqrt{7}}\right)\right\}$$

$$= \tanh\left\{2.794885 - \left(\frac{1.96}{2.64575}\right)\right\}$$

$$= \tanh(2.794885 - 0.74081) = \tanh(2.054075) = 0.96756$$

95%信頼区間 $= 0.968 \sim 0.998$

　以上の結果から、標準誤差を用いる方法では、上限が1を超えてしまうのに対して、フィッシャーのZ変換を用いる方法では1未満になっています。標準誤差を用いる方法よりフィッシャーのZ変換のほうが合理性が高いといえます。しかしながら、フィッシャーのZ変換を用いた方法では、検定結果が有意水準5％で有意であるにもかかわらず、信頼区間が0をまたぐことがあります。注意してください。今回は、いずれの方法でも信頼区間が0をまたいでいないので、相関があるといえます。

10.2 単回帰分析

10.2.1 線形回帰分析

回帰分析 (regression analysis) とは、説明変数xによって目的変数yの変動を$y=f(x)$の形で、どの程度説明できるのかを分析する手法です。たとえば、一般診療所数の変数をX、薬局数の変数をYとします。一般診療所数Xによって薬局数Yを説明する方程式を立てたとき、説明する変数X(一般診療所数) を**説明変数** (explanatory variable、独立変数)、説明される変数Y(薬局数) を**目的変数** (object variable、従属変数、被説明変数) といいます。

回帰を辞書で調べると、「一回りしてもとに戻ること」「繰り返すこと」と書かれています。しかし、統計学では、「2つ、もしくはそれ以上の因子の間に数量的な関係があること」を**回帰** (regression) といい、数量的関係から、予測することを意味します。すなわち、回帰分析は予測分析ともとらえられます。

回帰分析は、あるp個の変数$x_1, x_2, \cdots\cdots, x_p$が与えられたとき、それと相関関係のある$y$の値を説明、予測するために用いられます。回帰分析では、分析者が説明変数から目的変数への因果関係を仮定して分析を行います。説明変数が1つのときを**単回帰分析** (single regression analysis)、2つ以上のときを**重回帰分析** (multiple regression analysis) といいます。すなわち、単回帰分析は、1つの目的変数を1つの説明変数で予測するのに対し、重回帰分析は、1つの目的変数を複数の説明変数で予測しようとするものです。たとえば、年齢が高くなるに従い、収縮期血圧が上昇する傾向があります。このような関係を調べるのが単回帰分析です。

最小二乗法 (least-squares method) とは、誤差を伴う測定値の処理において、その誤差(残差) の二乗の和(平方和) を最小にするようなaとbの値を計算し、最も確からしい関係式を求める方法です(右図)。残差は回帰方程式から得られた予測値($\hat{y}$) と実際に測定した観測値(y) の差を表します。最小二乗法によって導き出された一次関数$y=b+ax$を**回帰直線** (regression line) といいます。

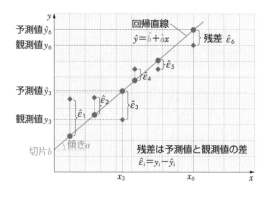

131ページで示した散布図をみると、各点は直線関係にあるようにみえます。では、実際にこの直線はどのような式で表すことができるのでしょうか。それを説明する式が回帰直線です。

このように、直線に当てはめることを**線形回帰** (linear regression) といいます。線形パラメータを散布図に描いたとき、曲線関係にみてとれる場合は**非線形回帰** (non-linear regression) を用います。

回帰直線の回帰方程式は、

$$y = b + ax$$

で表すことができ、説明変数から目的変数の値を予測するために利用されます。ここで、bを回帰方程式の**定数項**（constant term、**切片**（intercept））といいます。また、変数Xの係数aを回帰方程式の**回帰係数**（regression coefficient、**傾き**）といいます。

回帰方程式は、最小二乗法を用いることによって求めることができます。変数XとYの平均値を$\bar{x}$、$\bar{y}$、変数Xの分散をS_x^2、変数X、Yの共分散をS_{xy}とそれぞれすると、

$$a = \frac{S_{xy}}{S_x^2} \qquad b = \bar{y} - a\bar{x}$$

で求めることができます。平均値$\bar{x}$、$\bar{y}$、分散S_x^2、共分散S_{xy}の求め方は、例題10.1を参照してください。

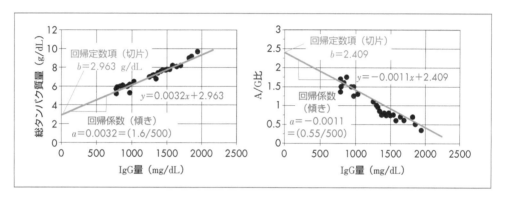

回帰係数（傾き）と定数項（切片）の95%信頼区間（95%CI）の求め方

標準誤差（SE）、傾きの分散の推定量（S_a^2）、切片の分散の推定量（S_b^2）は下記の式で求めることができます。推定値は、求めた回帰直線の$y = b + ax$にx_iの値を代入して求めます。

$$\text{残差の分散}(S^2) = \frac{\displaystyle\sum_{i=1}^{n}(\text{切片の観測値}-\text{切片の推定値})^2}{n-2} = \frac{\displaystyle\sum_{i=1}^{n}(y_i - \hat{y}_i)^2}{n-2}$$

$$\text{傾きの分散の推定量}(S_a^2) = \frac{S^2}{\displaystyle\sum_{i=1}^{n}(x_i - \bar{x})^2} = \frac{S^2}{\left(\displaystyle\sum_{i=1}^{n}x_i^2\right) - n \times \bar{x}^2}$$

$$\text{傾きの標準誤差}(SE_a) = \sqrt{S_a^2}$$

$$\text{切片の分散の推定量}(S_b^2) = \frac{S^2 \times \displaystyle\sum_{i=1}^{n}x_i^2}{n \times \displaystyle\sum_{i=1}^{n}(x_i - \bar{x})^2} = \frac{S^2 \times \displaystyle\sum_{i=1}^{n}x_i^2}{n \times \left(\displaystyle\sum_{i=1}^{n}x_i^2\right) - n \times \bar{x}^2}$$

$$\text{切片の標準誤差}(SE_b) = \sqrt{S_b^2}$$

自由度$(\nu) = n - 2$の回帰係数（傾きa）の95%信頼区間は、下記の式で求まります。

$$95\%\,\text{CI} = a \pm t(\nu = n-2, \alpha = 0.05) \times SE_a = a \pm t(\nu = n-2, \alpha = 0.05) \times \sqrt{S_a^2}$$

また、回帰定数項（切片b）の95％信頼区間は、下記の式で求まります。

$$95\%\,\mathrm{CI}=b\pm t(\nu=n-2,\alpha=0.05)\times SE_b=b\pm t(\nu=n-2,\alpha=0.05)\times\sqrt{S_b{}^2}$$

回帰直線の傾きaと切片bの有意性の検討

回帰係数（傾き）aの有意性については、

$$t_a=\frac{a\times\sqrt{S_x{}^2}}{S}\qquad S=\sqrt{\frac{(S_y{}^2-a\times S_{xy})}{n-2}}$$

で計算でき、自由度$(\nu)=n-2$のt分布に従います。

このときの仮説は、

　　　帰無仮説H_0：傾きは0である（$a=0$）

　　　対立仮説H_1：傾きは0でない（$a\neq0$）

と立てます。

有意水準p％の棄却域は次のとおりです。

　　　$|t_a|\geqq t(p)$

ここで、$t(p)$は自由度$(\nu)=n-2$のt分布における両側p％点です。

$|t_a|\geqq t(p)$ならば、有意水準p％で帰無仮説が棄却されます。棄却できなければ、帰無仮説が採択されます。

定数項（切片）bの有意性については、

$$t_b=\frac{b}{S\times\sqrt{\dfrac{1}{n}+\dfrac{\bar{x}^2}{S_x{}^2}}}$$

で計算でき、自由度$(\nu)=n-2$のt分布に従います。

このときの仮説は、

　　　帰無仮説H_0：切片は0である（$b=0$）

　　　対立仮説H_1：切片は0でない（$b\neq0$）

と立てます。

有意水準p％の棄却域は次のとおりです。

　　　$|t_b|\geqq t(p)$

ここで、$t(p)$は自由度$(\nu)=n-2$のt分布における両側p％点です。

$|t_b|\geqq t(p)$ならば、有意水準p％で帰無仮説が棄却されます。棄却できなければ、帰無仮説が採択されます。

例題10-2

例題10-1のデータを使用して回帰直線の回帰方程式と傾きと、切片の95％信頼区間を求めなさい。また、有意性を検討しなさい。

解説

回帰係数（傾き）aと定数項（切片）bは下記の式で求まります。

$$a = \frac{S_{xy}}{S_x^2} \qquad b = \bar{y} - a\bar{x}$$

上記の式に、例題10-1で求めた変数X（一般診療所数）の分散$S_x^2=13545680.41$、共分散$S_{xy}=6687827.86$、変数Xと変数Y（薬局数）の平均値$\bar{x}=3697.3$、$\bar{y}=2158.8$をそれぞれ代入します。

$$a = \frac{6687827.86}{13545680.41} = 0.4937$$

$$b = 2158.8 - 0.4937 \times 3697.3 = 2158.8 - 1825.357 = 333.443$$

回帰方程式は、

$$y = 0.4937x + 333.443$$

となります。散布図と回帰直線は右図のようになります。

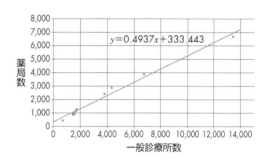

次に、回帰係数（傾き）aと定数項（切片）bの95％信頼区間（95％CI）を求めます。

回帰係数（傾きa）の95％信頼区間と、定数項（切片b）の95％信頼区間は、下記の式で求まります。

$$95\%\,\text{CI} = a \pm t(\nu=n-2,\, \alpha=0.05) \times SE_a = a \pm t(\nu=n-2,\, \alpha=0.05) \times \sqrt{S_a^2}$$

$$95\%\,\text{CI} = b \pm t(\nu=n-2,\, \alpha=0.05) \times SE_b = b \pm t(\nu=n-2,\, \alpha=0.05) \times \sqrt{S_b^2}$$

これに、

$$\text{残差の分散}(S_y^2) = \frac{\displaystyle\sum_{i=1}^{n}(\text{切片の観測値}-\text{切片の推定値})^2}{n-2} = \frac{\displaystyle\sum_{i=1}^{n}(y_i-\hat{y}_i)^2}{n-2}$$

$$\text{傾きの分散の推定量}(S_a^2) = \frac{S^2}{\displaystyle\sum_{i=1}^{n}(x_i-\bar{x})^2} = \frac{S^2}{\left(\displaystyle\sum_{i=1}^{n}x_i^2\right) - n \times x^2}$$

$$\text{傾きの標準誤差}(SE_a) = \sqrt{S_a^2}$$

$$\text{切片の分散の推定量}(S_b^2) = \frac{S^2 \times \displaystyle\sum_{i=1}^{n}x_i^2}{n \times \displaystyle\sum_{i=1}^{n}(x_i-\bar{x})^2} = \frac{S^2 \times \displaystyle\sum_{i=1}^{n}x_i^2}{n \times \left(\displaystyle\sum_{i=1}^{n}x_i^2\right) - n \times \bar{x}^2}$$

$$\text{切片の標準誤差}(SE_b) = \sqrt{S_b^2}$$

を求め、代入していきます。

	一般診療所数 (x_i)	x_iの二乗 $(x_i{}^2)$	差の平方和 $(x_i-\bar{x})^2$	薬局数 (y_i)	差の平方和 $(y_i-\bar{y})^2$	薬局数の推定値 $\hat{y}_i=0.4937x_i$ $+333.443$	残差の平方和 $(y_i-\hat{y}_i)^2$
茨城県	1,738	3,020,644	3,838,856.49	1,295	746,150.44	1191.4936	10,713.5748
栃木県	1,458	2,125,764	5,014,464.49	892	1,604,782.24	1053.2576	26,004.0136
群馬県	1,550	2,402,500	4,610,897.29	903	1,577,033.64	1098.6780	38,289.8797
埼玉県	4,328	18,731,584	397,782.49	2,888	531,732.64	2470.1766	174,576.3936
千葉県	3,791	14,371,681	8,779.69	2,448	83,636.64	2205.0597	59,019.9894
東京都	13,429	180,338,041	94,705,984.89	6,702	20,640,666.24	6963.3403	68,298.7524
神奈川県	6,739	45,414,121	9,251,938.89	3,888	2,990,132.64	3660.4873	51,762.0287
新潟県	1,671	2,792,241	4,105,891.69	1,142	1,033,882.24	1158.4157	269.4752
山梨県	695	483,025	9,013,805.29	451	2,916,580.84	676.5645	50,879.3437
長野県	1,574	2,477,476	4,508,402.89	979	1,391,928.04	1110.5268	17,299.2991
合計	36,973	272,157,077	135,456,804.10	21,588	33,516,525.60		497,112.7501
平均	3,697.3			2,158.8			
分散			1,693,210.051		277.5536		62,139.0938

$$残差の分散(S^2)=\frac{\displaystyle\sum_{i=1}^{n}(薬局数-薬局数の推定値)^2}{n-2}=\frac{\displaystyle\sum_{i=1}^{n}(y_i-\hat{y}_i)^2}{n-2}$$

薬局数の推定値は、求めた回帰直線の$y=0.4937x_i+333.443$にx_iの値を代入して求めます。

$$傾きの分散の推定量(S_a{}^2)=\frac{S^2}{\displaystyle\sum_{i=1}^{n}(x_i-\bar{x})^2}=\frac{62139.0938}{135456804.10}=0.0004587$$

$$傾きの標準誤差(SE_a)=\sqrt{S_a{}^2}=\sqrt{0.0004587}=0.02142$$

付表3のt分布表から、自由度$(\nu)=n-2=10-2=8$における$\alpha=0.05$の臨界値は、2.306です。

$$傾きの95\%\,CI=0.4937\pm t(\nu=n-2,\ \alpha=0.05)\times SE_a=0.4937\pm(2.306\times0.02142)$$
$$=0.4937\pm0.0494$$
$$=0.4443\sim0.5431$$

$$切片の分散の推定量(S_b{}^2)=\frac{S^2\times\displaystyle\sum_{i=1}^{n}x_i{}^2}{n\times\displaystyle\sum_{i=1}^{n}(x_i-\bar{x})^2}=\frac{62139.0938\times272157077}{10\times135456804.10}$$

$$=12484.8613$$

$$切片の標準誤差(SE_b)=\sqrt{S_b{}^2}=\sqrt{12484.8613}=111.735676$$

付表3のt分布表から、自由度$\nu=n-2=10-2=8$における$\alpha=0.05$の臨界値は、2.306です。

$$切片の95\%\,CI=333.443\pm t(\nu=n-2,\ \alpha=0.05)\times SE_b$$

$$=333.443\pm(2.306\times111.735676)$$
$$=333.443\pm257.662=75.781\sim591.105$$

　最後に傾きと切片の有意性について検定を行います。まず、傾きの有意性について検定を行います。帰無仮説と対立仮説を立てます。

　　　帰無仮説H_0：傾きは0である（$a=0$）

　　　対立仮説H_1：傾きは0でない（$a\neq0$）

と仮説を立てます。

　そして、統計量（t_a）を算出します。

$$S=\sqrt{\frac{(S_y^2-a\times S_{xy})}{n-2}}、\quad t_a=\frac{a\times\sqrt{S_x^2}}{S}$$

に例題10–1で求めた数値を代入します。例題10–1から、

　　　$S_x^2=13545680.41$、$S_y^2=3351652.56$、$S_{xy}=6687827.86$、$n=10$

です。

$$S=\sqrt{\frac{S_y^2-a\times S_{xy}}{n-2}}=\sqrt{\frac{3351652.56-0.4937\times6687827.86}{10-2}}$$
$$=\sqrt{\frac{3351652.56-3301780.614}{8}}=\sqrt{\frac{49871.946}{8}}$$
$$=\sqrt{6233.99325}=78.9556$$
$$t_a=\frac{a\times\sqrt{S_x^2}}{S}=\frac{0.4937\times\sqrt{13545680.41}}{78.9556}=\frac{0.4937\times3680.4457}{78.9556}=\frac{1817.036}{78.9556}$$
$$=23.0134$$

　付表3のt分布表から、$t_a\geqq t_8(0.01)=3.355$ですから、帰無仮説は有意水準$\alpha=0.01$で棄却されます。したがって、傾きは0でないと結論づけられます。

　そして、切片の有意性について検討します。まず、帰無仮説と対立仮説を立てます。

　　　帰無仮説H_0：切片は0である（$b=0$）

　　　対立仮説H_1：切片は0でない（$b\neq0$）

と仮説を立てます。

$$t_b=\frac{b}{S\times\sqrt{\frac{1}{n}+\frac{\bar{x}^2}{S_x^2}}}=\frac{333.443}{78.9556\times\sqrt{\frac{1}{10}+\frac{3697.3^2}{13545680.41}}}$$
$$=\frac{333.443}{78.9556\times\sqrt{0.1+\frac{13670027.29}{13545680.41}}}=\frac{333.443}{78.9556\times\sqrt{0.1+1.0092}}$$
$$=\frac{333.443}{78.9556\times\sqrt{1.1092}}=\frac{333.443}{78.9556\times1.0532}=\frac{333.443}{83.1560}=4.010$$

　付表3のt分布表から、$t_b\geqq t_8(0.01)=3.355$ですから、帰無仮説は有意水準$\alpha=0.01$で棄却されます。したがって、切片は0でないと結論づけられます。

回帰直線は最も確率が高い関係式を示していますが、信頼度$1-\alpha$（一般的には、信頼度$1-\alpha$は0.95（95％））を設定して、母回帰直線が存在するであろう信頼区間を下記の式を用いて算出します。ただし、x_iは各県の一般診療所数、$\bar{x}$は一般診療所数の平均値、S^2は残差の分散です。

$$y = ax + b \pm t(n-2, \alpha) \times \sqrt{\left(\frac{1}{n} + \frac{(x-\bar{x})^2}{\sum_{i=1}^{n} (x_i - \bar{x})^2} \right) \times S^2}$$

計算例（一般診療所数$x=1738$のとき）

　自由度8、信頼度$1-\alpha=0.95$に対応するt値（$t_{\alpha/2}(n-2)$）を付表3のt分布表から求めると、2.306となります。

$$y = 0.4937 \times 1738 + 333.443 \pm 2.306 \times \sqrt{\left(\frac{1}{10} + \frac{(1738-3697.3)^2}{135456804.10} \right) \times 62139.0938}$$

$$= 985.5620, 1397.4252$$
　　（下限値）　（上限値）

　下記の式に一般診療所数（x）をすべて代入すれば、95％信頼区間のグラフを右ページの図のように描くことができます。

$$y = 0.4937 \times x + 333.443 \pm 2.306 \times \sqrt{\left(\frac{1}{10} + \frac{(x-3697.3)^2}{135456804.10} \right) \times 62139.0938}$$

例題10-2の回帰直線の95％信頼区間

都道府県	一般診療所数	薬局数の推定値	95％信頼区間	
			下限値	上限値
茨城県	1,738	1191.4936	985.5620	1397.4252
栃木県	1,458	1053.2576	840.4770	1266.0382
群馬県	1,550	1098.6780	888.2234	1309.1326
埼玉県	4,328	2470.1766	2285.7487	2654.6045
千葉県	3,791	2205.0597	2023.2226	2386.8968
東京都	13,429	6963.3403	6449.4639	7477.2167
神奈川県	6,739	3660.4873	3424.6643	3896.3103
新潟県	1,671	1158.4157	950.9086	1365.9228
山梨県	695	676.5645	441.9764	911.1526
長野県	1,574	1110.5268	900.6671	1320.3865
平均値	3697.3			

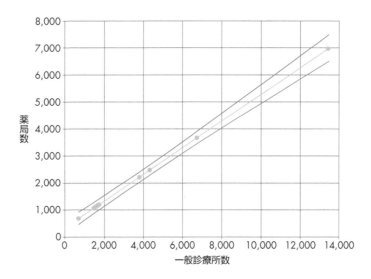

　回帰直線の95％信頼区間というのは、同じ方法で100回繰り返したとしたら、そのうちの95回（95％）は回帰直線が上記の図（オレンジ線）の範囲内を通るという意味になります。

10.2.2　非線形回帰分析

　線形パラメータとの関係を適切にモデル化できない場合（フィットしない場合）、通常の最小二乗回帰ではなく、非線形回帰分析を使用します。

　薬物動態における静注時の線形1-コンパートメントモデルは、一次速度式に従うので、$C＝C_0×e^{-kt}$で表せます。この指数式のk（消失速度定数）などを求めるためには、非線形回帰分析が必要となります。

　線形回帰分析では、最小二乗法によってパラメータの推定が行われますが、これを非線形モデルに拡張した非線形最小二乗法を利用して指数回帰式、対数回帰式、累乗回帰式をそれぞれ求めることができます。下記の式を用いると、回帰式を求めることができます。

	指数回帰	対数回帰	累乗回帰
平均値	$\bar{x}＝\dfrac{1}{n}×\displaystyle\sum_{i=1}^{n} x_i$	$\ln \bar{x}＝\dfrac{1}{n}×\displaystyle\sum_{i=1}^{n} \ln x_i$	$\ln \bar{x}＝\dfrac{1}{n}×\displaystyle\sum_{i=1}^{n} \ln x_i$
	$\ln \bar{y}＝\dfrac{1}{n}×\displaystyle\sum_{i=1}^{n} \ln y_i$	$\bar{y}＝\dfrac{1}{n}×\displaystyle\sum_{i=1}^{n} y_i$	$\ln \bar{y}＝\dfrac{1}{n}×\displaystyle\sum_{i=1}^{n} \ln y_i$
変数Xの分散	$S_x{}^2＝\dfrac{1}{n}\displaystyle\sum_{i=1}^{n}(x_i-\bar{x})^2$	$S_x{}^2＝\dfrac{1}{n}\displaystyle\sum_{i=1}^{n}(\ln x_i-\ln \bar{x})^2$	$S_x{}^2＝\displaystyle\sum_{i=1}^{n}(\ln x_i-\ln \bar{x})^2$
変数Yの分散	$S_y{}^2＝\dfrac{1}{n}\displaystyle\sum_{i=1}^{n}(\ln y_i-\ln \bar{y})^2$	$S_y{}^2＝\dfrac{1}{n}\displaystyle\sum_{i=1}^{n}(y_i-\bar{y})^2$	$S_y{}^2＝\displaystyle\sum_{i=1}^{n}(\ln y_i-\ln \bar{y})^2$

	指数回帰	対数回帰	累乗回帰
共分散	$S_{xy}=\displaystyle\sum_{i=1}^{n}(x_i-\bar{x})$ $(\ln y_i-\ln\bar{y})$	$S_{xy}=\displaystyle\sum_{i=1}^{n}(\ln x_i-\ln\bar{x})$ $(y_i-\bar{y})$	$S_{xy}=\displaystyle\sum_{i=1}^{n}(\ln x_i-\ln\bar{x})$ $(\ln y_i-\ln\bar{y})$
相関		$r=\dfrac{S_{xy}}{\sqrt{S_{xx}}\times\sqrt{S_{yy}}}$	
回帰式	$y=a\times e^{bx}$ $b=\dfrac{S_{xy}}{S_x^2}$	$y=a+b\ln x$ $b=\dfrac{S_{xy}}{S_x^2}$	$y=ax^b$ $b=\dfrac{S_{xy}}{S_x^2}$
	$a=e^{\ln\bar{y}-b\times\bar{x}}$	$a=\bar{y}-b\times\ln\bar{x}$	$a=e^{\ln\bar{x}-b\ln\bar{y}}$

例題10-3

　ある薬物を急速に静注したときの血中濃度を下表に示す。消失速度定数を求めなさい。

時（分）	15	30	45	60	90	120	180	240	300
血中濃度 (μg/mL)	0.812	0.695	0.591	0.551	0.422	0.335	0.227	0.129	0.081

　1-コンパートメント急速静注モデルは、$C=C_0\times e^{-kt}$の式で与えられます。したがって、指数回帰（$y=A\times e^{Bx}$）を用いることで解くことができます。

	時間 (分) (x)	差 ($x-\bar{x}$)	差の平方和 ($x-\bar{x})^2$	血中濃度 (μg/mL) (y)	血中濃度 の対数 ($\ln y$)	差 ($\ln y-\ln\bar{y}$)	差の平方和 ($\ln y-\ln\bar{y})^2$	共分散 (Sxy)
1	15	−105	11025	0.812	−0.2083	0.8689	0.7550	−91.2356
2	30	−90	8100	0.695	−0.3638	0.7133	0.5088	−64.1990
3	45	−75	5625	0.591	−0.5259	0.5512	0.3039	−41.3419
4	60	−60	3600	0.551	−0.5960	0.4811	0.2315	−28.8687
5	90	−30	900	0.422	−0.8627	0.2144	0.0460	−6.4325
6	120	0	0	0.335	−1.0936	−0.0165	0.0003	0.0000
7	180	60	3600	0.227	−1.4828	−0.4056	0.1645	−24.3384
8	240	120	14400	0.129	−2.0479	−0.9708	0.9424	−116.4933
9	300	180	32400	0.081	−2.5133	−1.4361	2.0625	−258.5054
計	1080		79650	3.843	−9.6945		5.0149	−631.4147
平均	120				−1.0772			

　まず、時間の平均$\bar{x}$と分散S_x^2を求めます。

$$\bar{x} = \frac{1}{9} \times (15+30+45+60+90+120+180+240+300)$$

$$= \frac{1080}{9} = 120$$

$$S_x^2 = (15-120)^2 + (30-120)^2 + (45-120)^2 + \cdots + (300-120)^2$$

$$= 79650$$

次に、血中濃度の平均$\ln \bar{y}$と分散S_y^2を求めます。

$$\ln \bar{y} = \frac{1}{9} \times (-0.2083 + (-0.3638) + \cdots + (-2.5133))$$

$$= \frac{-9.6945}{9} = -1.0772$$

$$S_y^2 = \{-0.2083 - (-1.0772)\}^2 + \{-0.3638 - (-1.0772)\}^2 + \cdots$$
$$+ \{-2.5133 - (-1.0772)\}^2$$

$$= 5.0149$$

そして、共分散S_{xy}を求めます。

$$S_{xy} = (15-120) \times \{-0.2083 - (-1.0772)\} + (30-120)$$
$$\times \{-0.3638 - (-1.0772)\} + \cdots + (300-120) \times \{-2.5133 - (-1.0772)\}$$

$$= -631.4147$$

$b = \dfrac{S_{xy}}{S_x^2}$ と $a = e^{\ln \bar{y} - b \times \bar{x}}$ に求めた値を代入すると、

$$b = \frac{-631.4147}{79650} = -0.007927$$

$$a = e^{\{-1.0772 - (-0.007927 \times 120)\}} = e^{(-1.0772 + 0.95124)}$$
$$= e^{-0.12596} = 0.8817$$

となります。

$y = a \times e^{bx}$ を線形1-コンパートメントモデルの指数式$C = C_0 \times e^{-kt}$に当てはめると、

$$C = 0.8817 e^{-0.007927t}$$

となります（右図）。

したがって、消失速度定数は、0.007927（/min）となります。

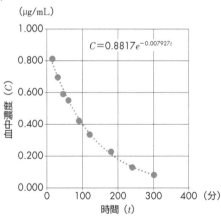

第11章

重回帰分析

　重回帰分析は、単回帰分析の拡張です。単回帰分析は1つの説明変数から1つの目的変数を予測する手法でした。1つの説明変数から何かを精度よく予測できることも多々ありますが、原因と結果がそういった単純な因果関係でないデータの場合は複数の説明変数を使うことや、当てはめる関数を非線形にすることを検討して、予測精度を向上させようと考えます。1つの目的変数に対して、2つ以上の説明変数がどのように影響するかを予測しようとするのが**重回帰分析**（multiple regression analysis）です。

　医療統計の領域では、説明変数が体重、血圧、白血球数のような連続変数である場合、薬が効く・効かないのような二値変数である場合、痛みの評価スケールのようなスコア化された段階的な数値である場合などが考えられます。重回帰分析では、いずれの場合でも対応が可能です。

11.1　単回帰から重回帰への拡張

　単回帰は、説明変数Xから目的変数Yを予測するときに利用します。

$$Y = \theta_0 + \theta_1 X$$

という回帰式が一番基本的なものです。θ_0が切片、θ_1が直線の傾きですが、このように、1つの説明変数から目的変数を予測するのが**単回帰**です。もちろんそのほかに、

$$Y = \theta_1 \times \theta_2^{e - \theta_3 X}$$

といった関数もあり得ます。このような形は、プロットの形状が直線的な線形式（$Y = \theta_0 + \theta_1 X$）になりませんので、いわゆる非線形式です。一例として、加齢と死亡率の増大との数学的関係を説明するために設計された**ゴンペルツ関数**（Gompertz function）があります。別名を**成長関数**（growth function）ともよび、人間に限らず生物全般の成長（成熟）過程を定量的に表現する際に当てはまりがよいといわれています。

　説明変数が1つではなく、$X_1, X_2, \cdots, X_n$のように複数の変数がデータとして得られれば、

$$Y = \theta_0 + \theta_1 X_1 + \theta_2 X_2 + \cdots + \theta_n X_n$$

と表すことができます。これが**重回帰**です。

$$Y = \theta_0 + \frac{\theta_1 X_1}{\theta_2 X_2}$$

といった形でも同様です。重回帰式のほうが単回帰式に比べて説明する変数が多い分だけ高い予測精度になるように感じると思いますが、注意点が2つあります。1つ目は個々の変数では、説明変数と目的変数の関係性を説明する重みが異なるので、重みの軽い説明変数をむやみに増やしても**過剰適合**（overfitting）してしまう点です。2つ目は説明変数と目的変数の関係性が同じような傾向を示す変数（ASTとALTのように片方が上昇すれば、もう片方も似たような挙動をする）を同時に使おうとすると、解析結果に不具合を生じることがある点です。説明変数の中に、相関関係が高い組み合わせがあることを**多重共線性**（multicollinearity）といいます。多重共線性にならないためには、相関関係が高いと考えられる説明変数を外して1つに厳選することが大切です。

11.2 重回帰式の実際

腎排泄型薬剤の添付文書では、用法・用量の項目に腎機能別の投与法を記載したものをよくみかけます。右はリリカ（一般名：プレガバリン）の例です。腎機能評価に使われる代表的なものにクレアチニンクリアランス（Ccr）があります。24時間蓄尿して測定するCcrが一番正確な腎機能指標ですが、手間や費用の面から、臨床では正確な数値が欲しい状況でのみ実施する検査項目です。ルーチンでは、ほとんどが推定Ccrを用いますが、そ

〈神経障害性疼痛〉

クレアチニンクリアランス（mL/min）	≥60	≥30-<60	≥15-<30	<15	血液透析後の補充用量注)
1日投与量	150～600 mg	75～300 mg	25～150 mg	25～75 mg	
初期用量	1回75 mg 1日2回	1回25 mg 1日3回 または 1回75 mg 1日1回	1回25 mg 1日1回 もしくは2回 または 1回50 mg 1日1回	1回25 mg 1日1回	25 または 50 mg
維持量	1回150 mg 1日2回	1回50 mg 1日3回 または 1回75 mg 1日2回	1回75 mg 1日1回	1回25 または 50 mg 1日1回	50 または 75 mg
最高投与量	1回300 mg 1日2回	1回100 mg 1日3回 または 1回150 mg 1日2回	1回75 mg 1日2回 または 1回150 mg 1日1回	1回75 mg 1日1回	100 または 150 mg

注）2日に1回、本剤投与6時間後から4時間血液透析を実施した場合のシミュレーション結果に基づく。

の推定に使われるのがCockcroft-Gault（C-G）式です。年齢、体重、血清クレアチニン、性別からCcrを推定するわけですが、これがまさに重回帰式の例になります。

$$Ccr = \frac{(140-年齢) \times 体重}{72 \times 血清クレアチニン} \times 0.85^{性別} \quad （性別：女性＝1 \quad 男性＝0）$$

式の基本骨格ですが、年齢が上がれば分子が小さくなるのでCcrが小さくなります。こ

れは老化現象なので、生理学的に説明がつきます。体重が大きくなれば、分子が大きくなるのでCcrが大きくなります。これは体格が大きくなれば、腎臓の容積や機能が大きくなるので生理学的に説明がつきます。血清クレアチニン（SCr）が大きくなれば、分母が大きくなるのでCcrが小さくなります。腎機能が低下すると、SCrが蓄積するので生理学的に説明がつきます。女性は男性の推定に係数0.85がかかっています。同じ体格であれば、男性より女性のほうが腎機能は小さい傾向にありますので、生理学的に説明がつきます。

近年、**推算糸球体ろ過量**（estimated glomerular filtration rate；eGFR）が自動的に表示される仕様の電子カルテを多くみかけます。慢性腎不全（chronic kidney disease；CKD）の重症度はeGFRで分類されています。Ccr同様にいろいろな式がありますが、日本人を対象とした代表的な式は、

$$eGFR = 194 \times SCr^{-1.094} \times 年齢^{-0.287} \times 0.739^{性別} \quad (mL/min/1.73 \ m^2)$$

（性別：女性＝1　男性＝0）

です。SCrや年齢といった説明変数にマイナスで累乗するという反比例の形をしていますが、これも重回帰式です。eGFRはSCrや年齢に反比例するという関係性は推定Ccr式と同じですが、関係の仕方が非線形であり、その形状が累乗の値で調整されています。

薬物投与設計での利用もあり、右に示したメトグルコ（一般名：メトホルミン）の添付文書の「用法および用量に関連する注意」には、eGFRが45以上60 mL/min/1.73 m²未満では、1日最高投与量の目安が1,500 mg、30以上45 mL/min/1.73 m²未満では、750 mgといった記載があります。

【用法および用量に関連する注意】

中等度の腎機能障害のある患者（eGFR 30 mL/min/1.73 m²以上60 mL/min/1.73 m²未満）では、メトホルミンの血中濃度が上昇し、乳酸アシドーシスの発現リスクが高くなる可能性があるため、以下の点に注意すること。特に、eGFRが30 mL/min/1.73 m²以上45 mL/min/1.73 m²未満の患者には、治療上の有益性が危険性を上回ると判断される場合にのみ投与すること。

・投与は、少量より開始すること。
・投与中は、より頻回に腎機能（eGFR等）を確認するなど慎重に経過を観察し、投与の適否および投与量の調節を検討すること。
・効果不十分な場合は、メトホルミン塩酸塩として1日最高投与量を下表の目安まで増量することができるが、効果を観察しながら徐々に増量すること。また、投与にあたっては、1日量を1日2～3回分割投与すること。

中等度の腎機能障害のある患者における1日最高投与量の目安

推算糸球体濾過量（eGFR） （mL/min/1.73 m²）	1日最高投与量の目安
45≦eGFR<60	1,500 mg
30≦eGFR<45	750 mg

臨床では、簡便にデータが得られにくい数値を得られやすい数値から予測する式が多くあります。説明変数と目的変数の関係性を図示することで関係式の形が決まってきます。重回帰分析を意識して予測式を眺めると、生理学的な意味合いがみえてくるでしょう。

11.3 重回帰分析の実際

　前節までで、臨床でよく用いられる推算式の多くは、重回帰式であることを理解していただけたと思います。C–G式の140、72、0.85、eGFR式の194、−1.094、−0.287、0.739の部分を回帰係数といいます。重回帰分析によって求まる部分であり、推定値が得られる前の数式では、$\theta_0, \theta_1, \cdots, \theta_n$ のように表記することがあります。計算はコンピュータを用いるのが一般的です。推算式を利用する場面では、回帰係数の平均値を使うので、その信頼度がどの程度かを気にする必要性を感じることはありません。しかし、推算式をつくる場面では分析結果をどのように解釈し、利用するかが重要になります。回帰係数の信頼度を考察するには、得られた平均値に対する変動がどの程度であるかといった情報も解釈に加える必要があります。具体例をみていきましょう。

　いま仮に、100人分のLDLコレステロール値、体重、体脂肪率のデータが得られたとします。体重が増えればLDLコレステロール値は高くなるでしょう。同様に、体脂肪率が増加すればLDLコレステロール値は高くなるでしょう。そして、その関係性は散布図を描けばわかりますが、おおまかには線形な相関関係にあるでしょう。体重と体脂肪率は体重計に乗れば表示されますが、LDLコレステロール値は採血をしなければ得られません。体重と体脂肪率からLDLコレステロール値を推算できたら便利です。

$$LDL コレステロール＝\theta_0＋\theta_1×体重＋\theta_2×体脂肪率$$

　一般的な統計アプリケーションを利用すると、(1)モデルの当てはまり具合の表、(2)分散分析表、(3)偏回帰係数パラメータ推定値の表が出力されます。

モデルの当てはまり具合

回帰統計	
重回帰 R	0.5272
重決定 R^2	0.2779
補正 R^2	0.2630
標準誤差	20.3279
観測数	100

　まずは、右の表で、R は相関係数、R^2 が決定係数となります。R^2 から、LDLコレステロール値のばらつきの約3割が体重と体脂肪率で説明されるということを表しています。

　補正 R^2 は、自由度調整 R^2 と出力されるアプリケーションソフトもあります。R^2 は標本サイズが多くなると、上昇する傾向がありますので、自由度（標本サイズ−1）調整で補正しています。

　標準誤差は、得られた重回帰式で計算されるLDLコレステロール値の予測値と実測値の誤差を表したものです。今回、用いているデータのLDLコレステロール値の平均値が121.2284、標準誤差が20.3279ですので、約17％程度（20.3279/121.2284）の誤差ということになります。この数値が小さければ回帰の精度が良好で、大きければ精度が悪いといえます。

　次に、分散分析ですが、帰無仮説は「すべての説明変数の回帰係数が0」、対立仮説は「偏回帰係数が0でない説明変数が1つ以上ある」となります。

下の表の見方は、多群の比較で出てきた分散分析と同様です。変動を自由度で割ったものが分散で、その比が分散比です。

$$分散比\,F = \cfrac{\cfrac{変動_{回帰}}{自由度_{回帰}}}{\cfrac{変動_{残差}}{自由度_{残差}}} = \cfrac{\cfrac{15426.7412}{2}}{\cfrac{40082.6864}{97}} = \frac{7713.3706}{413.2236} = 18.6663$$

分散分析表

	自由度	偏差平方和	平均平方	観測された分散比	有意 p
回帰	2	15426.7412	7713.3706	18.6663	＜0.0001
残差	97	40082.6864	413.2236		
計	99	55509.4276			

　自由度 (2, 97) の5%点は3.0901です。分散比18.6663のほうが大きい値です。つまり、p値は0.0001より小さいので、有意であることがわかります。すなわち、帰無仮説が棄却され、対立仮説の「偏回帰係数が0でない説明変数が1つ以上ある」が採択されます。

　次に、右の表の偏回帰係数パラメータ推定値についてみてみます。切片が49.6735、体重および体脂肪率の偏回帰係数がそれぞれ0.4423と2.2856です。

	係数	標準偏差	t値	p値
切片	49.6735	13.7518	3.6122	0.0005
体重	0.4423	0.1933	2.2880	0.0243
体脂肪率	2.2856	0.4309	5.3043	0.0000

　それぞれの標準誤差を推定値で割ると、

$$\frac{切片の標準誤差}{切片} = \frac{13.7518}{49.6735} = 0.2768$$

$$\frac{偏回帰係数_{BW}の標準誤差}{偏回帰係数_{BW}} = \frac{0.1933}{0.4423} = 0.4370$$

$$\frac{偏回帰係数_{BFP}の標準誤差}{偏回帰係数_{BFP}} = \frac{0.4309}{2.2856} = 0.1885$$

27.68%、43.70%、18.85%となります。この数値から、体重の係数の変動は体脂肪率の変動に比べて大きいといえます。

　ここで得られた係数を、LDLコレステロール＝$\theta_0 + \theta_1 \times$体重$+ \theta_2 \times$体脂肪率に代入すると、

$$LDLコレステロール＝49.6735＋0.4423 \times 体重＋2.2856 \times 体脂肪率$$

という重回帰式になります。

　この式は、「体脂肪率が同じであれば、体重が1kg増えるごとにLDLコレステロール値は0.4423上昇する」と、「体重が同じであれば、体脂肪率が1%増えるごとにLDLコレステロール値は2.2856上昇する」ということを意味しています。

　回帰係数の大きさは、LDLコレステロール値への影響力の大きさのようにもみえますが、各説明変数で単位が違います。したがって、単純に大きさを比較することはできません。

そこで、推定値を標準誤差で割ると、標準化偏回帰係数となり、比べることが可能になります。式からわかるように、推定値が標準誤差何個分かをみています。

$$\frac{\text{偏回帰係数}_{\text{BW}}}{\text{偏回帰係数}_{\text{BW}}\text{の標準誤差}} = \frac{0.4423}{0.1933} = 2.2882 \quad (\text{BW＝体重})$$

$$\frac{\text{偏回帰係数}_{\text{BFP}}}{\text{偏回帰係数}_{\text{BFP}}\text{の標準誤差}} = \frac{2.2856}{0.4309} = 5.3042 \quad (\text{BFP＝体脂肪率})$$

ここでは、体重より体脂肪率の影響力が大きくなっています。

　統計アプリケーションは、どんなデータでも回帰係数を計算してくれますが、説明変数が意味のあるものであれば採択、ないものであれば不採択、という判断は人が行わなければなりません。

　そこで、t値から計算されるp値を利用します。t検定の帰無仮説は、それぞれの「偏回帰係数が0」です。どのp値も0.05より小さく帰無仮説を棄却できますので、説明変数は意味があり、よって採択するという結果になります。

　説明変数の採択に関しては、⑴変数減少法、⑵変数増加法、⑶変数増減法があります。

　変数減少法（backward stepwise）は、データとして得られているすべての説明変数を組み込んだうえで、意味のないものを除いていく方法です。**変数増加法**（forward stepwise）は、説明変数を1つずつ組み込んで意味の有無を判断していく方法です。**変数増減法**（forward–backward stepwise）は、説明変数の出し入れを逐次的に行い、最適なものをみつけていく方法です。

第12章

ロジスティック回帰分析

　1つの量的目的変数（アウトカム）に対して、複数の説明変数がどのように影響するかを予測しようとするのが**重回帰分析**でした。複数の説明変数については質的データ、量的データでも同時に扱える特徴がありました。質的目的変数に対しても同じような手法で理解できれば、すべての目的変数と、あらゆる説明変数との関係性について予測できるようになるはずです。その手法がロジスティック回帰分析です。

　このロジスティック（logistic）とは、「記号論理学の」という意味であります。記号論理学の分野では、2つの概念を対立させて扱います。この2つを、真（正、true、はい、1）と偽（誤、false、いいえ、0）のように二値として扱います。このような二値変数の目的変数（アウトカム）を分析するための回帰分析が**ロジスティック回帰分析**（logistic regression analysis）で、発生確率を予測したり、要因のリスクとしての大きさを評価したりできる手法です。ロジスティック回帰分析では、説明変数が1個でも、複数でも扱うことができます。

手　法	正規性	説明変数		目的変数	
		量的データ	質的データ	量的データ	質的データ
単回帰分析	パラメトリック	1つ	―	1つ	―
重回帰分析	パラメトリック	2つ以上 （質的データと量的データの併用可）		1つ	
ロジスティック回帰分析	ノンパラメトリック	2つ以上も可 （質的データと量的データの併用可）		―	1つ （主に二値変数）

　目的変数が「0」か「1」になるような二値変数の場合、線形回帰分析により回帰直線を求めても、きわめて当てはまりが悪くなります。このような場合には、直線の代わりに、ロジスティック曲線を当てはめます。判別分析をロジスティック曲線によって前向き研究から得られたデータ用にしたのがロジスティック回帰分析です。

　多種類のリスクファクター（危険因子）に基づいて被検者が疾患を発症するかを予測したり、リスクファクターの影響を検討したりするための手法です。

　ここで扱うデータは二値変数です。たとえば、大学受験であれば、合格か不合格です。偏差値と合否の関係を散布図で描くと、右ページの上図のようになります。何点とれば合

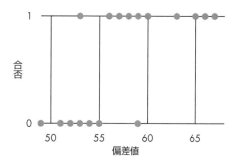

格するのかを予測するので、合否が目的変数、偏差値が説明変数となります。

　右の図は、横軸に偏差値、縦軸に一人ひとりが合格したか、不合格であったかをプロットした散布図です。1が合格、0が不合格を表します。偏差値が高い人ほど合格し、低いほど不合格になっているのがわかりますが、見づらい散布図になっています。

　偏差値ごとの合格率に書き換えてみます。このような、合格・不合格の結果を合格率に直すと、下図のように、理論的にはS字曲線を描きます。

　イベント（ここでは合否）の発生する確率を$p(x)$とした場合、

$$Y=p(x)=\frac{1}{1+e^{-(\beta_0+\beta_1 X_1+\beta_2 X_2+\cdots+\beta_n X_n)}}$$

（p：イベントの発生確率、β_0：定数、β_n：偏回帰係数、X_n：共変量）

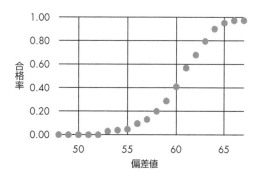

となります。この例では、共変量は1個（偏差値）のみなので、$\beta_2 X_2$以降はありません。しかし、複数ある場合には任意で増やしていきます。

　上式の、「$\beta_0+\beta_1 X_1+\beta_2 X_2+\cdots+\beta_n X_n$」の部分は重回帰分析と同じです。よって、同じような挙動を示す共変量を複数同時に式に入れると、多重共線性が起こります。**多重共線性**とは、説明変数の中に、相関関係が高い組み合わせがあることをいいます。多重共線性にならないためには、相関関係が高いと考えられる説明変数を外すことが大切です。イベントが起こる確率（ここでは合格）を起こらない確率（ここでは不合格）で割るとオッズ（$=p(x)/(1-p(x))$）です。そして、その対数をとることを**ロジット変換**（logit transformation）、得られる値を**対数オッズ**（log odds）といい、下記の式になります。

$$\ln(\mathrm{odds})=\ln\frac{p(x)}{1-p(x)}$$

$p(x)=\dfrac{1}{1+e^{-(\beta_0+\beta_1 X_1+\beta_2 X_2+\cdots+\beta_n X_n)}}$　式をもとにロジット変換して、対数オッズにすると、下記の式が得られます。

$$\ln\frac{p(x)}{1-p(x)}=\beta_0+\beta_1 X_1+\beta_2 X_2+\cdots+\beta_n X_n$$

右辺は、重回帰分析と同じ線形式「$\beta_0+\beta_1 X_1+\beta_2 X_2+\cdots+\beta_n X_n$」になっています。

　すなわち、説明変数（偏差値）と目的変数（合格＝1、不合格＝0）の関係をイベント（合格）の発生率に変換したS字曲線の各偏差値における合格率をロジット変換すると、

そのプロットは、理論的に直線的になります。

このロジット変換して得られたプロットをもとに、回帰分析するのがロジスティック回帰分析です。そうすれば、単回帰分析と同じように扱えるようになります。

前ページの散布図の各点を前ページの式を用いてロジット変換して描いたのが右の散布図です。各点は、ほぼ直線的になっていることがわかると思います。

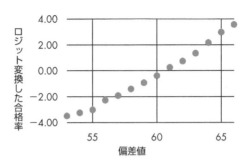

単回帰分析と同じように、データ（プロット）に対する回帰線の当てはまり具合が最適となる係数を統計学的な計算により求めます。回帰式の係数を求めることを**推定**（estimation）といいます。線形な単回帰分析の場合には、残差が最小となる係数を求める最小二乗法を使いましたが、ロジスティック回帰分析では最尤法という計算を使います。**最尤法**（maximum likelihood method）とは、最大尤度法の略で、尤度関数を最大化する係数を求める方法です。尤度とは、尤もらしさの度合いです。係数を動かすことで計算されるイベント発生率が変化しますが、その発生率が起こる確率が最大に（尤もらしく）なる係数を解とします。それを偏差値ごとに計算していくので、大変な計算量になります。この計算には、統計解析用アプリケーションを利用するのが一般的です。

12.1　二値データに対応する工夫

二値データの場合、「死亡が0、生存が1」とか、「薬効なしが0、ありが1」というように数値化して解析に用いるのが一般的です。このような操作された変数を**ダミー変数**（dummy variable）といいます。

まず、死亡する確率、薬効がある確率$p(x)$を考えます。確率$p(x)$のとり得る範囲は0〜1です。これで0か1の二値が0〜1に拡張されました。

次に、オッズを考えます。オッズとは、対象とする事象が起きる確率$p(x)$を、起きない確率$1-p(x)$で割ったものです。確率とオッズの関係を次の表と図に示します。

確率とオッズの関係

p	0	0.1	0.2	0.3	0.4	0.5
$1-p$	1	0.9	0.8	0.7	0.6	0.5
odds	0.00	0.11	0.25	0.43	0.67	1.00

p	0.6	0.7	0.8	0.9	1
$1-p$	0.4	0.3	0.2	0.1	0
odds	1.50	2.33	4.00	9.00	∞

確率とオッズの関係

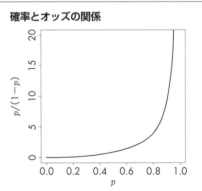

数値のとり得る範囲は0～1から0～∞に拡張されました。次に、オッズの対数（ロジット）をとってみます。確率とロジットの関係を次の表と図に示します。これで数値のとり得る範囲は0～∞から−∞～∞に拡張されました。つまり、目的変数の許容範囲に制約がなくなったわけです。

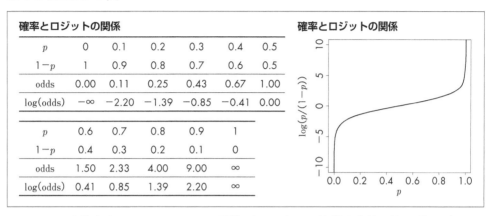

確率とロジットの関係

p	0	0.1	0.2	0.3	0.4	0.5
$1-p$	1	0.9	0.8	0.7	0.6	0.5
odds	0.00	0.11	0.25	0.43	0.67	1.00
log(odds)	$-\infty$	−2.20	−1.39	−0.85	−0.41	0.00

p	0.6	0.7	0.8	0.9	1
$1-p$	0.4	0.3	0.2	0.1	0
odds	1.50	2.33	4.00	9.00	∞
log(odds)	0.41	0.85	1.39	2.20	∞

ロジット変換をすると、0と1という質的データをもつ被説明変数の値が「−∞」から「＋∞」に拡張することになります。そこで、まるで連続変数のように扱うことができます。オッズ比を利用することで、各説明変数がどのくらい目的変数（アウトカム）へ影響を与えているかを推定します。

12.2　ロジスティック回帰分析の実際

ロジスティック回帰式を臨床研究では、どのように利用しているのかまではイメージがわかないでしょう。ここでは、その実際に迫ってみたいと思います。一般的なロジスティック回帰分析結果の典型的な一例を右の表に示します。

慢性閉塞性肺疾患発症のロジスティック回帰分析の結果

要因	回帰係数	標準偏差	p値
定数項	−6.92	2.215	$p<0.01$
年齢	0.055	0.015	$p<0.01$
性別	0.135	0.087	$p<0.01$
パックイヤー	0.213	0.045	$p<0.01$

12.2.1　発症確率

慢性閉塞性肺疾患（COPD）の発症に及ぼす年齢と喫煙の影響について、目的変数は発症の有無（あり＝1、なし＝0）として、説明変数は年齢と性別（男＝1、女＝0）とパックイヤー（喫煙指数、pack years）として解析したものです。パックイヤー＝1日に吸うタバコの箱数（1日の喫煙本数/20本)×喫煙年数で求めることができます。

定数項β_0および回帰係数β_1, β_2, β_3は、手計算できないので、コンピュータに任せますが、結果の解釈が重要です。パラメータの推定値を代入すると、

$$\ln \frac{p(x)}{1-p(x)} = \beta_0 + \beta_1 \times 年齢 + \beta_2 \times 性別 + \beta_3 \times パックイヤー$$

性別：男=1、女=0

$$\ln \frac{p(x)}{1-p(x)} = -6.92 + 0.055 \times 年齢 + 0.135 \times 性別 + 0.213 \times パックイヤー$$

となります。60歳男性で、喫煙歴が10パックイヤーの人では、

$$\ln \frac{p(x)}{1-p(x)} = -6.92 + 0.055 \times 60 + 0.135 \times 1 + 0.213 \times 10 = -1.355$$

となります。この式を変形して慢性閉塞性肺疾患の発症確率 $p(x)$ を求めます。

$$\ln \frac{p(x)}{1-p(x)} = -1.355$$

から、

$$odds = \frac{p(x)}{1-p(x)} = e^{-1.355} = 0.258$$

となります。$odds = \frac{p(x)}{1-p(x)}$ の両辺に $1-p(x)$ をかけると、

$$p(x) = (1-p(x))\, odds = odds - p(x)\, odds$$

となります。さらに式を変形すると、

$$p(x) + p(x)\, odds = odds$$
$$p(x)\,(1+odds) = odds$$
$$p(x) = \frac{odds}{1+odds}$$

となります。よって、

$$p(x) = \frac{0.258}{1+0.258} = 0.205$$

と計算され、発症確率は20.5％となります。

例題12-1

　喫煙歴が10パックイヤーの男性で60歳と70歳では慢性閉塞性肺疾患の発症確率が何％異なるか、上記の例を用いて計算しなさい。

$$\ln \frac{p(x)}{1-p(x)} = \underset{\beta_0}{-6.92} + \underset{\beta_1}{0.055} \times 年齢 + \underset{\beta_2}{0.135} \times 性別 + \underset{\beta_3}{0.213} \times パックイヤー$$

性別：男=1、女=0

$$= -6.92 + 0.055 \times 70 + 0.135 \times 1 + 0.213 \times 10 = -0.805$$

$$odds=\frac{p(x)}{1-p(x)}=e^{-0.805}=0.447$$

$$p(x)=\frac{odds}{1+odds}=\frac{0.447}{1+0.447}=0.309$$

$$p(x)_{70years}-p(x)_{60years}=0.309-0.205=0.104$$

すなわち、10.4％増加します。

$p(x)$の計算は下の方法でも可能です。

$$p(x)=\frac{1}{1+e^{-(\beta_0+\beta_1 X_1+\beta_2 X_2+\beta_3 X_3)}}=\frac{1}{1+e^{-(-6.92+0.055\times70+0.135\times1+0.213\times10)}}$$

$$=\frac{1}{1+e^{-(-0.805)}}=\frac{1}{1+e^{0.805}}=\frac{1}{1+2.237}=0.309$$

12.2.2　オッズ比

　慢性閉塞性肺疾患の発症は、60歳男性で喫煙歴が10パックイヤーの人と、20パックイヤーの人では、リスクがどれだけ増加するのかを考えてみましょう。

$$\ln\frac{p(x)}{1-p(x)}=\beta_0+\beta_1\times年齢+\beta_2\times性別+\beta_3\times パックイヤー$$

性別：男＝1、女＝0

$$\ln\frac{p(x)}{1-p(x)}=-6.92+0.055\times60+0.135\times1+0.213\times10=-1.355$$

$$\ln\frac{p(x)}{1-p(x)}=-6.92+0.055\times60+0.135\times1+0.213\times20=0.775$$

　上記2つの式を引き算してみると、

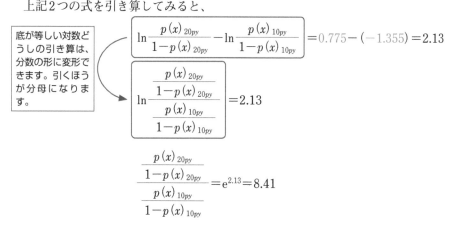

底が等しい対数どうしの引き算は、分数の形に変形できます。引くほうが分母になります。

$$\ln\frac{p(x)_{20py}}{1-p(x)_{20py}}-\ln\frac{p(x)_{10py}}{1-p(x)_{10py}}=0.775-(-1.355)=2.13$$

$$\ln\frac{\dfrac{p(x)_{20py}}{1-p(x)_{20py}}}{\dfrac{p(x)_{10py}}{1-p(x)_{10py}}}=2.13$$

$$\frac{\dfrac{p(x)_{20py}}{1-p(x)_{20py}}}{\dfrac{p(x)_{10py}}{1-p(x)_{10py}}}=e^{2.13}=8.41$$

となります。これは年齢と性別が同じでパックイヤーが10増加した場合の慢性閉塞性肺疾患の発症確率のオッズ比となっています。

　つまり、1日2箱を10年間（1日1箱を20年間でもよいですが）喫煙し続けると、1日1箱を10年間続けるのに比べ、オッズは8倍以上になるといえます。

例題12-2

　喫煙歴が10パックイヤーの男性で60歳と70歳では慢性閉塞性肺疾患発症のオッズ比はいくつになるか。上記の例を用いて計算しなさい。

$$\ln\frac{p(x)_{70years}}{1-p(x)_{70years}}=\overbrace{-6.92}^{\beta_0}+\overbrace{0.055}^{\beta_1}\times70+\overbrace{0.135}^{\beta_2}\times1+\overbrace{0.213}^{\beta_3}\times10=-0.805$$

性別：男＝1、女＝0

$$\ln\frac{p(x)_{60years}}{1-p(x)_{60years}}=-6.92+0.055\times60+0.135\times1+0.213\times10=-1.355$$

$$\ln\frac{p(x)_{70years}}{1-p(x)_{70years}}-\ln\frac{p(x)_{60years}}{1-p(x)_{60years}}=-0.805-(-1.355)=0.55$$

$$\frac{\dfrac{p(x)_{70years}}{1-p(x)_{70years}}}{\dfrac{p(x)_{60years}}{1-p(x)_{60years}}}=e^{0.55}=1.73$$

年齢が10上がると、オッズは1.73倍になるといえます。

第13章

記述疫学と分析疫学

　EBM（evidence-based medicine）は「（科学的）根拠に基づいた医療」と訳されます。このEBMを実践するためには、臨床研究から得られる（科学的）根拠（＝エビデンス）、すなわち、ヒトを対象とした研究から得られる情報が極めて重要になります。この章では、各臨床研究の特徴とエビデンスレベルについて学びます。

13.1　クリニカルクエスチョンとリサーチクエスチョン

　医療の向上は、日常的に医療者が日々の業務の中でさまざまな疑問をもち、その疑問を研究に変換してきた成果です。このような日々発生するさまざまな臨床的疑問を**クリニカルクエスチョン**（clinical question；CQ）といいます。CQは下表のように大きく分けて4つのパターンに分類できるといわれています。このように、パターンで分類すれば、何を明らかにしたいのかを意識してCQを明確にすることができます。

　CQは、漠然とした疑問でしかありません。したがって、これを臨床研究に結びつけるためには、実行可能なかたちへ変換する必要があります。これを**リサーチクエスチョン**（research question；RQ）といいます。CQを実行可能なRQへ構造化するのに、**PECO**や**PICO**が役に立

クリニカルクエスチョンの種類
1.　病気や診療の実態を調べる
2.　要因とアウトカムの関連性を調べる
3.　診断法や検査法を評価する
4.　治療・予防の有効性・安全性を評価する

ちます。PECO/PICOは、**P**atient：誰に、**E**xposure/**I**ntervention：何によって（要因／介入）、**C**omparison：何と比較して（比較対照）、**O**utcome：どうなる（効果）の頭文字をとった略語です。

　たとえば、疫学的な例では「肺癌の患者には、喫煙者の割合が高いか」、薬剤疫学的な例では「肺癌の患者に、新薬は既存薬より副作用は少ないか」、というCQを設定して定式化すると、次ページの表のようになります。

	項　目	説　明	具体例
P	Patients（患者特性（性別や年齢）、疾患、病態、施設的要件など）	誰に？	肺癌の患者は 肺癌の患者に
E/I	Exposure（要因：原因、危険因子） Intervention（介入：治療薬、プラセボ）	何によって？ 何をすると？	喫煙によって 新薬を投与すると
C	Comparison（比較対照）	何と比較して？	非喫煙者と比べて 既存薬と比べて
O	Outcome（アウトカム：効果、生存率）	どうなるか？	肺癌になる確率が高い 副作用が少ない

13.2　臨床研究とエビデンスレベル

　エビデンスとは、情報がどのくらい信頼できるのか、その裏付けとなる科学的根拠のことをいいます。一般的に科学研究は、学術雑誌（論文）に掲載される際に、その研究領域の複数の専門家らによって論文内容を全体的に審査（ピアレビュー、査読）されることで、その質を保っています。したがって、学術雑誌の重要性または影響度を評価する指標のひとつであるインパクトファクター（impact factor；IF）の高い学会誌に公表されていれば、その内容には一定のエビデンスがあるといえます。しかし、生命科学領域の場合、その研究内容が細胞や動物を用いた研究なのか、ヒトで実施した臨床研究なのかで、そのエビデンスレベルは大きく異なってきます。研究や臨床試験の方法（研究デザイン）をわかりやすくタイプ分けして、信頼度の程度をレベル分けしたものを**エビデンスレベル**とよびます。（右図）。このピラミッドの下から上へ向かってエビデンスレベルは高くなります。

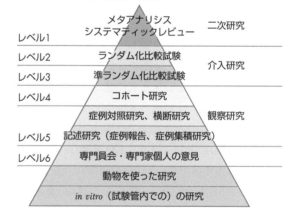

　臨床研究は、細胞や動物を用いた研究や専門家の意見より、エビデンスレベルは高くなります。また、ヒトを対象とした臨床試験では、観察研究より、介入研究のほうがエビデンスレベルは高いとされています。さらに、二次研究は、複数の研究論文のデータを統合的に解析して再評価するため、観察研究や介入研究と比較して、エビデンスの信頼性が更に高い臨床研究と位置づけられています。しかし、試験デザインや統計手法が複雑化する現代において、それらの方法論が本当に適切なものなのかを批判的に吟味できる技能がますます必要になってきています。

このように、エビデンスで情報を判断する際は、エビデンスがあるかどうかだけでなく、そのエビデンスレベルが高いか低いかを判断する必要があります。また、エビデンスレベルが高いとされるメタアナリシスであっても、否定的な結果が論文となって公表されにくいという出版バイアスによるデータの偏り（信頼性の低下要因）や異質性などエビデンスレベルを左右する因子があります。したがって、これらのエビデンス（科学論文）を読む際には、それぞれのエビデンスレベルを左右する因子を理解したうえで内容を吟味する姿勢が求められます。

13.3　研究デザイン

リサーチクエスチョン（RQ）が定まったら、RQの回答を得るのに最適な研究デザインを選択します。何を対象とし、どんな方法で、どのようなデータを集め、どう分析するか

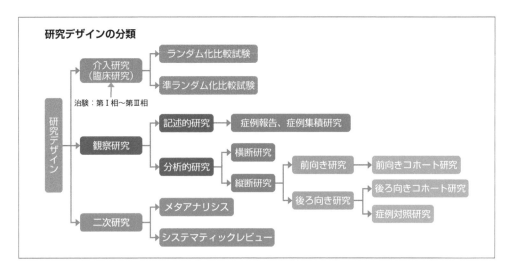

研究デザイン分類			時間的要点による分類			対象の割り付けによる分類		介入
			縦断的		横断的	比較	ランダム化	
			前向き	後ろ向き				
観察的研究	記述的研究	症例報告	△	△	○	なし		なし
		症例集積研究	△	△	○	なし		なし
	分析的研究	横断研究			○	あり	特になし	なし
		症例対照研究	△	○		あり	特になし	なし
		コホート研究	○	△		あり	特になし	なし
介入研究		ランダム化比較試験	○			あり	あり	あり
		準ランダム化比較試験	○			あり	準ランダム化	あり

○：一般的な分類
△：データのとり方によって該当する場合がある

を大まかに分類したものを**研究デザイン**といいます。研究デザインは、研究者の積極的な介入を加えずにデータ収集（観察）する**観察研究**（observational study）、薬物投与や異なる治療方法を行うことで、そのグループ間の介入効果を検討する**介入研究**（interventional study）、それと、複数のデータを二次的に統合して分析する**二次研究**の3種類に分類することができます。すなわち、研究者が意図した介入を計画（方法、割り付け）したかが鑑別のポイントです。それぞれの研究デザインの特徴と代表的な例、そしてエビデンスレベル（エビデンスの信頼性）を理解しておくことが重要です。研究デザインの分類をまとめたのが前ページの図と表です。介入研究は、治験の第Ⅰ相試験〜第Ⅲ相試験で使われています。

13.3.1　観察研究

観察研究は、さらに**記述的研究**（descriptive study）と**分析的研究**（analytical study）に分かれます。記述的研究の代表例が**症例報告**（case report、ケースレポート）です。従来とは異なる珍しい症例に遭遇した際に、その患者の症状や兆候、検査データ、診断、治療、経過観察などについて、詳細にとりまとめて報告したものです。**症例集積研究**（case series study）は、これらの症例報告を複数集めたものです。

記述的研究では、症例のみを扱いましたが、分析的研究では、比較対照となるグループがあることが、大きな違いです。この分析的研究はさらに、**横断研究**と**縦断研究**に分類されます。

横断研究（cross-sectional study）は、一時点において、患者について曝露の有無や程度を観察・測定する研究です。肺癌の例で考えると、あるタイミングで喫煙の有無と肺癌の関係を調査研究するような場合が挙げられます。

研究期間が短く、経費的効率がよいという利点のみならず、調査が容易で、多くの患者に対して、多要因に関する調査も可能であるといった利点があります。しかし、この肺癌の例では、過去に肺癌になって禁煙しているような人も肺癌と答えることになるため、結果が大きく変わってしまう場合があります。このように、横断研究では、観察した時点での評価となり、時間的な前後関係が不明なため、因果関係の推測は困難になるといった問

横断研究と縦断研究の利点と欠点

	横断研究	縦断研究	
		前向き研究 （コホート研究）	後ろ向き研究 （症例対照研究）
利点	・研究期間が短い ・調査が容易で、多くの被験者を対象として、多くの要因について検討が可能である	・バイアスが少ない ・曝露と結果の時間的関連を明らかにでき、曝露に関する質の高い情報を得られる	・コホート研究や介入研究と比較すると費用や時間がかからない ・症例数の少ない稀な疾病にも対応できる
欠点	・時間的な前後関係が不明なため、因果関係の推測は困難である	・費用と時間がかかる ・症例数の少ない稀な疾病には不向きである	・曝露の情報が不確かでバイアスが多い ・曝露と疾病の時間的関係を推察するのが困難である

題があります。また、バイアスの影響が入りやすいといった欠点もあります。

　縦断研究（longitudinal study）では、被験者を過去に遡って、あるいは未来にわたって、一定期間、継続的に追跡し、いくつかの時点で測定を行って変化を検討します。

　縦断研究のひとつである**症例対照研究**（case control study）では、まず、被験者をアウトカムから症例群と対照群の2群に分けます。そして、症例群と対照群の過去の曝露状況を比較します。たとえば、研究を開始した時点で肺癌を発症していた人を症例群、健康と思われる人を対照群として、過去に喫煙の曝露があったのか、なかったのかなどを比較します。PECOで考えると、アウトカムが発生した集団と、そうでない集団に分けて、研究対象のリスク因子に曝露していたかどうかを比較することにより、リスク因子とアウトカムの因果関係を調べるということになります。すなわち、曝露とアウトカムの測定が異なる時点であることが横断研究との大きな違いです。症例対照研究は横断研究と同様に研究期間が短く、調査が容易であるうえに、症例数の少ない患者を対象とする研究で使いやすいといった利点があります。さらに、横断研究ではできなかった因果関係の研究に用いることができます。しかし、選択バイアスや情報バイアスの影響を受けやすいといった欠点があります。

　症例対照研究を時間軸の流れでみると、時間に逆行して、アウトカムがすでに起こってしまった被験者の過去のことを解析（時間に逆行して観察）するため、**後ろ向き研究**（retrospective study）ともよばれます。たとえば、過去に来院した患者の診療情報や検査データなどを用いて、さまざまな事柄を調べる研究です。後向き研究の大きな役割は、これから臨床研究を進めるうえで、診療上の問題や医学上の何らかの問題に対する糸口をみつけることにあります。

　コホート研究（cohort study）は、これから起きる未来のことを追跡する研究手法です。要因対照研究（factor-control study）ともいわれます。また、症例対照研究とは逆に、時間軸に順行であることから、**前向き研究**（prospective study）ともいわれています。一般的には、**前向きコホート研究**（prospective cohort study）といわれています。しかし、コホート研究には、**後ろ向きコホート研究**（retrospective cohort study）もあります。

観察研究の考え方

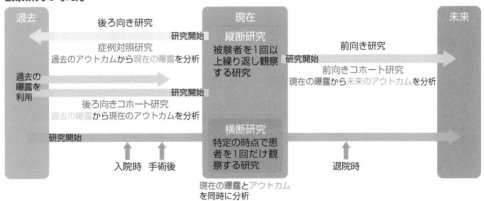

前向きコホート研究では、被験者にイベント（効果や副作用など）が発生する以前の曝露（投与）状況を記録するので、症例対照研究で問題となる思い出しバイアス（聞き取り調査による記憶の曖昧さから生じるバイアス）を回避できます。さらに、交絡因子に対する情報を最初に収集しておけば、データ解析の段階で統計的な補正を行うことも可能です。一方で多大な手間と費用がかかるのが欠点です。

　「前向き」、「後ろ向き」には、「データを集める時間軸の方向」と「研究デザイン上の因果の方向」両方の意味合いがあるので注意が必要です。データベースが整備されていない時代には、一次データの収集が主流であったため、コホート研究を前向き研究、症例対照研究を後ろ向き研究と分類することで、混乱は生じませんでした。しかし、データベースを用いた研究が主流となった現代では、研究計画段階におけるデータを収集する向きは「後ろ向き」であるものの、研究デザイン上の因果の向きは「前向き」という状況が生じています（前ページの図）。これが後ろ向きコホート研究となります。特にデータベース（二次データ）を利用する場合、一次データ収集の場合と異なり、データを集める向きが「前向き」であっても、「後ろ向き」であっても、バイアスの影響に違いはありません。前向きコホート研究とは異なり、稀な疾患の研究に適しています。その一方、すでに曝露が起こった後で研究を始めるため、曝露の程度を定量的に評価することが困難な場合があり、交絡因子に関する情報も十分に収集できないのが欠点です。

13.3.2　介入研究

　介入研究は、研究者が対象とする集団を2つ以上のグループに分けて、それぞれのグループに異なる治療方法を行うことで、そのグループ間の介入効果の差を調べる研究をさします。医薬品の製造承認を得るための「治験」が代表的な例です。

　これには、被験者を新薬投与群とプラセボ投与群に無作為に割り振る**ランダム化比較試**

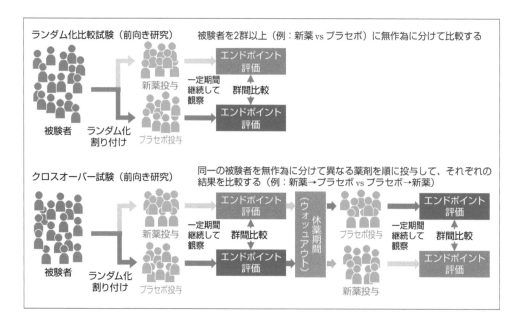

験（無作為化比較試験、randomized controlled trial；RCT）と、被験者を新薬投与群とプラセボ投与群に分けて、新薬投与群には被験薬、プラセボ投与群には対照薬を投与し、一定期間後に新薬投与群には対照薬、プラセボ投与群には被験薬を逆に投与して被験薬の有効性を評価する**クロスオーバー試験**（crossover trials、**交差試験**）があります。

　ランダム化には、被験者を割り付ける際に特定の群に特定の傾向をもったサンプルが集中することで生じてしまう選択バイアスを低減させたり、割り付け後の盲検化を保ったりなど、背景因子を均質化するといった意義があります。

　ランダムに割り付けられた介入研究で、2つの群に割り付けられたとしても、全員の被験者が割り付けられた治療を最後まで受けるわけではなく、さまざまな理由で離脱することがあります。このような離脱があったとしても、最初に割り付けられた治療群と対照群を実験終了時にも変えずに解析することを**ITT解析**（intention to treat analysis）といいます。これに対して、プロトコルから離脱した被験者は除外して解析することを**PP解析**（per protocol analysis）といいます。

　薬効を評価する研究（治験）と市販後の治療法を評価する研究は異なり、それぞれ目的と整合性をもつ研究デザインが要求されます。薬効評価であれば、解析対象は薬剤を服用した被験者に限り、服用しなかった被験者を解析対象から外したほうが、より正確に評価できます。これがPP解析（下図の①対③）です。

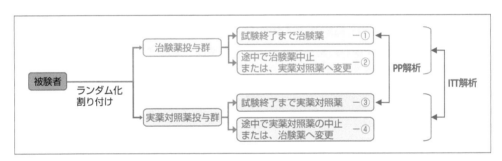

　一方、医療用医薬品の治療法評価で治験薬群（新薬投与群）と実薬対照薬群（既存薬投与群）のイベントを比較する場合には、治験薬群に割り付けられた後に中止したり、何らかの理由で実薬対照薬群へ変更したりしても、あくまで治験薬群として解析します。これがITT解析（上図の①＋②対③＋④）です。より現実的な状況、環境下におけるリアルワールドデータ（日常の実臨床の中で得られる医療のビックデータ）を得ることが目的であるなら、知りたいのはある治療法の選択が適切と考えられ治療を開始した被験者の予後です。当然、その治療法を適切と考えて開始しても治療が無効、アドヒアランス（被験者が積極的に治療方針の決定に参加し、その決定に従って治療を受けること）の問題、副作用や疾患自体の悪化により離脱することは現実の診療では多くみられます。そのような被験者を含めた予後を評価するためには、原則的にITT解析を用いるべきとされています。

　割り付けられた群にかかわらず、実際に受けた治療そのもので比較する（上図の①＋④の一部対③＋②の一部）As treated解析もあります。

13.3.3 二次研究

　臨床研究は類似したテーマの研究論文が数多く存在します。複数の論文を収集・統合し、比較分析する研究手法を**二次研究**（secondary research）といいます。研究者自身は人や動物を使って研究・実験などは行わず、すでに発表されている論文を厳正な基準のもとに集め、結果を統合し比較する研究手法です。

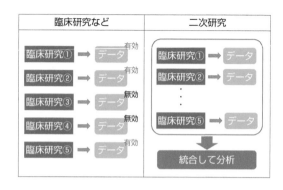

　クリニカルクエスチョン（CQ）に対して、論文を網羅的に調査し、同質の研究をまとめて、バイアスを限りなく除き、分析して、CQに対する批判を行う総説が**システマティックレビュー**（systematic review、**系統的レビュー**）です。部分的にレビューを行うと有効にみえてしまう場合があるので、システマティックレビューでは、対象となるすべての研究を漏らさず収集し、最終的に質的評価基準を満たす論文だけを選定して、レビューすることが重要になります。また、基準を満たさず除外した論文も基準や理由を明示する必要があります。

　メタアナリシス（meta-analysis、**メタ解析**）は、システマティックレビューと同様にCQに関連する文献を網羅的に集めて質的評価基準を満たす論文だけを選定しますが、統計学的な手法を用いて定量的に結果を統合・分析する点が異なります。すなわち、システマティックレビューは定性的で、メタアナリシスは定量的ともいえます。研究を統合することで、研究全体としての標本サイズが増えるため、エビデンスの高い研究結果を得るこ

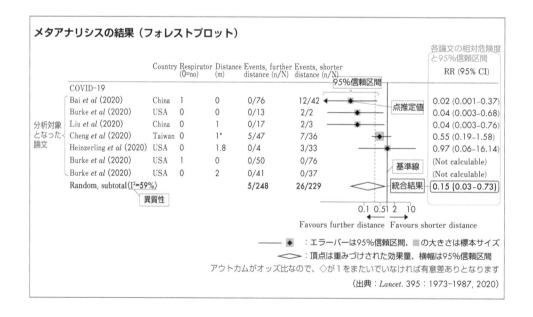

とができます。

　メタアナリシスの結果、個々
の研究の効果量（オッズ比、相
対危険度、ハザード比）および
95％信頼区間、個々の群の標本
サイズ、重みづけした効果量お
よび95％信頼区間をグラフと
ともに表したものを**フォレスト
プロット**（forest plot）とよびま
す。左ページ下に一例を示しま
す。この例は、世界的に権威があ
る医学雑誌のひとつである*Lancet*
に掲載された、コロナウイルス感
染症に対してソーシャルディスタ
ンスの有効性を検討したメタアナ
リシスです。

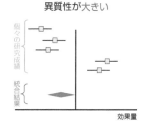

異質性が大きい

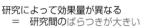

研究によって効果量が異なる
＝　研究間のばらつきが大きい

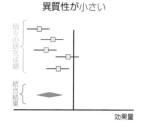

異質性が小さい

研究によって効果量が同じ傾向
＝　研究間のばらつきが小さい

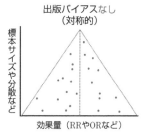

出版バイアスなし
（対称的）

効果量（RRやORなど）

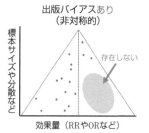

出版バイアスあり
（非対称的）

効果量（RRやORなど）

ファンネルプロット

　メタアナリシスでは、研究間の結果にばらつきがあるかを**異質性**（heterogeneity）の検
定を用いて確認します。統計的に異質性を評価するには、コクランのQ検定（Cochran's Q
test）や異質性尺度I^2が用いられます。Q検定で$p<0.1$で異質性を疑い、$I^2>50$％で異質
性が大きいと判断します。研究間の結果のばらつきが大きい場合は異質性の原因を探すた
めに、サブグループ解析やメタ回帰分析を行います。

　また、メタアナリシスでは、臨床試験の成績が統計学的に有意でない場合や肯定的な研
究結果のほうが、否定的な研究結果より論文として出版されやすい傾向があるという**出版
バイアス**（publication bias）を評価する必要があります。この出版バイアスの有無を視覚
的に判断する方法として、**ファンネルプロット**（funnel plot）があります。横軸は効果量
の大きさ（相対危険度（RR）やオッズ比（OR）など）、縦軸は標本サイズや分散などをプ
ロットしていきます。出版バイアスがない場合には、左右対称にプロットされますが、空
白があって対称性が崩れているような場合には、出版バイアスがあることが考えられます。

13.4　バイアス

　実際に収集された調査結果（測定した結果）と真値との間にある差を**誤差**（error）とい
います。研究で扱うデータの誤差は、測定時に
偶然がもたらす**偶然誤差**（random error）と特
定の原因によって調査結果（測定値）が偏る**系
統誤差**（systematic error）に大別されます。疫
学では、系統誤差を**偏り**、**バイアス**（bias）とよびます。疫学で重要なバイアスは、選択

研究段階と発生するバイアス

標本抽出　→　データ収集　→　統計解析
　↓　　　　　　　↓　　　　　　　↓
選択バイアス　　情報バイアス　　交絡バイアス

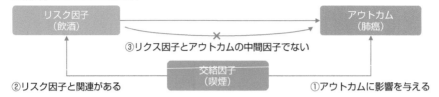

交絡因子になるための3条件

リスク因子
（飲酒）

アウトカム
（肺癌）

③リクス因子とアウトカムの中間因子でない

交絡因子
（喫煙）

②リスク因子と関連がある　　　　　　　　　　　①アウトカムに影響を与える

バイアス、情報バイアスと交絡バイアスの3種類です。

選択バイアス（selection bias）は、観察する集団が母集団を正しく代表していないときに起こる偏りです。被験者を選択する段階や過程で集められた被験者が偏ってしまい、その後の調査結果を間違った方向へ導くことがあります。選択バイアスを少なくする研究デザインとして、ランダム化比較試験があります。

情報バイアス（information bias）は、観察（調査、データ収集）するときに得られる情報が正しくないために起こる偏りです。発症要因などの過去における情報を集めるときや質問の仕方によって生じます。情報バイアスを少なくするためには、被験者などに研究内容を伏せる盲検法が使われます。

交絡バイアス（confounding bias）は、関心のあるリスク因子の効果が他の表面に出てこないリスク因子の存在による影響を受けて、正しくそのリスク因子を評価できないことをいいます。たとえば、解析の結果、飲酒（リスク因子）と肺癌（アウトカム）の間に強い関連性が認められたとします。しかし、実は喫煙が肺癌の発症に影響していて、飲酒習慣のある人には、喫煙している人が多いことから、飲酒量が肺癌の発症に関係しているようにみえてしまいます。このときに喫煙が交絡因子となって見かけ上、そのようにみえてしまったということです。その表面に出てこない、背後に隠れて存在する因子を**交絡因子**（confounding factor）といいます。交絡因子になるためには、2つの集団のアウトカムを比較する際に、①アウトカムに影響を与える、②リスク因子と関連がある、③リスク因子とアウトカムの中間因子でない、という3つの条件を満たすことだと定義されています。上記の例を当てはめてみると、①喫煙すると肺癌になりやすいので該当、②飲酒する人はよく喫煙をする傾向にあるので該当、③飲酒することによって必ずといってよいほどの人が喫煙し、その結果、肺癌になりやすいということはないので該当します。

交絡バイアスを少なくするには、ランダム化比較試験、マッチング、多変量解析、ITT解析が使われます。

	選択バイアス	情報バイアス	交絡バイアス
	標本抽出・割り付けの偏り	情報管理・収集の偏り	交絡因子の存在
横断研究	△	△	×
後ろ向き研究	○	○	×
前向き研究	○	○	○
ランダム化比較試験	△	○	◎

◎：ほぼ完全にコントロール（回避）ができる

○：配慮することでコントロール（回避）ができる

△：コントロール（回避）しにくい

×：コントロール（回避）できない

問題1 EBMの実践において、以下の情報源の中でエビデンスレベルが最も高い情報源はどれか。1つ選べ。

(第98回薬剤師国家試験　問68)

1　メタアナリシス　　2　症例報告　　　　3　ケースコントロール研究
4　専門家の意見　　　5　アウトカム研究

問題2 メタアナリシスに関する記述のうち、正しいのはどれか。1つ選べ。

(第97回薬剤師国家試験　問185)

1　出版されたデータのみを解析に用いることによる偏りがある。
2　相反する結論の資料を混在させてはならない。
3　データベースにより検索されたすべての文献を解析に用いる。
4　ランダム化比較試験でないものは解析に用いない。
5　解析に使用される試験の質が多様であるほど、結論の正確性が高い。

問題3 46歳男性。2年前に甲状腺全摘手術を受けた後、レボチロキシンナトリウム錠内服による薬物治療を行っている。通院間隔が6ヶ月に一度に変更になり、180日分の処方箋を持って来局した。この患者の薬剤服用歴を確認すると、過去に服用忘れや、自己判断で服用を中断していた可能性が疑われた。長期処方への変更に伴い、薬剤師が服薬アドヒアランスに関連した注意事項を説明することになった。そこで、長期処方の患者に対して、薬剤師が電話によるフォローアップを行うことで、患者の服薬アドヒアランスの改善または症状悪化の早期発見につながるかを検討することにした。この漠然とした臨床疑問を解決可能な臨床研究にするために、まずはPECOまたはPICOを使って疑問を構造化することにした。この研究のPECOまたはPICOの組合せとして、適切なのはどれか。1つ選べ。

(第105回薬剤師国家試験　問311)

	P	EまたはI	C	O
1	甲状腺治療薬の長期処方の患者	服薬アドヒアランスの良い患者	服薬アドヒアランスの悪い患者	症状悪化の早期発見の有無
2	甲状腺治療薬の長期処方の患者	電話フォローアップ実施あり	電話フォローアップ実施なし	服薬アドヒアランス改善の有無
3	甲状腺治療薬の長期処方の患者	症状悪化のある患者	症状悪化のない患者	服薬アドヒアランス改善の有無
4	服薬アドヒアランスの悪い患者	電話フォローアップ実施あり	電話フォローアップ実施なし	症状悪化の早期発見の有無
5	服薬アドヒアランスの悪い患者	症状悪化の早期発見あり	症状悪化の早期発見なし	甲状腺治療薬の長期処方の有無

(注) PECOやPICOは疑問を構造化するための手法の1つ。PはPatient、EはExposure、IはIntervention、CはComparison、OはOutcomeの頭文字のこと。

問題4 薬剤師が医師に情報提供を行うため、論文を検索した結果、下図を含む論文を見出した。この図に関する記述のうち、正しいのはどれか。2つ選べ。

（第105回薬剤師国家試験　問231を一部改変）

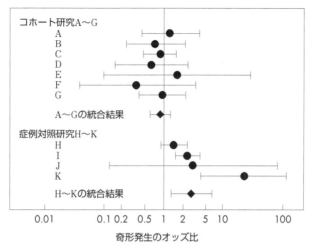

奇形発生のオッズ比

妊娠中のベンゾジアゼピン系薬剤の使用と奇形発生の関連

（コホート研究A〜Gは、症例対照研究H〜Kと比較するためにオッズ比を使用）

（出典：*BMJ.* 317：839-843, 1998）

1　この図のような解析をシステマティックレビューという。

2　この図はファンネルプロットとよばれる。

3　コホート研究A〜Gを統合した結果から、この薬剤を服用すると、奇形発生のリスクが統計学的に有意に低くなることがわかる。

4　この図のJの結果だけでは薬剤服用と奇形発生との関係について明確な結論を出すことができない。

5　症例対照研究H〜Kを統合した結果から、この薬剤を服用すると、奇形発生のリスクが統計学的に有意に高くなることがわかる。

第14章

分析疫学研究に必要な
リスク因子の評価法

前章では、疫学研究の概要を学びましたが、この章では、臨床研究の中でも観察研究の代表的なものとして、コホート研究で用いられる相対危険度や寄与危険度、症例対照研究で用いられるオッズ比などの求め方を学びます。

14.1　相対危険度

相対危険度（relative risk；RR、リスク比（risk ratio）ともいいます）は、リスク因子（飲酒・喫煙、治療薬、手術、感染症など）の影響を受けている曝露群（飲酒・喫煙歴あり、新薬投与、手術あり、感染症ありなど）におけるイベント発生率（experimental event rate；EER）と、受けていない非曝露群（飲酒・喫煙歴なし、プラセボ投与、手術なし、感染症なしなど）におけるイベント発生率（control event rate；CER）の比で、コホート研究における評価に利用されています。

比（ratio）とは、異なるものどうしを割り算して得た値をいいます。分子と分母の両方に含まれるものがあっても構いません。比は、0から無限大（∞）の間の値をとります。一方、イベント発生率は、割合になります。**割合**（proportion）とは、全体の中で、ある特定の特徴をもつものが占める部分の大きさをいい、分母に分子と共通な部分が含まれています。式で表すと、$a/(a+b)$ が割合です。ですから、割合には、単位がないということになります。割合は、0から1の間の値をとります。比の特殊な形に、率があります。**率**（rate）は、ある量の単位あたりの変化に応じて、もう1つの量がどれくらい変化するかを示したものです。走行距離を所要時間で割った平均時速は率のひとつです。平均時速のように、単位時間あたりの変化を表す場合が多いです。率は、0から∞の間の値をとります。

相対危険度の代表的な例として、「リスク因子となる飲酒がアウトカムである肝臓癌の発生率に影響を与えるか」や「リスク因子となる喫煙がアウトカムである肺癌の発生率に影響を与えるか」などが挙げられます。疫学調査では、一般的に2×2分割表を用いて、データを整理してから統計計算を行います。

このように、分割表にまとめたとき、相対危険度（RR）は曝露群の疾病になるイベント発生率（EER）を、非曝露群の疾病になるイベント発生率（CER）で割った比により、求めることができます。

		アウトカム		計	イベント発生率
		疾病あり	疾病なし		（疾病の発症率）
リスク因子	曝露群（曝露あり）	a	b	$a+b$	曝露ありの人のイベント発生率 $EER=\dfrac{a}{a+b}$
	非曝露群（曝露なし）	c	d	$c+d$	曝露なしの人のイベント発生率 $CER=\dfrac{c}{c+d}$
	計	$a+c$	$b+d$	$a+b+c+d$	

曝露あり（曝露群）の人における疾病の発症率は、

$$EER=\frac{a}{a+b}$$

です。一方、曝露なし（非曝露群）の人における疾病の発症率は、

$$CER=\frac{c}{c+d}$$

です。相対危険度は、曝露群の人における疾病の発症率（EER）を非曝露群の人における疾病の発症率（CER）で割った比ですから、下記の計算式で求めることができます。

$$相対危険度(RR)=\frac{曝露ありの人における疾病発症率}{曝露なしの人における疾病発症率}=\frac{EER}{CER}=\frac{\dfrac{a}{a+b}}{\dfrac{c}{c+d}}$$

また、相対危険度の95％信頼区間（95％CI）は、下記の計算式で求めることができます。

$$95\%\,CI=e^{\left(\ln(RR)\pm1.96\sqrt{\frac{1}{a}+\frac{1}{c}-\frac{1}{a+b}-\frac{1}{c+d}}\right)}$$

例題14-1

　肥満には、β_3-アドレナリン受容体（*ADRB3*）遺伝子の変異が関係していると考えられている。無作為に選んだ幼児1,000人について*ADRB3*遺伝子を調査したところ、360人に変異遺伝子が検出され、残りの640人は正常であった。

　20年後に、この集団について再調査を行い、肥満の有無を調査した。その結果、変異した*ADRB3*遺伝子をもつ360人のうち、190人、変異がない640人のうち、120人がそれぞれ肥満になっていた。相対危険度と、その95％信頼区間を求めなさい。

解説

　まず、上記の数値を整理するために、下記のような2×2分割表をつくります。そして、相対危険度を求める式に、数値を代入していきます。

		アウトカム		計	肥満の発症率 （イベント発生率）
		肥満あり	肥満なし		
リスク 因子	*ADRB3*遺伝子 変異あり （曝露群）	190 (a)	170 (b)	360 ($a+b$)	変異ありの人の肥満発症率 $\text{EER}=\dfrac{190}{360}=0.5278$
	*ADRB3*遺伝子 変異なし （非曝露群）	120 (c)	520 (d)	640 ($c+d$)	変異なしの人の肥満発症率 $\text{CER}=\dfrac{120}{640}=0.1875$
	計	310	690	1000	

$$相対危険度（RR）=\frac{\text{EER}}{\text{CER}}=\frac{\dfrac{a}{a+b}}{\dfrac{c}{c+d}}=\frac{\dfrac{190}{360}}{\dfrac{120}{640}}=\frac{0.5278}{0.1875}=2.815$$

次に、95％信頼区間（95％CI）の式に上記の数値を代入していきます。

$$95\%\,\text{CI}=e^{\left(\ln(\text{RR})\pm1.96\sqrt{\frac{1}{a}+\frac{1}{c}-\frac{1}{a+b}-\frac{1}{c+d}}\right)}=e^{\left(\ln2.815\pm1.96\sqrt{\frac{1}{190}+\frac{1}{120}-\frac{1}{360}-\frac{1}{640}}\right)}$$

$$=e^{\left(1.035\pm1.96\sqrt{0.00526+0.00833-0.00278-0.00156}\right)}=e^{\left(1.035\pm1.96\sqrt{0.00925}\right)}$$

$$=e^{\left(1.035\pm1.96\times0.0962\right)}=e^{\left(1.035\pm0.1886\right)}=e^{0.8464,\,1.2236}=2.33,\,3.40$$

よって、相対危険度2.815の95％信頼区間は、2.33〜3.40となります。

95％信頼区間に1が**含まれていない**ため、「*ADRB3*遺伝子の変異があると、2.33〜3.40倍肥満になりやすい」と解釈できます。

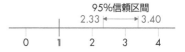

14.1.1 コホート研究と相対危険度

前向き研究のコホート研究は、調査対象者を最初に特定のリスク因子に曝露した集団と曝露していない集団で二分した後、両者を継続的に追跡して罹患の有無について比較します。それに対して、後ろ向き研究の症例対照研究は、調査対象者のアウトカムに注目し、特定の疾患に罹患した集団と罹患していない集団に二分した後、両者で過去に曝露の経験があるかないかについて調査します。つまり、コホート研究は、曝露（リスク因子）に、症例対照研究は罹患経験の有無（アウトカム）に着眼しているという大きな違いがあります。

この例題がコホート研究だとすると、*ADRB3*遺伝子の「変異あり」の360人から肥満になった人が190人とならなかった人が170人でした。一方、「変異なし」の640人から肥満になった人が120人とならなかった人が520人でした。なので、変異した*ADRB3*遺伝子をもつことがどれくらい肥満になりやすいかという相対危険度（RR）は、（190/360）/（120/640）＝2.815と算出されました。すなわち、「変異遺伝子をもつことによって肥満になる確率（リスク）が2.815倍になった」と

$$\begin{array}{rr|r} 190 & 170 & 360 \\ 120 & 520 & 640 \\ \hline 310 & 690 & 1000 \end{array}$$

$$\dfrac{\dfrac{190}{360}}{\dfrac{120}{640}}=2.815$$

$$
\begin{array}{cc|c}
95 & 85 & 180 \\
120 & 520 & 640 \\
\hline
215 & 605 & 820
\end{array}
$$

$$
\dfrac{\frac{95}{180}}{\frac{120}{640}}=2.815
$$

　もし、変異遺伝子をもつ集団の標本サイズを360人から半分の180人にして、変異をもつ180人と、もたない640人について比較すると、どのようになるでしょうか。この場合、変異のある人で肥満になる、ならないの割合が変わらないとすれば、95人（肥満あり）と85人（肥満なし）になります。

　相対危険度は、RR＝（95/180）/（120/640）＝0.5278/0.1875＝2.815と同じ結果です。遺伝子の変異がない集団のサイズを半減させても、同じ結果になります。すなわち、コホート研究では、リスク因子ごとの調査対象者の標本サイズが変化しても、相対危険度に影響しないということになります。

$$
\begin{array}{cc|c}
190 & 85 & 275 \\
120 & 260 & 380 \\
\hline
310 & 345 & 655
\end{array}
$$

$$
\dfrac{\frac{190}{275}}{\frac{120}{380}}=2.188
$$

　それに対して、これが症例対照研究だとすると、肥満者310名を遡って調査し、*ADRB3*遺伝子の変異ありと、なしが190人と120人ずつで、肥満なしの690人を調査すると、変異ありと、なしが170人と520人ずつという結果になります。このときの相対危険度を計算すると、2.815になりますが、肥満なしから345人を選抜して変異あり85人と、なし260人で比較すると、相対危険度は、RR＝（190/275）/（120/380）＝0.6909/0.3158＝2.188となり、値が変わってしまいます。したがって、事後的に非曝露群（対照群）の大きさを任意に変えれば、相対危険度はいかようにも変化するので、症例対照研究には、相対危険度は適応されないということがいえます。

　なお、後述するオッズ比は非曝露群（対照群）の標本サイズを変更しても、値は変わらないことから、症例対照研究では、オッズ比が利用されます。

14.2　相対リスク減少率、絶対リスク減少率と必要治療数

　相対リスク減少率（relative risk reduction；RRR、**相対危険減少率**）は、薬効を評価するときに用いられる指標のひとつで、1から相対危険度を引いた値で示されます。RRRは、ある薬を投与しなかった人に対して、投与した人では何％その疾患の発症（症状）を抑えたかを示します。RRRは、下記の式で求めることができます。

$$
相対リスク減少率(RRR)=\dfrac{|CER-EER|}{CER}=1-\dfrac{EER}{CER}=1-相対危険度(RR)
$$

　RRRが0のとき（RRR＝0）は治療効果がなく、0より小さい（RRR＜0）ときは介入（治療、投薬）が有害、0より大きいとき（RRR＞0）は介入が有効であることを意味します。すなわち、0より大きければ、大きいほど介入効果が大きいことを表します。

　エンドポイント発症率が低く、イベント発生率が異なっている場合であっても、同様な相対危険度を示すことがあります。このような場合、臨床上はわずかな差であっても、大

きな数字に置き換えられることがあることから、相対リスク減少率の解釈を行う場合には注意が必要です。そのようなときには、**絶対リスク減少率**（absolute risk reduction；ARR、**絶対危険減少率**）を用いることで、治療薬がプラセボよりどれだけ多くの人を救うことができたのかを数値で示すことができます。ARRは患者数に依存するため、意味のある大きさの目安がありません。ただ単にイベント発生率の差です。

ARRをもとにどの程度の治療効果が期待できるのかを考えてもわかりづらいときには、**必要治療数**（number needed to treat；NNT）という指標を利用します。NNTは、ARRの逆数（1÷ARR）で示される値ですので、ある疾病イベントが1人に起きるのを予防するための薬物投与を何人に行えば実現するかという意味をもちます。NNTが100というと、100人に投薬して1人に治療効果が出るということを意味します。言い換えると、1人の治療効果を得るためには100人に治療する必要があるということを表しています。

$$\text{絶対リスク減少率(ARR)}＝\text{非曝露群のイベント発生率}－\text{曝露群のイベント発生率}$$
$$＝\text{CER}－\text{EER}＝\frac{c}{c+d}－\frac{a}{a+b}$$

$$\text{必要治療数(NNT)}＝\frac{1}{\text{絶対リスク減少率(ARR)}}$$

たとえば、降圧薬X投与群とプラセボ投与群について、5年後のエンドポイントにおける脳血管障害の発症率を比較したとします。その結果を2×2分割表に表すと、下記のようになります。

	脳血管障害		計	イベント発生率（脳血管障害発症率）
	あり	なし		
降圧薬X投与群	660 (a)	4060 (b)	4720 ($a+b$)	降圧薬Xを投与した人の脳血管障害発症率 $\text{EER}＝\frac{660}{4720}＝0.1398$
プラセボ投与群	900 (c)	3820 (d)	4720 ($c+d$)	プラセボを投与した人の脳血管障害発症率 $\text{CER}＝\frac{900}{4720}＝0.1907$
計	1560	7880	9440	
相対危険度	$\text{RR}＝\dfrac{\frac{a}{a+b}}{\frac{c}{c+d}}＝\dfrac{\frac{660}{4720}}{\frac{900}{4720}}＝\dfrac{0.1398}{0.1907}＝0.7331$			
相対リスク減少率	$\text{RRR}＝1－\text{RR}＝1－0.7331＝0.2669$（27%）			
絶対リスク減少率	$\text{ARR}＝\text{CER}－\text{EER}＝0.1907－0.1398＝0.0509$（5%）			
必要治療数	$\text{NNT}＝\dfrac{1}{\text{ARR}}＝\dfrac{1}{0.0509}＝19.646$			

したがって、RRRが27%ということは、降圧薬Xを投与すると、プラセボ投与に比べて

脳血管障害の発生リスクを約27%低下させるということになります。また、再発を調査するような場合には、治療によって対照群と比べて再発を何%減らせるかを表すことができます。

ARRが5%ということは、降圧薬Xを投与しなかった人の脳血管障害発症率と投与した人の発症率の差が5%であったということになります。また、NNTが19.6なので、19.6人に降圧薬Xを投与すると、1人の脳血管障害の発症を抑制できるという意味になります。

例題14-2

　60歳以上の高血圧症患者における心不全の発症に対して、利尿薬を用いて降圧療法を行った場合の予防効果を、追跡期間5年間のランダム化比較試験により検討した結果から、相対リスク減少率、絶対リスク減少率と必要治療数を求めなさい。

	心不全あり	心不全なし	計
利尿薬投与群	50	950	1000
プラセボ投与群	100	900	1000

 解説

		心不全		計	心不全の発症率 (イベント発生率)
		あり	なし		
リスク 因子	利尿薬投与群 (曝露群)	50 (a)	950 (b)	1000 ($a+b$)	利尿薬を投与にした人の心不全発症率 $EER=\dfrac{50}{1000}=0.05$
	プラセボ投与群 (非曝露群)	100 (c)	900 (d)	1000 ($c+d$)	プラセボを投与にした人の心不全発症率 $CER=\dfrac{100}{1000}=0.10$
計		150	1850	2000	

相対リスク減少率RRR、絶対リスク減少率ARRおよび必要治療数NNTは下記の式で算出できるので、必要な数値をそれぞれ代入して求めます。

$$RRR=1-\frac{EER}{CER}=1-\frac{0.05}{0.10}=1-0.5=0.5$$

$$ARR=CER-EER=0.10-0.05=0.05$$

$$NNT=\frac{1}{絶対リスク減少率ARR}=\frac{1}{0.05}=20（人）$$

RRRが0.5という数値は、利尿薬を投与しなかった人（プラセボを投与した人）に対して、利尿薬を投与した人では50%（100人中50人）、心不全の発症を抑えることができる、ということを意味しています。

また、NNTが20人なので、20人に利尿薬を投与すると、1人（100人中5人）の心不全

発症を抑制できるという意味になります。

14.3　寄与危険度（絶対リスク増加）

　コホート研究では、相対危険度のほかに寄与危険度も解析指標として用いられます。**寄与危険度**（attributable risk；AR）とは、リスク因子（治療、投薬、手術など）に対する曝露群のイベント発生率と非曝露群のイベント発生率の差で示されます。絶対リスク減少率（ARR）と逆の関係にあります。寄与危険度は、曝露効果の強さを示すことができるため、**絶対リスク増加**（absolute risk increase；ARI）ともよばれます。

$$\text{寄与危険度(AR)}=\text{曝露群のイベント発生率}-\text{非曝露群のイベント発生率}$$
$$=\text{EER}-\text{CER}=\frac{a}{a+b}-\frac{c}{c+d}$$

　寄与危険が曝露群のイベント発生率に占める割合を**寄与危険割合**（percent attributable risk；PAR）といいます。すなわち、リスク因子曝露群（治療、実薬投与）の中で、発症（再発）した人のうち、真に曝露が影響して発症（再発）した人の割合が何％かで示されます。

$$\text{寄与危険割合(PAR)}=\frac{\text{曝露群のイベント発生率}-\text{非曝露群のイベント発生率}}{\text{曝露群のイベント発生率}}\times100$$
$$=\frac{\text{EER}-\text{CER}}{\text{EER}}\times100=\frac{\dfrac{a}{a+b}-\dfrac{c}{c+d}}{\dfrac{a}{a+b}}\times100\ (\%)$$

例題14-3

　50〜60代の肺癌と診断された患者群145人と、健常者群142人において、それぞれ過去の喫煙歴について調査を実施した。その結果、肺癌患者群では、140名に喫煙歴があることがわかった。一方、健常者群では、130名に喫煙歴が認められた。寄与危険度と寄与危険割合を求めなさい。

　問題文から、右ページのような2×2分割表を作成します。

		肺癌		計	肺癌発症率 （イベント発生率）
		あり	なし		
リスク因子	喫煙歴あり （曝露群）	140 (a)	130 (b)	270 ($a+b$)	喫煙歴ありの人の肺癌発症率 $EER=\dfrac{140}{270}=0.519$
	喫煙歴なし （非曝露群）	5 (c)	12 (d)	17 ($c+d$)	喫煙歴なしの人の肺癌発症率 $CER=\dfrac{5}{17}=0.294$
計		145	142	287	

　寄与危険度（AR）と寄与危険割合（PAR）は下記の式で算出できますから、そこに必要な数値を上記の2×2分割表から代入していきます。

$$AR=EER-CER=\frac{a}{a+b}-\frac{c}{c+d}=0.519-0.294=0.225$$

　ARが0.225という数値は、喫煙者を禁煙させることによって、肺癌の発症を22.5％減少させることができる（100人のうち、22.5人は肺癌の発症を予防できる）ということを意味しています。

$$PAR=\frac{EER-CER}{EER}\times100=\frac{\dfrac{a}{a+b}-\dfrac{c}{c+d}}{\dfrac{a}{a+b}}\times100$$

$$=\frac{0.519-0.294}{0.519}\times100$$

$$=\frac{0.225}{0.519}\times100=0.434\times100=43.4（\%）$$

　PARが43.4％という数値は、喫煙者で肺癌になった人のうち、43.4％が喫煙によって肺癌になったと推定できることを意味します。

14.4　オッズ比

　オッズ比（odds ratio；OR）とは、オッズの比なので、最初にオッズを求める必要があります。**オッズ**（odds）とは、確率を示す数値であり、ある事象の起きる確率（p）と起きない確率（$1-p$）の比で表される値のことで、以下のように表します。

$$オッズ=\frac{ある事象の起きる確率}{ある事象の起きない確率}=\frac{ある事象の起きる確率}{1-ある事象の起きる確率}=\frac{p}{1-p}$$

　たとえば、ある事象が起きる確率が90％（0.9）だったとすると、事象の起きない確率は10％（1−0.9）になるので、

$$\text{オッズ} = \frac{p}{1-p} = \frac{0.9}{1-0.9} = \frac{0.9}{0.1} = 9$$

となります。これは起きる確率は、起きない確率の9倍であることを意味します。したがって、これを症例対照研究に当てはめると、オッズとは、リスク因子Aの曝露がある群において疾病Xに罹患する確率と、しない確率の比であることがわかります。さらにリスク因子Aの曝露がない群についても同様にオッズを求めます。

オッズは、ある事象の起きる確率から計算されますから、逆にオッズから確率を算出することもできるはずです。

$$\text{odds} = \frac{p}{1-p}$$

上記のオッズを求める式を$p=$の式に変形すると、

$$p = \frac{\text{odds}}{1+\text{odds}}$$

となります。この式を利用することにより、オッズから確率に変換することができます。

リスク因子		アウトカム		計	確率
		疾病Xあり	疾病Xなし		
	曝露あり	a	b	$a+b$	疾病Xに罹患する確率 $\frac{a}{a+b}$ 疾病Xに罹患しない確率 $1-\frac{a}{a+b}$
	曝露なし	c	d	$c+d$	疾病Xに罹患する確率 $\frac{c}{c+d}$ 疾病に罹患しない確率 $1-\frac{c}{c+d}$
計		$a+c$	$b+d$	$a+b+c+d$	

曝露あり群において疾病Xに罹患する確率は、

$$\text{疾病Xに罹患する確率} = \frac{a}{a+b}$$

さらに、曝露あり群において疾病Xに罹患しない確率は、

$$\text{疾病Xに罹患しない確率} = 1-\frac{a}{a+b}$$

です。

曝露あり群のオッズは、疾病Aに罹患する確率を疾病Aに罹患しない確率で割ることで求められますから、以下の式で曝露あり群のオッズとなります。

$$曝露あり群のオッズ=\frac{曝露ありで疾病Xに罹患する確率}{曝露ありで疾病Xに罹患しない確率}=\frac{\dfrac{a}{a+b}}{1-\dfrac{a}{a+b}}=\frac{a}{b}$$

同様に、曝露なし群において疾病Xに罹患する確率は、

$$疾病Xに罹患する確率=\frac{c}{c+d}$$

さらに、曝露なし群において疾病Xに罹患しない確率は、

$$疾病Xに罹患しない確率=1-\frac{c}{c+d}$$

ですから、曝露なし群のオッズは、

$$曝露なし群のオッズ=\frac{曝露なしで疾病Xに罹患する確率}{曝露なしで疾病Xに罹患しない確率}=\frac{\dfrac{c}{c+d}}{1-\dfrac{c}{c+d}}=\frac{c}{d}$$

となります。

それぞれのオッズが計算できたので、最後に、曝露あり群のオッズを曝露なし群のオッズで割ることで、オッズ比を求めることができます。オッズ比は上記の2×2分割表に示したように、たすき掛けのかけ算の割り算にすると求められます。

$$オッズ比（OR）=\frac{曝露あり群のオッズ}{曝露なし群のオッズ}=\frac{\dfrac{a}{b}}{\dfrac{c}{d}}=\frac{a\times d}{b\times c}$$

オッズ比とは、曝露とその疾病Xとの関連性の強さを表した指標です。オッズ比が高いほど、その曝露と疾病Xの関連性が高いことを示します。

オッズ比が1に近いとき、曝露の有無は、疾病Xの発症リスクに影響がないと解釈できます。オッズ比が1より大きいときは、曝露があることで疾病Xの発症リスクを高め、また、1より小さいときは、曝露があることが疾病Xの発症リスクを低下させると解釈できます。

オッズ比は非曝露群（対照群）の標本サイズを変更しても、値は変わらないことから、症例対照研究では、オッズ比が利用されます。

オッズ比の95％信頼区間は、次の計算式で求めます。

$$95\％信頼区間=e^{\left(\ln(OR)\pm1.96\sqrt{\frac{1}{a}+\frac{1}{b}+\frac{1}{c}+\frac{1}{d}}\right)}$$

信頼区間に1が含まれない場合、その曝露が疾病Xの発症リスクとして統計学的に有意である（ORが1より大きければ疾病Xになりやすく、逆に、1より小さければなりにくい）といえます。

例題14-4

　50〜60代の肺癌と診断された患者群145人と、健常者群142人において、それぞれ過去の喫煙歴について調査を実施した。その結果、肺癌患者群では、140名に喫煙歴があることがわかった。一方、健常者群では、130名に喫煙歴が認められた。オッズ比と95％信頼区間を求めなさい。

解説

問題文から、下記のような2×2分割表を作成します。

	肺癌		計
	あり	なし	
喫煙歴あり	140 (a)	130 (b)	270
喫煙歴なし	5 (c)	12 (d)	17
計	145	142	287

最初に、オッズ比（OR）を求めます。

$$OR = \frac{a \times d}{b \times c} = \frac{140 \times 12}{130 \times 5} = \frac{1680}{650} = 2.585$$

次に、ORの95％信頼区間を求めます。

$$95\%信頼区間 = e^{\left(\ln(OR) \pm 1.96\sqrt{\frac{1}{a}+\frac{1}{b}+\frac{1}{c}+\frac{1}{d}}\right)} = e^{\left(\ln(2.585) \times 1.96\sqrt{\frac{1}{140}+\frac{1}{130}+\frac{1}{5}+\frac{1}{12}}\right)}$$

$$= e^{\left(0.9497 \pm 1.96\sqrt{0.00714+0.00769+0.2+0.08333}\right)} = e^{\left(0.9497 \pm 1.96\sqrt{0.29816}\right)}$$

$$= e^{(0.9497 \pm 1.96 \times 0.5460)} = e^{(0.9497 \pm 1.07016)} = e^{(-0.12046, 2.01986)}$$

$$= 0.887 \sim 7.537$$

　この0.887と7.537の区間に1が**含まれている**ので、喫煙の曝露があると肺癌になりやすいかどうかわからないということになります。

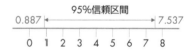

問題1 必要治療数（NNT）に関する記述のうち、正しいのはどれか。1つ選べ。

（第98回薬剤師国家試験　問193）

1 統計的有意差を検出するために必要な症例数のことである。

2 相対危険度減少率の逆数で示される。

3 絶対危険度減少率が大きくなるほど大きい値となる。

4 必要治療数が大きいほど有効な治療法であると考えられる。

5 プラセボ群での有効率が25％、実薬群での有効率が50％の場合、必要治療数は4である。

問題2 ある疾患の発症予防薬Aの評価を行うため臨床試験の文献を収集したところ、下記の情報を得た。この試験に関する記述のうち、正しいのはどれか。2つ選べ。

（第106回薬剤師国家試験　問194）

（臨床成績）

発症リスクを有する被験者1,000名を無作為にプラセボ投与群またはA投与群に割り付け、2年間追跡した。その結果、発症の有無を比較したデータ（下表）が得られ、A投与が発症予防に有効であることが示された（P＜0.01）。

	発症あり	発症なし
A投与群	10人	490人
プラセボ投与群	30人	470人

1 プラセボ効果の影響を除くために、無作為割り付けが行われている。

2 この試験は観察研究に分類される。

3 Aの治療必要数（NNT）は25人である。

4 Aによる発症の絶対リスク減少は4％である。

5 Aによる発症の相対リスク減少は20％である。

問題3 下表は、喫煙と疾病罹患の要因対照研究の結果を示したものである。この結果に関する記述のうち、正しいのはどれか。2つ選べ。ただし、交絡因子、喫煙中断者、追跡不能者はないものと仮定する。

（第99回薬剤師国家試験　問127）

	罹患率（対10,000人）	
	喫煙者	非喫煙者
肺がん	414	115
慢性気管支炎	153	85
虚血性心疾患	1,491	994
肝硬変	30	25

注）1日25本以上喫煙する人を喫煙者とした。

1　相対危険度が最も高い疾病は慢性気管支炎である。

2　寄与危険度が最も高い疾病は虚血性心疾患である。

3　オッズ比が最も高い疾病は肝硬変である。

4　喫煙と疾病罹患の関連性が最も強い疾病は肺がんである。

5　喫煙をやめると、罹患しなくなると想定される人数が最も多い疾病は肺がんである。

問題4　保健所に昼食会の仕出し弁当を食べて複数の者が腹痛、嘔吐、下痢を訴えている
　　　　と通報があった。保健所が参加者全員に行った喫食調査の結果を示す。

	症状あり（100人）		症状なし（50人）	
食　品	摂取あり	摂取なし	摂取あり	摂取なし
さわら西京焼き	95	5	7	43
付け合わせ野菜	60	40	10	40
果　物	90	10	25	25
だし巻き卵	43	57	21	29
煮　豆	51	49	12	38

　　原因と考えられるのはどれか。1つ選べ。

1　さわら西京焼き

2　付け合わせ野菜

3　果　物

4　だし巻き卵

5　煮　豆

第15章

生存時間解析

15.1　カプラン・マイヤー法

生存時間解析とは、基準となる時点から目的のできごと（イベント）が起こるまでの時間を解析する分析方法です。

たとえば、癌に罹っている患者に抗癌薬を投与した時点から、その癌での死亡というイベントが発生するまでの時間が解析の対象となります。

基準となる時点と目的のできごと（**イベント**、event）の事象については下の表に示しました。

人は長期間観察を行えば、いずれ死亡が確認できるはずです。しかし、実際には治験や研究などの実施期間内にイベントが起きないことがあります。このような状況を**打ち切り**（censoring）といいます。

このような打ち切りのケースでは、生存時間があるときを超えたことまではわかりますが、死亡までの生存期間は不明となります。

調査からドロップアウトして打ち切りになる理由として、引っ越しなどにより観察が継続できなくなった場合や副作用によって投与が継続できなくなった場合などがあります。また、観察中に試験期間の終了を迎えた場合なども打ち切りになります。

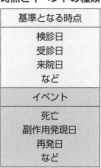

時点とイベントの種類

基準となる時点
検診日 受診日 来院日 など
イベント
死亡 副作用発現日 再発日 など

このように生存時間データには、打ち切りデータが含まれるため、対象となる被験者全員の正確な生存時間はわかりません。しかし、打ち切りのあった被験者のデータを外さず生存時間を評価しなければなりません。打ち切りのデータを除いて解析を実施するとバイアスが生じることになるためです。

そのようなときに用いられるのが**カプラン・マイヤー法**（Kaplan-Meier method）です。この方法は、ノンパラメトリックに生存時間分布を推定するもので、描かれる生存曲線は、打ち切りデータを考慮したうえで、各観察時点で生存している人、再発していない人、生着している人などの割合を示しています。カプラン・マイヤー法で曲線を描く場合は、治療法（投薬など）の違いによって群分けし、群間で生存時間分布に違いがあるかを

評価するのが一般的です。

　生存率には、瞬間生存率と累積生存率があります。観察開始から1ヶ月目、2ヶ月目の各時期について、治療薬Aを投与した被験者数と生存者数が観察された場合、**瞬間生存率（期別生存率）**は、その時期ごとに生存者数を被験者数で割った値となります。

　一方、**累積生存率**（cumulative survival rate）は、観察期間において、被験者のうち生存している人がどれくらいかを確率で計算したものです。3ヶ月間の累積生存率は、1ヶ月目、2ヶ月目、3ヶ月目も生存していなければならないので、瞬間生存率を掛け算することによって求められます。3ヶ月間の累積生存率＝1ヶ月目の瞬間生存率×2ヶ月目の瞬間生存率×3ヶ月目の瞬間生存率で計算できます。カプラン・マイヤー曲線の生存率は累積生存率です。

　カプラン・マイヤー曲線で生存率がちょうど50％となる生存期間を**生存期間中央値**（median survival time；MST）といい、がん治療薬の臨床試験で有効性をみる重要な指標のひとつとなっています。また、MSTのほかに、よく使用する用語として、「5年生存率」や「20年生存率」などがあります。このような言い方を**T年生存率**といい、生存期間がT年での累積生存率を表しています。MSTは下記の式を使用することで計算することができます。

$$MST = t_u + \frac{(t_v - t_u)(S(t_u) - 0.5)}{S(t_u) - S(t_v)}$$

　ただし、累積生存率が50％になる時点tを挟む前後の観察期間をt_uとt_vとし、t_uとt_vにおける累積生存率を$S(t_u)$と$S(t_v)$とします。なお、式中の0.5は50％という意味です。

　また、累積生存率$S(t)$の標準誤差（グリーンウッドの公式、Greenwood formula）と95％信頼区間は、

$$SE(S(t)) = S(t) \times \sqrt{\sum_{j=1}^{k} \frac{d_j}{n_j(n_j - d_j)}}$$

$$95\% \ CI = S(t) e^{\left[\pm \frac{1.96}{\ln S(t)} \times SE(S(t))\right]}$$

で求められます。

　臨床試験のエンドポイントにはいろいろなものがあります。生存率解析のように「いつ死亡したか」を考慮するようなときには、死亡率の代わりにハザードという指標が用いられます。**ハザード**とは、ある時点（t_j）まで生存者数のうち、死亡した症例数の割合を示します。つまり、ある時点での生き延びた者が、その時点において死亡する確率（瞬間死亡確率）を表しています。2群のハザードの比を**ハザード比**（hazard ratio）といいます。一方を基準にした場合に他方が何倍の死亡確率であるかを表しています。

　グループ間の生存時間分布の違いに有意差があるのかを検定する方法として、**ログランク検定**（log-rank test）と**一般化ウィルコクソン検定**（generalized Wilcoxon test）が利用されています。また、**コックス比例ハザードモデル**（Cox proportional hazard model）を用いて、治療効果をハザード比で表すことが多くなっています。一般化ウィルコクソン検定は、順序分類データを2群間で比較するウィルコクソン順位和検定を生存時間データに

一般化したものです。また、どの検定方法も**ノンパラメトリック検定**になります。ログランク検定は、「時期別死亡率がどの時点でも平等」として扱い、検定計算を行います。

　一方、一般化ウィルコクソン検定は、「観察期間初期では症例数が多いため信頼性の高いデータになるのに対し、後期では症例数が少ないから信頼性の低いデータになる」として、時期別死亡数に対して重みづけをして検定計算を行います。そのため、症例数の多く残っている初期の時点のデータを重要視し、後期のデータに対しては重みが小さくなります。

　右図の生存曲線において、左のグラフのように「時間が経つほど、2群の生存曲線が開いていく」タイプに対しては、ログランク検定のほうが有意差がつきやすいといわれています。その一方で、右のグラフのように「観察期間中、差がみられても徐々に2群の差が縮まる」タイプに対しては、一般

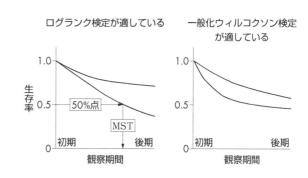

化ウィルコクソン検定のほうが有意差がつきやすいといわれています。

　コックス比例ハザードモデルは、Cox回帰分析（Cox regression analysis）ともよばれ、死亡/打ち切りの目的変数から生存率を求め、生存率の時間的要素を加味して、生存率に影響を及ぼす説明変数との関係式を作成して評価する方法です。患者の目的変数（アウトカム）は「生存/死亡」、「再発/無再発」、「寛解/非寛解」、「増悪/無増悪」などを対象として分析し、その要因の効果を分析することができます。説明変数は、生存率に影響を及ぼす処方薬剤や治療方法、検査項目、性別、年齢などの背景因子が用いられます。医療分野で特に広く利用されています。

　カプラン・マイヤー法が生存時間を解析するための要因として1変数しか利用できないのに対して、コックス比例ハザードモデルは複数の要因を評価することができます。アウトカムに対する影響の大きさは、説明変数のハザード比（hazard ratio；HR）やその信頼区間によって評価することができます。

　たとえば、説明変数が、「治療薬A、治療薬B」の場合、ハザード比から死亡率は、治療薬Aは治療薬Bに比べ何倍高いかを示せます。

　また、5年間の観察期間において、ハザード比が2.3だったとした場合、その解釈は、「治療薬Aは、治療薬Bに比べ、5年の間に死亡する度合いは2.3倍高い」ととらえることができます。一方、ハザード比が0.259のように1を下回ったような場合の解釈は、死亡率は、治療薬Aは治療薬Bに比べ0.259倍高いとなります。すなわち、死亡率を74.1％（＝1－0.259）減少させた（＝延命効果があった）と解釈されます。

　また、95％信頼区間が1をまたいでいた場合には、有意差がない、すなわち、「死亡率に統計学的な有意差があるかどうかわからない」ということになります。

例題15-1

　急性白血病の治療薬の効果を比較検討した臨床比較試験の結果をもとにカプラン・マイヤー曲線を描きなさい。また、累積生存率の95％信頼区間を求めなさい。併せて、生存期間中央値（MST）を求めなさい。

治療薬A No.	イベント	生存期間（ヶ月）	累積生存率	治療薬B No.	イベント	生存期間（ヶ月）	累積生存率
1	死亡	10	0.8571	1	打ち切り	20	1.0000
2	死亡	19	0.7143	2	打ち切り	35	1.0000
3	打ち切り	24	0.7143	3	死亡	45	0.7500
4	死亡	31	0.5357	4	死亡	56	0.5000
5	死亡	37	0.3571	5	死亡	59	0.2500
6	死亡	42	0.1786	6	死亡	63	0
7	死亡	47	0				

　上記のデータから、カプラン・マイヤー法により、治療薬Aの患者における**生存期間と累積生存率をプロット**します。

①治療開始時点では全員が生存しているので、生存率は1（100％）となります。試験開始から10ヶ月の時点で1人が死亡しています。

　この時点での累積生存率は、7人中6人が生存しているので、$\frac{6}{7}=0.8571$となります。

　右図の④のように階段状に矢印の先まで線を引きます。

②次に患者さんが死亡するのは19ヶ月です。この時点での死亡者は1人です。

　10ヶ月から19ヶ月に生存している人は6名です。ですから、この時点での累積生存率は$\frac{6}{7}\times\frac{5}{6}=0.7143$となります。

　右図の⑧のように階段状に矢印の先まで線を引きます。

③②の次の患者さんが死亡するのは31ヶ月ですが、24ヶ月の段階で1人

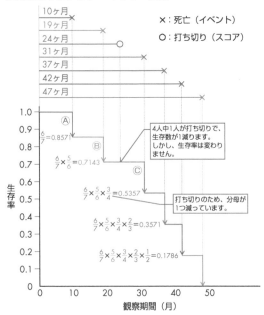

治療薬Aのカプラン・マイヤー曲線

×：死亡（イベント）
○：打ち切り（スコア）

4人中1人が打ち切りで、生存数が1減ります。しかし、生存率は変わりません。

打ち切りのため、分母が1つ減っています。

$\frac{6}{7}=0.857$

$\frac{6}{7}\times\frac{5}{6}=0.7143$

$\frac{6}{7}\times\frac{5}{6}\times\frac{3}{4}=0.5357$

$\frac{6}{7}\times\frac{5}{6}\times\frac{3}{4}\times\frac{2}{3}=0.3571$

$\frac{6}{7}\times\frac{5}{6}\times\frac{3}{4}\times\frac{2}{3}\times\frac{1}{2}=0.1786$

生存率

観察期間（月）

が打ち切りになっています。

　打ち切り自体は、生存率に影響を与えず、生存率は0.7143のままです。

　しかし、全体の人数が5人から4人に減ります。また、打ち切りについては、その時点に縦棒を書き込みます。

④③の次に患者さんが死亡するのは31ヶ月です。この時点での死亡者は1人です。

　24ヶ月から31ヶ月に生存している人は4名です。ですから、この時点での累積生存率は

$\dfrac{6}{7} \times \dfrac{5}{6} \times \dfrac{3}{4} = 0.5357$ となります。左ページの図の©のように階段状に矢印の先まで線を引きます。

⑤④以降の時点については、上記と同様にして左ページの図のように生存曲線を描いていきます。

　これらをまとめると、下表のようになります。

No.	観察期間 (t_j)	治療薬A					95%信頼区間	
		死亡数 (d_{aj})	生存数 (n_{aj})	瞬間生存率 $(1 - d_{aj}/na_j)$	累積生存率 $(S(t_j))$	標準誤差 $(SE(S(t_j)))$	下限値	上限値
1	10	1	7	0.8571 $\left(\dfrac{6}{7}\right)$	0.8571	0.1323	0.4366	0.9717
2	19	1	6	0.8333 $\left(\dfrac{5}{6}\right)$	0.7143	0.1707	0.4028	0.8829
3	24	0	5	1	0.7143	0.1707	0.4028	0.8829
4	31	1	4	0.7500 $\left(\dfrac{3}{4}\right)$	0.5357	0.2008	0.3096	0.7173
5	37	1	3	0.6667 $\left(\dfrac{2}{3}\right)$	0.3571	0.1979	0.2230	0.4934
6	42	1	2	0.5000 $\left(\dfrac{1}{2}\right)$	0.1786	0.1604	0.1265	0.2380
7	47	1	1	0	0	0	0	0
計	210	6						

⑥10ヶ月、19ヶ月、31ヶ月、37ヶ月、42ヶ月の**累積生存率の標準誤差と95%信頼区間**を次に求めます。

$$標準誤差(SE(S(t))) = S(t) \times \sqrt{\sum_{j=1}^{k} \frac{d_j}{n_j(n_j - d_j)}} \ から、$$

10ヶ月における累積生存率の標準誤差と95%信頼区間は下記のようになります。

$$SE(10) = 0.8571 \times \sqrt{\frac{1}{7 \times (7-1)}} = 0.8571 \times \sqrt{\frac{1}{7 \times 6}} = 0.8571 \times \sqrt{\frac{1}{42}}$$

$$= 0.8571 \times \sqrt{0.02381} = 0.8571 \times 0.1543 = 0.1323$$

$$95\%\text{信頼区間}(95\%\,CI) = S(t)e^{\left[\pm\frac{1.96}{\ln S(t)}\times SE(S(t))\right]}\text{から、}$$

$$95\%\,CI(10) = 0.8571e^{\left[\pm\frac{1.96}{\ln 0.8571}\times 0.1323\right]} = 0.8571e^{\left[\pm\frac{1.96}{-0.1542}\times 0.1323\right]}$$

$$= 0.8571e^{\left[\pm(-12.71077)\times 0.1323\right]} = 0.8571e^{\pm 1.6816} = 0.8571^{5.3741} \sim 0.8571^{0.1861}$$

$$= 0.4366 \sim 0.9717$$

同様にして求めると、19ヶ月における累積生存率の標準誤差と95%信頼区間は下記のようになります。

$$SE(19) = 0.7143 \times \sqrt{\frac{1}{7\times(7-1)} + \frac{1}{6\times(6-1)}} = 0.7143 \times \sqrt{\frac{1}{7\times 6} + \frac{1}{6\times 5}}$$

$$= 0.7143 \times \sqrt{\frac{1}{42} + \frac{1}{30}}$$

$$= 0.7143 \times \sqrt{0.023810 + 0.033333} = 0.7143 \times \sqrt{0.057143}$$

$$= 0.7143 \times 0.23905 = 0.1707$$

$$95\%\,CI(19) = 0.7143e^{\left[\pm\frac{1.96}{\ln 0.7143}\times 0.1707\right]} = 0.7143e^{\left[\pm\frac{1.96}{-0.3365}\times 0.1707\right]} = 0.7143e^{\pm 0.9943}$$

$$= 0.7143^{2.7028} \sim 0.7143^{0.3670} = 0.4028 \sim 0.8829$$

24ヶ月で打ち切りが1名出ましたので、31ヶ月における累積生存率の標準誤差と95%信頼区間は以下のように算出します。

$$SE(31) = 0.5357 \times \sqrt{\frac{1}{7\times(7-1)} + \frac{1}{6\times(6-1)} + \frac{1}{4\times(4-1)}}$$

$$= 0.5357 \times \sqrt{\frac{1}{7\times 6} + \frac{1}{6\times 5} + \frac{1}{4\times 3}} = 0.5357 \times \sqrt{\frac{1}{42} + \frac{1}{30} + \frac{1}{12}}$$

$$= 0.5357 \times \sqrt{0.023810 + 0.033333 + 0.083333}$$

$$= 0.5357 \times \sqrt{0.140476} = 0.5357 \times 0.3748 = 0.2008$$

$$95\%\,CI(31) = 0.5357e^{\left[\pm\frac{1.96}{\ln 0.5357}\times 0.2008\right]} = 0.5357e^{\left[\pm\frac{1.96}{-0.6242}\times 0.2008\right]} = 0.5357e^{\pm 0.6305}$$

$$= 0.5357^{1.8785} \sim 0.5357^{0.5323} = 0.3096 \sim 0.7173$$

以下、同様にして算出すると、前ページの表のような結果となります。

⑦治療薬Aの**生存期間中央値(MST)**を次に求めます。MSTは下記の計算式で求められます。

$$MST = t_u + \frac{(t_v - t_u)(S(t_u) - 0.5)}{S(t_u) - S(t_v)}$$

このとき、累積生存率が50%になる時点tを挟む前後の観察期間をt_uとt_vとし、t_uとt_vにおける累積生存率を$S(t_u)$と$S(t_v)$としました。

累積生存率が50%を挟む前後の観察期間は、問題文の表から、t_uが31ヶ月、t_vが37ヶ月です。また、そのときの累積生存率は、$S(t_u) = 0.5357$と$S(t_v) = 0.3571$です。これらを上記の式に代入すると、

$$MST = 31 + \frac{(37-31)(0.5357-0.5)}{0.5357-0.3571} = 31 + \frac{6\times 0.0357}{0.1786} = 31 + \frac{0.2142}{0.1786}$$

$$=31+1.1993=32.20\text{ヶ月}$$

となります。そして、MSTの95％信頼区間をリニア方式で計算します。まず、95％信頼区間の下限値を求めます。32.20ヶ月以前でそれぞれの期間における信頼区間の下限値が0.5を超える最後の期間が95％信頼区間の下限値になります。この例では、10ヶ月の段階だけが0.5を超え、それ以降95％信頼区間の下限値は0.5未満です。

$$95\%\,\mathrm{CI}(t_{10})\text{の下限値}=0.8571-1.96\times0.1323=0.5978$$

$$95\%\,\mathrm{CI}(t_{19})\text{の下限値}=0.7143-1.96\times0.1707=0.3797$$

よって、MSTの95％信頼区間の下限値は10ヶ月となります。

また、上限値は、34.32ヶ月以降で95％信頼区間の上限値が0.5を超える最初の期間がMSTの95％信頼区間上限値となります。この例では、37ヶ月で最初に0.5を超えますので、上限値は37ヶ月となります。

$$95\%\,\mathrm{CI}(t_{37})\text{の上限値}$$
$$=0.3571+1.96\times0.1979$$
$$=0.7450$$

よって、MSTの95％信頼区間は、10～37ヶ月となります。

⑧治療薬Bのカプラン・マイヤー曲線についても上記と同様なステップで描きます（右図）。

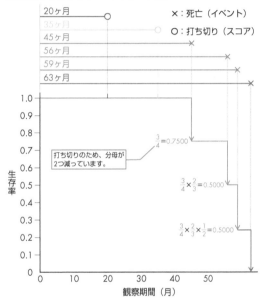

治療薬Bのカプラン・マイヤー曲線

⑨治療薬Bの各観察期間での**生存率の標準誤差**は⑥と同様に求めることができます。その計算結果は、下の表に示してあります。

⑩累積生存率が56ヶ月の時点で50％なので、治療薬Bの**生存期間中央値（MST）**は、56ヶ月となります。

No.	観察期間 (t_j)	治療薬B						
		イベント (d_{bj})	生存数 (n_{bj})	瞬間生存率 $(1-d_{bj}/n_{bj})$	累積生存率 $(S(t_j))$	標準誤差 $(SE(S(t_j)))$	95%信頼区間	
							上限値	下限値
1	20	0	6	1	1	0		
2	35	0	5	1	1	0		
3	45	1	4	0.7500	0.7500	0.2165	0.2844	0.9363
4	56	1	3	0.6667	0.5000	0.2500	0.2452	0.7105
5	59	1	2	0.5000	0.2500	0.2165	0.1522	0.3603
6	64	1	1	0	0			
計	278	4	21					

15.2 ログランク検定

　右図のように、カプラン・マイヤー曲線は視覚的ですから、2つの群間に差があるかどうかは把握しやすいですが、客観的に有意差があるかは検定を用いる必要があります。その検定のひとつが**ログランク検定**（コクラン・マンテル・ヘンシェル検定（Cochran–Mantel–Haenszel test）ともいいます）です。この検定は、全期間を通じて2群の生存曲線間に差があるかをノンパラメトリックで検定するものです。

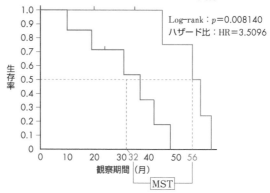

治療薬Aと治療薬Bのカプラン・マイヤー曲線

Log-rank：$p=0.008140$
ハザード比：HR=3.5096

　2群における死亡のあったすべての時点を$t_1<t_2<\cdots<t_k$とします。

　時点t_jでのA群とB群の死亡数をd_{aj}、d_{bj}、打ち切り数をm_{aj}、m_{bj}、生存数をn_{aj}、n_{bj}と、それぞれおきます。これらの集合をリスク集合とよび、n_{aj}、n_{bj}をリスク集合の大きさといいます。

　このとき、$d_{aj}+d_{bj}$は時点t_jにおける2群の総死亡数を表しています。また、$n_{aj}+n_{bj}$は総生存数（総リスク集合の大きさ）を表しています。時点t_jにおけるA群とB群の理論死亡数は、

$$e_{aj}=\frac{n_{aj}}{n_{aj}+n_{bj}}\times(d_{aj}+d_{bj}) \quad e_{bj}=\frac{n_{bj}}{n_{aj}+n_{bj}}\times(d_{aj}+d_{bj}) \quad j=1,2,\cdots,k \qquad \cdots\cdots(1)$$

で表せます。

　それぞれの群におけるすべての時点t_jにおける観測死亡数と理論死亡数の差の総和u_aとu_bは、

$$u_a=\sum_{j=1}^{k}(d_{aj}-e_{aj}) \qquad u_b=\sum_{j=1}^{k}(d_{bj}-e_{bj}) \qquad j=1,2,\cdots,k \qquad \cdots\cdots(2)$$

で表せます。

　u_aとu_bの絶対値は等しく、どちらを検定に使用しても結果は同じになります。u_aとu_bの分散（V）は、

$$V=\sum_{j=1}^{k}(d_{aj}+d_{bj})\times e_{aj}\times(1-e_{aj})\times\frac{n_{aj}+n_{bj}-(d_{aj}+d_{bj})}{n_{aj}+n_{bj}-1} \quad j=1,2,\cdots,k \qquad \cdots\cdots(3)$$

で推定することができます。

　u（u_aまたはu_b）と分散Vの大きさを比較することで2群間で差があるかを検定することができます。ログランク検定量χ^2値は、コクラン・マンテル・ヘンツェル検定（Cochran–Mantel–Haenszel test；CMH test）（χ^2_{CMH}）または、ピアソンのχ^2検定（χ^2_P）で算出され

ます。

$$\chi^2_{CMH}=\frac{u_a^2}{V}\ \left(\text{または}\ \chi^2_{CMH}=\frac{u_b^2}{V}\right) \tag{4}$$

あるいは、

$$\chi^2_P=\frac{(d_a-e_a)^2}{e_a}+\frac{(d_b-e_b)^2}{e_b} \tag{5}$$

で求めることができます。

　帰無仮説H_0が正しいとき、χ^2統計量は、自由度$(\nu)=1$のχ^2分布に従います。

例題15-2

　例題15-1に示した急性白血病の治療効果を比較検討した結果についてログランク検定を用いて有意性を検定しなさい。

---

①まず、仮説を下記のように立てます。

　　　　　帰無仮説H_0：2つの生存曲線に差がない。

　　　　　対立仮説H_1：2つの生存曲線に差がある。

②(1)式に治療薬A群と治療薬B群の生存数（n_{aj}とn_{bj}）と死亡数（d_{aj}とd_{bj}）をそれぞれ代入し、理論死亡数（e_{aj}とe_{bj}）を算出します。ここでは、t_jが10ヶ月時点でのデータについて例示します。この2つの理論値の和は常に1になります。

$$e_{aj}=\frac{n_{aj}}{n_{aj}+n_{bj}}\times(d_{aj}+d_{bj})=\frac{7}{7+6}\times(1+0)=\frac{7}{13}\times1=\frac{7}{13}=0.5385$$

$$e_{bj}=\frac{n_{bj}}{n_{aj}+n_{bj}}\times(d_{aj}+d_{bj})=\frac{6}{7+6}\times(1+0)=\frac{6}{13}\times1=\frac{6}{13}=0.4615$$

③(2)式に、イベント数と理論値をそれぞれ代入して、観測死亡数と理論死亡数の差の総和u_aとu_bを算出します。

$$\begin{aligned}
u_a&=\sum_{j=1}^{k}(d_{aj}-e_{aj})=(1-0.5385)+(1-0.5000)+(1-0.4444)+(1-0.4286)\\
&\quad+(1-0.3333)+(0-0.2000)+(1-0.2500)+(0-0.0000)+(0-0.0000)\\
&=0.4615+0.5000+0.5556+0.5714+0.6667+(-0.2000)+0.7500+0+0\\
&=3.3052
\end{aligned}$$

$$\begin{aligned}
u_b&=\sum_{j=1}^{k}(d_{bj}-e_{bj})=(0-0.4615)+(0-0.5000)+(0-0.5556)+(0-0.5714)\\
&\quad+(0-0.6667)+(1-0.8000)+(0-0.7500)+(1-1.0000)+(1-1.0000)\\
&=(-0.4615)+(-0.5000)+(-0.5556)+(-0.5714)+(-0.6667)+0.2000\\
&\quad+(-0.7500)+0+0\\
&=-3.3052
\end{aligned}$$

u_a と u_b の絶対値は等しく、どちらを検定に使用しても結果は同じになります。

④(3)式に、上記の表の数値を代入して、分散（V）を求めます。t_j が 10 ヶ月の時点のデータについて例示します。

$$V_j = (d_{aj} + d_{bj}) \times e_{aj} \times (1 - e_{aj}) \times \frac{n_{aj} + n_{bj} - (d_{aj} + d_{bj})}{n_{aj} + n_{bj} - 1}$$

$$= (1+0) \times 0.5385 \times (1 - 0.5385) \times \frac{7+6-(1+0)}{7+6-1} = 1 \times 0.5385 \times 0.4615 \times \frac{12}{12}$$

$$= 0.2485$$

以下、同様に上記の式に代入して分散（V）を求めます。

$$V = \sum_{j=1}^{k} (d_{aj} + d_{bj}) \times e_{aj} \times (1 - e_{aj}) \times \frac{n_{aj} + n_{bj} - (d_{aj} + d_{bj})}{n_{aj} + n_{bi} - 1}$$

$$= 0.2485 + 0.2500 + 0.2469 + 0.2449 + 0.2222 + 0.1600 + 0.1875 = 1.56$$

これまでに求めた値をまとめたのが下表になります。

観察期間 (t_j)	治療薬A 死亡数 (d_{aj})	生存数 (n_{aj})	理論死亡数 (e_{aj})	死亡数－理論死亡数 ($d_{aj}-e_{aj}$)	治療薬B 死亡数 (d_{bj})	生存数 (n_{bj})	理論死亡数 (e_{bj})	死亡数－理論死亡数 ($d_{bj}-e_{bj}$)	総死亡数 ($d_{aj}+d_{bj}$)	総生存数 ($n_{aj}+n_{bj}$)	分散 (V)
10	1	7	0.5385	0.4615	0	6	0.4615	−0.4615	1	13	0.2485
19	1	6	0.5000	0.5000	0	6	0.5000	−0.5000	1	12	0.2500
31	1	4	0.4444	0.5556	0	5	0.5556	−0.5556	1	9	0.2469
37	1	3	0.4286	0.5714	0	4	0.5714	−0.5714	1	7	0.2449
42	1	2	0.3333	0.6667	0	4	0.6667	−0.6667	1	6	0.2222
45	0	1	0.2000	−0.2000	1	4	0.8000	0.2000	1	5	0.1600
47	1	1	0.2500	0.7500	0	3	0.7500	−0.7500	1	4	0.1875
56	0	0	0.0000	0.0000	1	3	1.0000	0.0000	1	3	0.0000
59	0	0	0.0000	0.0000	1	2	1.0000	0.0000	1	2	0.0000
計	6 (d_a)	24 (n_a)	2.6948 (e_a)	3.3052 (u_a)	3 (d_b)	37 (n_b)	6.3052 (e_b)	−3.3052 (u_b)	9	61	1.56

(4)式（コクラン・マンテル・ヘンツェル検定、χ^2_{CMH}）に差の総和（u_a と u_b）、分散（V）を代入して、(5)式（ピアソンの χ^2 検定、χ^2_P）に死亡数と理論死亡数を代入して、検定統計量 χ^2 値を求めます。

$$\chi^2_{CMH} = \frac{3.3052^2}{1.56} = 7.0028$$

$$\chi^2_P = \frac{(d_a - e_a)^2}{e_a} + \frac{(d_b - e_b)^2}{e_b} = \frac{(6 - 2.6948)^2}{2.6948} + \frac{(3 - 6.3052)^2}{6.3052}$$

$$= \frac{3.3052^2}{2.6948} + \frac{(-3.3052)}{6.3052} = \frac{10.9243}{2.6948} + \frac{10.9243}{6.3052}$$

$$=4.0538+1.7326=5.7864$$

⑤結論を決めます。

$χ^2$値は、自由度1
の$χ^2$分布に従いま
すから、$χ^2$値7.0023
と5.7864は、付表4
の$χ^2$分布表から、
いずれも5%有意水
準の臨界値3.841よ
り大きく、棄却域に
入っています（右
図）。すなわち、帰
無仮説H_0は有意水
準5%（$p<0.05$）で
棄却され、対立仮説
が採択されることになります。

自由度($ν$)＝1の$χ^2$分布

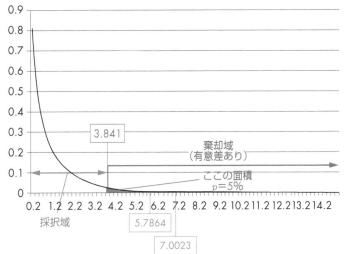

したがって、「急性白血病の治療薬Aと治療薬Bでは、生存率に差がある」と結論づけ
ることができます。

一般化ウィルコクソン検定においても、統計量（Z）は5.8520となり、$p=0.01573$で
有意差がこの検定でも示されました。

⑥Excelによるp値の算出

ExcelのCHISQ.DIST.RT関数を使用することで$χ^2$分布の上側確率pを求めることが
できます。今回の例では、それぞれ$p=0.008141$、$p=0.01615$と出力されます。

⑦ハザード比は、

$$HR=\frac{d_{aj}/e_{aj}}{d_{bj}/e_{bj}}$$

から、

$$HR=\frac{6/2.6948}{4/6.3052}=\frac{2.2265}{0.6344}=3.5096$$

となります。標準誤差$SE_{\ln HR}=\sqrt{\dfrac{1}{e_{aj}}+\dfrac{1}{e_{bj}}}$ から、

$$SE_{\ln HR}=\sqrt{\frac{1}{2.6948}+\frac{1}{6.3052}}=\sqrt{0.3711+0.1586}=\sqrt{0.5297}=0.7278$$

となり、95%信頼区間は、

$$95\%\ CI=e^{(\ln HR\pm1.96\times SE_{\ln HR})}$$

から、

$$95\% \ CI = e^{(\ln 3.5096 \pm 1.96 \times 0.7278)} = e^{1.2555 \pm 1.4265} = e^{-0.1710} \sim e^{2.6820} = 0.8428 \sim 14.5589$$

となります。

第16章

臨床試験（市販前）における統計学

　医学統計学は、医療従事者を目指すみなさんにとって、どんな分野に進むにしても必須であり、その重要性は年々増しています。医学統計学は、基礎系の実験結果に対して妥当性を評価するものと、臨床研究に関して有効性や安全性を評価するものに大別されます。大まかにいうと、前者は、対象がヒト以外（動物、細胞、臓器など）、後者は、ヒトと考えるとわかりやすいと思います。

　一番の違いは、データの収集に関するところです。動物実験の研究デザインは、証明したいことを統計学的に述べるのに必要な情報量が得られるよう、比較的柔軟に計画します。動物愛護の観点から、無意味な実験は可能な限り避けたいですから、将来的には、臨床研究に準じた方法論が適応されるのかもしれません。しかし、現状は、データの情報量を最優先した計画が立てられています。

　ヒトに対する試験デザインでは、統計学的な必要性と倫理性のバランスが難しく、必ずしも統計学的に満足のいくデザインにできないことが多々あります。計画面および解析面の双方から、そこをどのように工夫していくのかが医学統計学の重要な論点となります。

　ヒトを対象にした臨床研究は新薬の上市時点を境界線として、治験（臨床試験）を行い、独立行政法人医薬品医療機器総合機構（Pharmaceuticals and Medical Devices Agency；PMDA）から承認を受け、上市するまでの**市販前**（pre-marketing）に関するものと、上市後に、臨床使用した結果を調査して、適正使用を推進する**市販後**（post-marketing）に関するものに分かれます。本章では、市販前における統計学、次章では、市販後における統計学を紹介します。

　市販前、いわゆる治験を実施するうえで必要な統計学に関して包括的に示した「**臨床試験のための統計的原則**」というガイドラインが厚生労働省から公表されています。一度は全体に目を通していただきたいと思います。ここでは、その中でも治験に特徴的な「ランダム化（無作為化）」と「必要な被験者数」の2つについて説明していきます。

16.1　盲検化

　臨床試験では、①被験薬をプラセボ（薬効のない偽薬）と比較、②被験薬を実薬（上市している薬）と比較、③被験薬を用量間（低用量、中用量、高用量）で比較することがよ

く行われます。被験者が投与されているのがどの薬なのか、評価する担当医や、被験者本人がわかっていると、個人的な思いに引きずられ、正確に評価できなくなってしまいます。それを防ぐのが**盲検化** (blinding) です。どの薬を飲んでいるか被験者にも、また評価する担当医にも（二重）、わからなく（盲検）する方法をとります。薬が何かわからなければ、手心を加えようにも加えられないので、二重盲検で行われた試験の結果は、主観的なバイアスがかかっていないと考えられ、試験の信頼性は高まります。このような方法で実施される臨床試験を**二重盲検試験** (double blind test) といいます。前ページの①と③を組み合わせたプラセボ対照−用量探索−二重盲検試験は、後期第Ⅱ相試験でよく実施されます。②は標準的な薬物治療が確立していて、よりよい新薬を開発する場合に第Ⅲ相試験で実施されます。①と組み合わされ、被験薬と実薬とプラセボで比較することもあります。

16.2 割り付け

　臨床試験では、「既存薬群対新薬群」、「治療群対コントロール群」、「低用量群、中用量群、高用量群」のように、さまざまな組み合わせで効果や副作用の程度を観察していきますが、患者をどの群に割り振るのかが重要となります。

　割り振りのことを医学統計学の領域では**割り付け**（allocation）といい、さまざまな方法が提案されています。仮に、軽症な患者を新薬群に、重症な患者を既存薬群に割り付けると、新薬の効果が実際より大きく検出されてしまう可能性があります。逆に、軽症な患者を既存薬群に、重症な患者を新薬群に割り付けると、新薬の効果が実際より小さくなり、検出不能になる可能性があります。そこで、患者の背景をできるだけ均一に割り付ける必要があります。これを**無作為割り付け**（random allocation）といいます。ここでは、2群割り付けについて説明します。

16.2.1　単純無作為化法

　一番単純な方法は、コインを投げて表が出たら0、裏が出たら1として、0なら既存薬群、1なら新薬群に割り付けます。12症例を割り付けるなら「110101000011」になったり、「010101001011」になったりと、その組合せはランダムになるはずです。**単純無作為化法**（simple randomization）は、治験で実際にコインを投げることはなく、コンピュータで乱数を発生させ、必要数だけサンプルを抽出する方法です。

　この例では、どちらも0が6症例、1が6症例と、既存薬と新薬が均等に割り振られましたが、何度も乱数を発生させると、必ずしも6対6にならない場合が出現します。

　「010010100001」のように、0（既存薬）が8症例、1（新薬）が4症例ということも現実的にあり得ます。この確率を計算するには、二項分布を利用します。二項分布とは、あり・なしのように、結果が二値の場合に利用できる確率分布です（第2章2.4.1を参照）。

$$f(r,\ n,\ p) = {}_nC_r p^r (1-p)^{n-r}$$

rは12回中で1になる回数、nは繰り返す回数、pは1回の試行で1が出てくる確率です。

$$f(0, 12, 0.5) = {}_{12}C_0 \times 0.5^0 (1-0.5)^{12-0} \fallingdotseq 0.000244 \quad \leftarrow \quad \text{1が12回中0回の確率です。}$$
$$f(1, 12, 0.5) = {}_{12}C_1 \times 0.5^1 (1-0.5)^{12-1} \fallingdotseq 0.002930 \quad \leftarrow \quad \text{1が12回中1回の確率です。}$$
$$f(2, 12, 0.5) = {}_{12}C_2 \times 0.5^2 (1-0.5)^{12-2} \fallingdotseq 0.016113 \quad \leftarrow \quad \text{1が12回中2回の確率です。}$$
$$f(3, 12, 0.5) = {}_{12}C_3 \times 0.5^3 (1-0.5)^{12-3} \fallingdotseq 0.053711 \quad \leftarrow \quad \text{1が12回中3回の確率です。}$$
$$f(4, 12, 0.5) = {}_{12}C_4 \times 0.5^4 (1-0.5)^{12-4} \fallingdotseq 0.120850 \quad \leftarrow \quad \text{1が12回中4回の確率です。}$$

$$0.000244 + 0.002930 + 0.016113 + 0.053711 + 0.120850 = 0.193848$$

ということで、1（新薬）が4症例以下という偏った割り付けが起こる確率は、約20％です。

16.2.2 ブロック無作為化法

単純無作為化では、12症例を2群に割り付けるのに、片方の群が4症例以下という偏った結果が得られる確率が約20％ということで、おおよそ5回に1回は起こる計算です。

そこで、偏りを少なくする方法として、**ブロック無作為化（ブロックランダム化、block randomization）**があります。ブロックをあらかじめつくっておき、ブロックごとに無作為割り付けをします。

1ブロック4症例であれば、ブロック番号1を「1100」、2を「1010」、3を「0101」、4を「0110」、5を「0011」、6を「0110」として、その中からランダムにブロックを配置していきます。こうすることで、大きな偏りは生じなくなります。

1ブロックの症例数を4と固定すると、3、4症例目が必然的に決まってしまう場合があります。そのような予見可能性を小さくするために、症例数を固定せず「0011」「101100」「01」「01110100」のようにブロックサイズをランダムに設定する**置換ブロック法**（permuted block method）が用いられます。医師に対する盲検化の精度をさらに高めるために、プロトコールへのブロックサイズの明記は避けるなどの対策を講じる必要があります。

16.2.3 層別無作為化

単純無作為化やブロック無作為化では、各群の症例数が同じになっても患者背景が偏る可能性があります。たとえば、疾患の重症度に偏りが生じてしまっては治療効果を正確に判定することができません。

そこで、重症な患者群と軽症な患者群それぞれに単純無作為化やブロック無作為化を行うことで偏りを回避します。たとえば、

重症群：「1100」「1010」「0110」
軽症群：「1001」「0011」「1010」

とすれば、24症例を重症度という患者背景に偏りなく割り付けができています。重症度だけでなく年齢も層別化するのであれば、下表のようにして、各カテゴリーで単純無作為化やブロック無作為化を行えば、問題なく割り付けることができます。

	軽症	重症
20歳〜39歳	Aカテゴリー	Eカテゴリー
40歳〜59歳	Bカテゴリー	Fカテゴリー
60歳〜80歳	Cカテゴリー	Gカテゴリー
80歳〜	Dカテゴリー	Hカテゴリー

このように、性別、年齢、体重、疾患の程度などの治療に影響を与える要因を考慮したうえで、被験者をランダムに割り当てる方法を**層別無作為化**（stratified randomization）といいます。

層別無作為化で扱う要因があまり多すぎると、カテゴリー数が多くなるので、背景因子として重要なものに絞る必要があります。たとえば、性別（男性と女性の2区分）、年齢（＜20、20〜39、40〜59、60〜80、80＜の5区分）、重症度（軽症、中等症、重症の3区分）のような背景因子を層別化すると、2×5×3＝30カテゴリーとなります。全症例数が100症例の試験であれば、各カテゴリーに3症例程度しか含まれず、無作為化の意味がぼやけてしまいます。

16.2.4　最小化法

患者が登録されるたびに、それぞれの層別因子ごとに症例数のバランスを保ち、かつ、全体のバランスも保つように逐次的に割り付けていく方法が**最小化法**（minimization method）です。完全なる無作為化は多少崩れますが、層別因子のバランスを重視します。性別（男性と女性）、年齢（高齢者と非高齢者）、重症度（軽症、中等症、重症）の3つの要因について、バランスをとる場合を一例として示します。ここでは、A群、B群にそれぞれ10症例ずつ、計20症例が割り付けられています。

群	性別		年齢		重症度			計
	男	女	高齢者	非高齢者	軽症	中等症	重症	
A	5	5	4	6	4	2	4	10
B	6	4	6	4	5	3	2	10
群間差	1	1	2	2	1	1	2	10

21症例目の患者が、男性の高齢者で軽症だとした場合、A、Bどちらの群に割り付ければ層別因子のバランスがとれるでしょうか。A群にすると以下の1つ目の表、B群にすると2つ目の表になります。

群	性別		年齢		重症度			計
	男	女	高齢者	非高齢者	軽症	中等症	重症	
A	6	5	5	6	5	2	4	11
B	6	4	6	4	5	3	2	10
群間差	0	1	1	2	0	1	2	7

A群に振り分けた場合の群間差をみると、男性は0、女性は1、高齢者は1、非高齢者は2、軽症は0、中等症は1、重症は2です。合計すると7です。

群	性別		年齢		重症度			計
	男	女	高齢者	非高齢者	軽症	中等症	重症	
A	5	5	4	6	4	2	4	10
B	7	4	7	4	6	3	2	11
群間差	2	1	3	2	2	1	2	13

　B群に振り分けた場合の群間差をみると、男性は2、女性は1、高齢者は3、非高齢者は2、軽症は2、中等症は1、重症は2です。合計すると13です。

　群間差の小さい割り付けがよりバランスがとれているということになるので、A群に振り分けるほうが適正ということがわかります。試験前に割り付けが決まっている層別無作為化とは違い、試験の進行に応じて、その時点での割り付け状況をみながら、逐次適応的に割り付けを決めるので、**動的割り付け**（dynamic allocation）とよばれます。

16.3　優越性・同等性・非劣性試験

　一般的な検定では、群間の比較をします。多くの場合「$p < 0.05$で有意差あり」という記載ですが、そのほとんどは対照群に比べ試験群が優れていることを示しています。これを**優越性試験**（superiority trials）といいます。しかし、それ以外にも群間の比較をする場面があります。そのひとつが**同等性試験**（equivalence study）です。最も汎用されているのは、ジェネリック医薬品（後発医薬品）が先発医薬品と薬物動態学的に同等であれば、先発医薬品に対するジェネリック医薬品の治療効果は同等であることを保証する目的で行われる**生物学的同等性試験**（biological equivalence study、BE試験）です。

　もうひとつは**非劣性試験**（non-inferiority trial）です。新薬が既存の薬より薬効が優れているのが理想的ですが、薬効は同程度であり、それ以外のメリットとして薬価が低い、副作用が少ない、服薬しやすいといった薬効とは別の要因において優れているのであれば、社会的意義があります。このように、新薬が既存薬より利点がある場合、新薬の有効性が既存薬に対して優越性が認められなくても、劣っていないことが示されればよいという研究に非劣性試験を用いることが多くあります。

　3種の群間比較の違いを次ページ図の信頼区間で考えてみましょう。製薬企業の思惑どおりに必ず新薬が優越になるとは限らず、既存薬が優越になってしまうことも現実にはあり得ますが、ここでは解説をシンプルにするために、新薬が優越の場合に限定した説明とします。まず、優越性ですが、真ん中の青実線（——）が群間差なしを表しますので、そこをまたいでいる⑤⑦⑧に優越性はありません。またいでいない①③は青実線から左側に片寄っているので新薬に優越性があります。

　次に同等性ですが、左右の青点線（-----）の範囲内に信頼区間が収まっていれば、同等とみなします。点線はマージンとよばれ、群間差＝0の青実線からの距離は試験の用途によって一律ではありません。ジェネリック医薬品における生物学的同等性試験の場合はガイドラインによって規定されていますが、群間の血中濃度-時間曲線下面積（AUC）差で

はなく、*AUC*比を比べるので、青線が差＝0ではなく比＝1となります。上側マージンは1.25、下側マージンは0.8となります。なぜ上側は25％アップで下側は20％ダウンなのかは、相対的な指標であるためです。Log（1.25）は0.0969でLog（0.8）は−0.0969となります。両マージンの点線内に信頼区間が収まっている①⑤は同等性があり、それ以外は同等性がありません。

　次に非劣性ですが、青実線より右側が劣っている方向なので、右側の青点線である非劣性マージンを信頼区間がまたいでいなければ非劣性あり、つまり劣っていないという判定になります。⑧だけが非劣性なしです。非劣性マージンは同等性マージンのようにガイドラインで規定されていないため、試験計画者に委ねられているので、そこを問題視する意見もあります。標本サイズ設計と同じように、通常は先行研究の情報を参考にします。

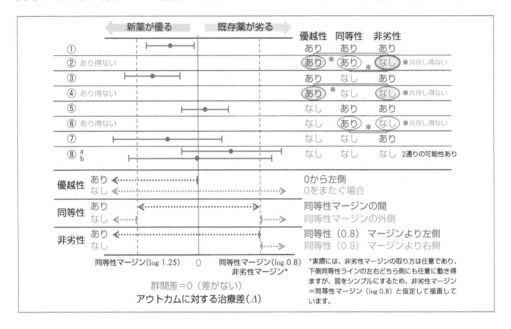

16.4　サンプルサイズ設計

　データから科学的な根拠を導き出すためには、適正な標本サイズ（サンプルサイズ）を確保することが必要です。しかし、多ければ多いに越したことはないというのは誤った認識です。特に、ヒトを対象とした臨床試験では、倫理的な問題と、コストや結果を導き出し、世に還元するまでに費やす時間の問題を考えると、一定数以上の症例を収集することは意味がありません。

　むやみに標本サイズを増やしても、医学的にまったく無意味な微小な効果を検出したり、逆に、ノイズが増えたりします。検出したい効果が効率的に検出できる標本サイズが存在します。ここで、必要となる統計学的知識は第4章で登場した第1種の過誤（type I error）と第2種の過誤（type II error）です。妊娠検査薬を例に復習してみましょう。

		真実	
		妊娠していない	妊娠している
検査結果	妊娠していない	○ 真陰性	× 偽陰性 （妊娠しているのに検出できない） 第2種の過誤 β
	妊娠している	× 偽陽性 （妊娠していないのに検出される） 第1種の過誤 α	○ 真陽性 （妊娠しているのを検出できる） 検出力 $1-\beta$

「妊娠していないのに検出される」のは、偽陽性（false positive）「第1種の過誤 α」です。「妊娠しているのに検出できない」のは、偽陰性（false negative）「第2種の過誤 β」です。αとβは相反関係にあります。「妊娠しているのを検出できる」のは、真陽性（true positive）「検出力（power）$1-\beta$」です。一般化すると、下表のようになります。

		真実	
		帰無仮説	対立仮説
検定結果	有意差なし	○ 真陰性	× 偽陰性 （有意差があるのになしとする） 第2種の過誤 β
	有意差あり	× 偽陽性 （有意差がないのにありとする） 第1種の過誤 α	○ 真陽性 （有意差があるのをありとする） 検出力 $1-\beta$

　第2種の過誤が起こる原因には、「データのばらつき（誤差）が大きく、検出すべき差を上回っているため、本来あるはずの有意差が検出されにくくなっている」、「標本サイズが不足している」などが考えられます。

　実験条件の整備で誤差を小さくすることは可能ですが、データ収集が終了してから標本サイズ不足を補おうとしても対処できません。そこで、あらかじめ第2種の過誤確率を決め、誤差の大きさと、検出しようとする差から必要な標本（サンプル）サイズを計算しておきます。これを**サンプルサイズ設計**（sample size planning）といいます。さまざまな条件に応じた計算方法がありますが、ここでは代表的なものに関してみていきます。

16.4.1　母平均値の差

　第4章で登場したZ値の復習です。$Z_{\frac{\alpha}{2}}$は、標準正規分布の上側$100\left(\dfrac{\alpha}{2}\right)$％点でした。$\alpha=0.05$であれば、$Z_{0.025}$は標準正規分布の上側2.5％ということになります。有意水準5％がこれにあたり、$Z_{\frac{\alpha}{2}}=Z_{\frac{0.05}{2}}=Z_{0.025}$です。付表2から、0.025に最も近い値を探すと、1.96となります。この1.96という数字、前の章で何回か出てきています。統計の世界ではよくみか

ける値です。平均から両側に標準偏差σの1.96個分ずれたところまでの範囲に全データの95％が含まれるという話でした。サンプルサイズ設計では、通常、検出力は$1-\beta$を0.8～0.9とすることが一般的です。$1-\beta=0.8$なら、$Z_\beta=Z_{0.2}$となります。付表2から、0.2に最も近い値を探すと、0.84となります。$1-\beta=0.9$なら$Z_\beta=Z_{0.1}=1.28$です。

β	検出力 $(1-\beta)$	Z_β
0.01	0.99	2.33
0.05	0.95	1.64
0.10	0.90	1.28
0.20	0.80	0.84

α	$\alpha/2$	片側検定 Z_α	両側検定 $Z_{\alpha/2}$
0.01	0.005	2.33	2.58
0.05	0.025	1.64	1.96
0.10	0.05	1.28	1.64
0.20	0.10	0.84	1.28

　誤差の大きさより、検出しようとする差が大きくなるような条件式を展開することで、必要な標本サイズを計算することがでます。詳細は難解になるので専門書にゆずることとし、結果のみ記載します。nは標本サイズ（症例数）、δは比較する項目の群間差、σはδの標準偏差とすると、下記式で必要な標本サイズ（サンプルサイズ）が計算されます。

$$n=2(Z_{\frac{\alpha}{2}}+Z_\beta)^2\times\left(\frac{\sigma}{\delta}\right)^2 \quad \cdots\cdots(1)$$

　この式から、有意水準$\alpha=0.05$、検出力$1-\beta=0.8$と一定なら、検出すべき臨床的に効果があると判断される差（δ）が大きいほど、必要な標本サイズ（n）は、小さくなります。逆に、δが1/2になれば、標本サイズは4倍になります。すなわち、小さな差を検出するためには、多くの標本サイズが必要となるということがわかります。

　また、標準偏差のσが小さければ（ばらつきが小さければ）、標本サイズは少なくてすみます。逆にいうと、ばらつきが大きい場合には、必要な標本サイズが大きくなるということです。σが2倍になると、標本サイズは4倍になることが式からわかります。

16.4.2　標本サイズの妥当性検証例

　DPP-4阻害薬シタグリプチンの申請資料中、第Ⅲ相二重盲検比較試験の薬効評価項目に以下の表が掲載されています。標本サイズは右ページの上の表のように、本剤が155例、対照薬ボグリボースが146例で、HbA1cの治療前後における変化量が比較されています。この標本サイズが妥当であるか検証してみましょう。

治療期12週時のHbA1c値変化量（PPS）

投与群	例数	平均値（標準偏差）(%)		ベースライン（治療期0週時）からの変化量 (%)		
		治療期0週時	治療期12週時	平均値（標準偏差）	最小二乗平均値	最小二乗平均値の95%信頼区間
本剤	155	7.74(0.90)	7.03(0.78)	−0.71(0.56)	−0.70	[−0.78, −0.62]
ボグリボース	146	7.78(0.84)	7.45(0.89)	−0.34(0.53)	−0.30	[−0.39, −0.22]
投与期間の比較				最小二乗平均値		95%信頼区間
ボグリボース vs. 本剤				0.39		[0.28, 0.51]

投与群および糖尿病治療薬による治療歴の有無を因子、ベースラインHbA1c値を共変量とした共分散分析

　まず、先行研究から想定される2群間の薬効差を以下の表から求めます。シダグリプチンの前期第Ⅱ相試験では変化量が−0.65、後期第Ⅱ相試験では−0.69であり、その変化量が低値の−0.65を採用します。ボグリボースの第Ⅲ相比較試験のうち最大効果は−0.39でした。試験薬は弱いほうを、対照薬は強いほうを採用することで、本剤の薬効を予想される範囲の下限に設定できます。下限に設定するということは、小さな差を検出しなければならないので、必要とする標本サイズが大きくなり、臨床試験を実施する側としては好ましくないですが、あえて不利な設定をすることで、確実で正確な結果が得られる試験を計画します。群間差$\delta = 0.65 - 0.39 = 0.26$となります。

　次に、先行研究から想定される標準偏差（S）を求めます。前期第Ⅱ相試験効果量-0.65の95%信頼区間は-0.80から-0.50です。95%信頼区間における平均値と上限（あるいは下限）との差は$1.96 \times SE$ですから、$-0.65 - (-0.80) = 1.96 \times SE$から標準誤差（$SE$）が求まります。$SE = 0.15/1.96$ですから、$S = SE \times \sqrt{n} = 0.15/1.96 \times \sqrt{75} = 0.66$となります。

（シダグリプチン前期第Ⅱ相試験）

治療期12週時（LOCF）のHbA1c値変化量（FAS）

投与群	例数	平均値（標準偏差）(%)		ベースライン（治療期0週時）からの変化量 (%)	
		治療期0週時	治療期12週時	最小二乗平均値	最小二乗平均値の95%信頼区間
プラセボ	75	7.69(0.86)	8.09(1.04)	0.41	[0.26, 0.56]
本剤100 mg	75	7.54(0.85)	6.90(1.00)	−0.65	[−0.80, −0.50]
投与期間の比較		最小二乗平均値		95%信頼区間	p値
本剤100 mg vs. プラセボ		−1.05		[−1.27, −0.84]	P<0.001

投与群を因子、ベースラインHbA1c値を共変量とした共分散分析

　後期第Ⅱ相試験効果量-0.69の95%信頼区間は-0.81から-0.56です。95%信頼区間における平均値と上限（あるいは下限）との差は$1.96 \times SE$ですから、$-0.69 - (-0.81) = 1.96 \times SE$から、$SE$が求まります。$SE = 0.12/1.96$ですから、$S = SE \times \sqrt{n} = 0.12/1.96 \times \sqrt{70} = 0.51$となります。

治療期12週時（LOCF）のHbA1c値変化量（FAS）

投与群	例数	平均値（標準偏差）(%)		ベースライン（治療期0週時）からの変化量（%）	プラセボ群と本剤投与群の比較
		治療期0週時	治療期12週時	最小二乗平均値 [95%信頼区間]	最小二乗平均値 [95%信頼区間]
プラセボ	73	7.74(0.93)	8.04(1.24)	0.28[0.16, 0.40]	—
本剤25 mg	80	7.49(0.82)	7.11(0.94)	−0.41[−0.52, −0.29]	−0.69[−0.85, −0.52]
本剤50 mg	72	7.57(0.84)	6.87(0.82)	−0.71[−0.83, −0.59]	−0.99[−1.16, −0.82]
本剤75 mg	70	7.56(0.80)	6.85(0.90)	−0.69[−0.81, −0.56]	−0.96[−1.14, −0.79]
本剤100 mg	68	7.65(0.82)	6.88(0.80)	−0.76[−0.89, −0.64]	−1.04[−1.21, −0.86]

変動は大きく見積もることで差の検出はしにくくなりますので、必要な標本サイズが大きくなり、臨床試験を実施する側としては好ましくないですが、あえて不利な設定をすることで、確実で正確な結果が得られる試験を計画します。よって、$S=0.66$ を採用します。

$$n=2\times (Z_{\frac{\alpha}{2}}+Z_\beta)^2\times \left(\frac{\sigma}{\delta}\right)^2=2\times(1.96+1.28)^2\times\left(\frac{0.66}{0.26}\right)^2=135$$

10％の脱落を見込むと、135/0.9＝150例ほどが必要となります。実際の臨床試験では、前ページの表のように、シタグリプチンが155例、対照薬ボグリボースが146例となっているので、妥当であることがうかがえます。

例題16-1

糖尿病と診断された成人男性を対象に栄養指導のみを行うグループと、栄養指導＋薬物療法を行うグループで1年後の血糖値に差があるのかを検証する計画を立てたい場合に必要な標本サイズ（両群）を求めなさい。ただし、薬物療法による血糖値の改善は10 mg/dL（標準偏差＝20 mg/dL）と想定する。また、両側検定で有意水準5％、検出力80％とする。

解説

両側検定で有意水準5％ですから、$Z_{\frac{\alpha}{2}}=Z_{\frac{0.05}{2}}=Z_{0.025}=1.96$ です。

また、検出力80％（0.8）ですから、$Z_\beta=Z_{0.2}=0.84$ です。

これらの値を、前述の標本サイズ（n）を求める(1)式に代入していきます。

$$n=2(Z_{\frac{\alpha}{2}}+Z_\beta)^2\times\left(\frac{\sigma}{\delta}\right)^2=2(1.96+0.84)^2\times\left(\frac{20}{10}\right)^2=2\times2.8^2\times2^2=2\times7.84\times4=62.72$$

よって、63症例が必要となります。

16.4.3 母比率の差

前節と同様に誤差の大きさより、検出しようとする差が大きくなるような条件式を展開

することで、必要な標本サイズを計算することができます。詳細は難解になるので専門書にゆずることとし、結果のみ記載します。nは標本サイズ（症例数）、p_1とp_2は各群の効果の比率、pはp_1とp_2の平均とすると、下記の式で必要な標本サイズが計算できます。

$$n=2\left\{\frac{\left(Z_{\frac{\alpha}{2}}\times\sqrt{2p(1-p)}\right)+\left(Z_{\beta}\times\sqrt{p_1(1-p_1)+p_2(1-p_2)}\right)}{p_2-p_1}\right\}^2$$

ただし、$p=\dfrac{p_1+p_2}{2}$ です。

例題16-2

　呼吸器感染症に罹患した患者を対象として、新しい抗菌薬Aと既存薬Bの治療効果を検証する計画を立てたい場合に必要な標本サイズ（両群）を求めなさい。ただし、既存薬での治癒率は20％、新薬の治癒率は40％と想定する。また、両側検定で有意水準5％、検出力80％とし、1年間で脱落する患者が15％とする。

解説

　まず、既存薬の治療率（p_1）と新薬の治療率（p_2）の平均値（p）を求めます。

$$p=\frac{p_1+p_2}{2}=\frac{0.2+0.4}{2}=\frac{0.6}{2}=0.3$$

　次に、両側検定で有意水準5％ですから、$Z_{\frac{\alpha}{2}}=Z_{\frac{0.05}{2}}=Z_{0.025}=1.96$です。また、検出力80％（0.8）ですから、$\beta=1-0.8=0.2$なので、$Z_{\beta}=Z_{0.2}=0.84$となります。

　これらの値を下記の標本サイズ（n）を求める式に代入していきます。

$$n=2\times\left\{\frac{\left(Z_{\frac{\alpha}{2}}\times\sqrt{2p(1-p)}\right)+\left(Z_{\beta}\times\sqrt{p_1(1-p_1)+p_2(1-p_2)}\right)}{p_2-p_1}\right\}^2$$

$$=2\times\left\{\frac{\left(1.96\times\sqrt{2\times0.3\times(1-0.3)}\right)+\left(0.84\times\sqrt{0.2\times(1-0.2)+0.4\times(1-0.4)}\right)}{0.4-0.2}\right\}^2$$

$$=2\times\left\{\frac{\left(1.96\times\sqrt{0.6\times0.7}\right)+\left(0.84\times\sqrt{0.2\times0.8+0.4\times0.6}\right)}{0.2}\right\}^2$$

$$=2\times\left(\frac{\left(1.96\times\sqrt{0.42}\right)+\left(0.84\times\sqrt{0.16+0.24}\right)}{0.2}\right)^2$$

$$=2\times\left\{\frac{(1.96\times0.6481)+(0.84\times\sqrt{0.4})}{0.2}\right\}^2=2\times\left\{\frac{1.2703+(0.84\times0.6325)}{0.2}\right\}^2$$

$$=2\times\left(\frac{1.2703+0.5313}{0.2}\right)^2$$

$$=2\times\left(\frac{1.8016}{0.2}\right)^2=2\times9.008^2=2\times81.144=162.288$$

となり、必要な標本サイズは163症例となりますが、問題文に、「1年間で脱落する患者が15％とする」とありますから、これを考慮しなければなりません。この脱落を考慮すると、必要な標本サイズは、

$$脱落を考慮した標本サイズ = \frac{162.288}{1-0.15} = \frac{162.288}{0.85} = 190.927$$

となります。よって、191症例が必要となります。

第17章

薬剤疫学（市販後）における統計学

この章では添付文書、インタビューフォーム、医薬品承認申請のための**国際共通化資料**（コモン・テクニカル・ドキュメント、Common Technical Document；CTD）などにおいて実際にどのような統計学的な記載があるかをみていきます。医学統計学を学ぶ目的はエビデンスを正しく吟味できることと、良質なエビデンスを創出できることです。特に前者に関しては、実例を通して知識を活用することの意義と知識の幅を広げる必要性を認識してください。

薬剤疫学者のBrian L Stromは、薬剤疫学を「人の集団における薬物の使用とその効果や影響を研究する学問」と定義しています。つまり、医療現場での医薬品の使用実態調査から、薬物の効果や影響を見いだそうという試みを意味します。

欧米では、大規模臨床試験の結果やレセプトに関する膨大な情報を蓄積したデータベースの整備が進んでいます。しかし、日本では制度の構築が遅れているため、薬剤疫学的な考え方に関して普及が進んでいないのが現状です。

製薬企業による市販後調査や薬剤師業務の中での医薬品の使用実態調査も、薬剤疫学研究に含まれます。

薬剤師は、臨床研究や薬剤疫学研究から、自らエビデンスを創り出すとともに、科学的な根拠となりうる医薬品情報の収集・解析・評価を行うことを通して、エビデンスを他の医療従事者や患者に伝える必要があります。また、個々の症例に対し、エビデンスに基づいた薬物治療が行われるよう、適正使用の推進に努めることが必要です。これらを実践するには、まず前提として添付文書やインタビューフォーム、CTDなどの医薬品情報に含まれる統計学的な記載を正しく解釈できる知識と技能が必要です。

17.1　情報源

医薬品は、「医薬品、医療機器等の品質、有効性及び安全性の確保等に関する法律」（薬機法；医薬品医療機器等法）により、添付文書を作成し、添付することが義務づけられています。添付文書は、必要最小限の情報をコンパクトにまとめたものであり、さらに、詳細な情報は、医薬品インタビューフォームやCTDに記載されています。**インタビューフォーム**とは、1988年に日本病院薬剤師会が薬剤師などのために当該医薬品の製薬企業

に作成と配布を依頼している学術資料です。

　病院で新規医薬品採用の可否を検討するために、担当の薬剤師が製薬企業の医薬情報担当者(medical representative；MR)にインタビューする際、製薬企業が独自の様式で資料を作成していたのでは情報伝達の効率が悪いため、項目や章立ての統一を図ったのがインタビューフォームです。CTDとは、2001年に医薬品規制調和国際会議（The International Council for Harmonisation of Technical Requirements for Pharmaceuticals for Human Use；ICH）で合意された医薬品承認申請様式のことです。日米欧で、新医薬品の承認申請様式・添付データなど、申請資料の共通化を目指すため、項目や章立ての統一を図りました。添付文書、インタビューフォーム、CTDの一部は医薬品医療機器総合機構のホームページからダウンロードできます。市販後調査や薬剤疫学研究が活発になってきた昨今では、添付文書が頻繁に改定され、CTDに対しても再審査報告書が更新されているものが多数ありますので、常にチェックが必要です。

　医薬品医療機器総合機構（Pharmaceuticals and Medical Devices Agency；PMDA）は、医薬品の副作用や生物由来製品を介した感染などによる健康被害に対して、迅速な救済を図り（健康被害救済）、医薬品や医療機器などの品質、有効性および安全性について、治験前から承認までを一貫した体制で指導・審査し（承認審査）、市販後における安全性に関する情報の収集、分析、提供を行う（安全対策）ことを通じて、国民保健の向上に貢献することを目的とする独立行政法人組織です。

17.2　医薬品情報資料で利用されている統計手法

17.2.1　"ラニナミビルオクタン酸エステル（商品名：イナビル吸入粉末剤20 mg）"の例

　添付文書の【臨床成績】の欄でインフルエンザ罹病時間を対照薬と比べています。中央値に対して95％信頼区間が記載されています。95％信頼区間は、同じ試験を100回行ったら95回はその区間に入ることが推定されるという意味です。平均値や中央値は点推定値ですが、信頼区間は区間推定値ですから、より情報量が多い推定値といえます。点推定のことを決定論的、区間推定のことを確率論的と表現することがあります。推定値を決定論的に決めることには本来、無理があり、確率論的にゆらぎをもたせた推定のほうが現実世界（リアルワール

インフルエンザ罹病時間

投与群	ラニナミビルオクタン酸エステル 40 mg[a]	オセルタミビルリン酸塩 75 mg[b]
投与方法	単回吸入	5日間反復経口（1日2回）
被験者数（例）	334	336
中央値（hr）[95％信頼区間]	73.0 [68.4～80.8]	73.6 [68.5～83.3]
中央値の差[c]（hr）[95％信頼区間]	−0.6 [−9.9～6.9]	—

a) ラニナミビルオクタン酸エステルとして
b) オセルタミビルとして
c) 非劣性限界値：18時間

ド）を具現化していることになります。

　インフルエンザ罹病時間は、ラニナミビルオクタン酸エステルで68.4〜80.8時間、オセルタミビルリン酸塩（商品名：タミフル）で68.5〜83.8時間です。投与方法が1回吸入のみでよいラニナミビルオクタン酸エステルが1日2回5日間経口投与を続けなければならいオセルタミビルリン酸塩と同等であることが示されています。

　中央値の差に関しては、点推定値でみると、ラニナミビルオクタン酸エステルのほうが－0.6時間と若干短いですが、95％信頼区間では－9.9〜6.9時間となっています。2群の差δに有意差があるかは、δの信頼区間に0が含まれているかで判断します。δの95％信頼区

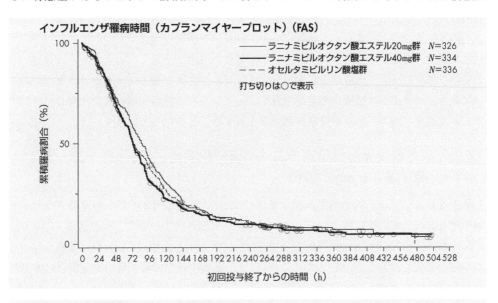

インフルエンザ罹病時間

	FAS		
	ラニナミビルオクタン酸エステル20 mg群	ラニナミビルオクタン酸エステル40 mg群	オセルタミビルリン酸塩群
インフルエンザ罹病時間	$N=326$	$N=334$	$N=336$
中央値（95％信頼区間）(hr)[a]	85.8(76.5〜92.8)	73.0(68.4〜80.8)	73.6(68.5〜83.3)
ラニナミビルオクタン酸エステル群 －オセルタミビルリン酸塩群			
中央値の差（95％信頼区間）[b, e]	12.2(−1.5〜17.2)	−0.6(−9.9〜6.9)	—
p 値[c]	0.1043	0.7481	—
ラニナミビルオクタン酸エステル 40 mg群－同20 mg群			
中央値の差（95％信頼区間）[d]	—	−12.8(−18.2〜−0.4)	—
p 値[c]	—	0.0384	—

a）カプランマイヤー法により推定
b）（ラニナミビルオクタン酸エステル群－オセルタミビルリン酸塩群）として算出
c）一般化ウィルコクソン検定
d）（ラニナミビルオクタン酸エステル40 mg群－ラニナミビルオクタン酸エステル20 mg群）として算出
e）非劣性限界値：18時間

間のデータには、0が含まれています。したがって、有意水準5％で有意差はない、言い換えると、同等であることが示されています。2群の比に有意差があるかは信頼区間に1が含まれているかで判断します。2つの値を引き算したδが0なら有意差がありませんし、割り算した比が1なら同じく有意差がないということです。

インタビューフォームでは、成人および小児のインフルエンザ罹患時間に関して複数の臨床試験結果をラニナミビルオクタン酸エステルと対照薬で一覧にしています。罹患時間の中央値を**カプラン・マイヤー法**で推定しており、対照薬との罹患時間を**一般化ウィルコクソン検定**で比較しています。15.2で解説したように、カプラン・マイヤー法で描いた生存曲線に対して通常はログランク検定を行います。**ログランク検定**は、どの時点でのイベントの発生も同等と考えます。**一般化ウィルコクソン検定**は例数が多い初期のデータは信頼性が高く、例数が少ない後期のデータは信頼性が低いと考えて、時点ごとの例数に対して重みづけをします。そのほかにも、ラニナミビルオクタン酸エステルとプラセボ群のインフルエンザウイルス感染症の発症割合を**フィッシャーの直接確率検定**で比較し、ラニナミビルオクタン酸エステルが発症抑制効果を有することを示しています。

17.2.2 "ペグフィルグラスチム（遺伝子組換え）（商品名：ジーラスタ皮下注3.6 mg）"の例

インタビューフォームの治療に関する項目には、「乳癌患者346名を対象にプラセボを対照薬とした二重盲検試験（double blind test）が実施されています。その結果、化学療法1サイクルあたり本剤3.6 mgの1回皮下投与は、プラセボと比較して、有意に発熱性好中球減少症の発症を抑制し（p値＜0.001、χ^2検定）、発熱性好中球減少症の発症割合は本剤投与群1.2％（173名中2名）、プラセボ群68.8％（173名中119名）であった。」とあります。分割表を作成すると、下表のようになります。

	本剤	プラセボ	計
発熱性好中球減少症（FN）有	2	119	121
発熱性好中球減少症（FN）無	171	54	225
計	173	173	346

期待度数が5以下のセルがある場合のχ^2検定では、**フィッシャーの直接確率検定**を使います。さらに、偏りの大きい分割表を作成し、すべての分割表の確率を足したものがp値ですが、手計算では煩雑なので、コンピュータで計算してみると、確かに$p<0.001$となります。

17.2.3 "ロペラミド塩酸塩（商品名：ロペラミド塩酸塩カプセル）"の例

添付文書の【薬物動態】生物学的同等性試験の項でロペラミド塩酸塩カプセル1 mg「JG」と標準製剤を、クロスオーバー法により、それぞれ2カプセル（ロペラミド塩酸塩として2 mg）を健康成人男子に空腹時単回経口投与して、血漿中ロペラミド塩酸塩濃度を測定し、得られた薬物動態パラメータ（AUC、C_{max}）について90％信頼区間にて統計解析を

行った結果、$\log$ $(0.80) \sim \log(1.25)$ の範囲内であり、両剤の生物学的同等性が確認された」と記載されています。2つの製剤の AUC_1 と AUC_2 を相対的に比較する場合に $\log(AUC_1/AUC_2)$ を使います。もし、双方の AUC が等しければ、$\log(1) = 0$ となります。実際に計算してみると、$\log(AUC_1/AUC_2) = \log(12.48/13.31) =$

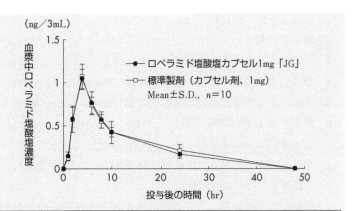

	判定パラメータ		参考パラメータ	
	AUC_{0-48} (ng·hr/3 mL)	Cmax (ng/3 mL)	Tmax (hr)	$t_{1/2}$ (hr)
ロペラミド塩酸塩 カプセル1 mg「JG」	12.48±0.83	1.05±0.11	4.00±0.00	9.31±2.31
標準製剤 （カプセル剤、1 mg）	13.31±1.41	1.07±0.15	4.00±0.00	13.15±4.96

(Mean±S.D., $n=10$)

-0.0279 ですから、$\log(0.80) \sim \log(1.25)$ の範囲内にあります。$\log(1.25)$ であれば、AUC_1 は AUC_2 と比べ25％増加していることになります。同様に、$\log(0.8)$ であれば、AUC_1 は AUC_2 と比べ20％減少していることになります。増減の％が同値でないことに違和感を抱くかもしれませんが、$\log(1.25) = 0.0969$、$\log(0.8) = -0.0969$ をみると、相対的には増減のかい離度合いが同じであることがわかります。詳細は「後発医薬品の生物学的同等性試験ガイドライン」に譲ります。本ガイドラインの統計解析および同等性評価の項には、「$Cmax$、AUC_t、AUC_τ、$tmax$、MRT、k_{el} などについて、必要に応じて変換または未変換データの分散分析表を記載します。$Cmax$、AUC_t および AUC_τ については、統計解析の結果を記載します。その他のパラメータについては、標準製剤と試験製剤の平均値が等しいとおいた帰無仮説に基づく検定結果を記載する。」となっており、後発医薬品（ジェネリック医薬品）の添付文書はこれに基づいて作成されています。

17.2.4 "ゴリムマブ（遺伝子組換え）（商品名：シンポニー皮下注 50 mg）" の例

アメリカリウマチ学会（American College of Rheumatology；ACR）が提唱している関節リウマチの活動性を評価する評価定義に**ACRコアセット**（ACR core set）というものがあります。日本においても、関節リウマチの臨床研究や薬効評価に使われています。詳細は2006年2月、厚生労働省医薬食品局審査管理課長から発出されている「抗リウマチ薬の臨床評価方法に関するガイドライン」を参照してください。概要としては、ACRコアセットが8項目です。

1. 疼痛（圧痛）関節数
2. 腫脹関節数
3. 患者による疼痛度の評価（visual analog scaleまたはLikert scale）
4. 患者による疾患活動性の全般的評価（visual analog scaleまたはLikert scale）
5. 医師による疾患活動性の全般的評価（visual analog scaleまたはLikert scale）
6. 患者による身体機能の評価（AIMS（Arthritis Impact Measurement Scale）、HAQ（Health Assessment Questionnaire）など）
7. 急性期炎症反応物質（赤血球沈降速度またはCRP濃度）
8. X線所見などの画像診断法

関節リウマチの臨床的改善の評価基準として以下のAおよびBを満たすとき、改善したと判定します。

A. 上記項目の1.および2.でともに20％以上の改善がみられること
B. 3.〜7.の5項目のうち、いずれか3項目で20％以上の改善がみられること

この中の数字を20％、50％、70％と置き換えたものを、それぞれACR20％改善率、ACR50％改善率、ACR70％改善率といいます。ACR20は薬剤が有効であること、ACR50は薬剤が著効を示すこと、ACR70は関節リウマチがほぼ寛解したことを示す指標です。

ACR評価	改善率	臨床的意味	
ACR20	20％以上改善	20％以上改善薬剤の有効性を示す最低限の指標	有効
ACR50	50％以上改善	患者さんの満足度を反映する指標	著効
ACR70	70％以上改善	臨床的寛解に近い指標	寛解に近い

添付文書の臨床成績の項には、国内第Ⅱ/Ⅲ相二重盲検試験の結果が掲載されています。メトトレキサート（MTX）の併用によりACR20％が大きく改善していることがχ²検定により示されています。

投与14週でのACR20％改善（MTX併用試験[注1]）

	MTX単独	本剤50 mg +MTX	本剤100 mg +MTX
例数	88	86	87
ACR 20％改善	27.3%	72.1%	74.7%
p値[注2]		<0.0001	<0.0001

注1）MTX（メトトレキサート）併用下（6〜8 mg/週）
注2）カイ二乗検定

2021年3月10日付けの再審査報告書には、ACR以外にも**DAS28**（Disease Activity Score 28）による評価が活用されています。使用成績調査と特定使用成績調査の項には、**DAS28**の推移が示されています。**DAS**とは、ヨーロッパリウマチ学会が考案したリウマチの疾患活動性をスコア化した指標です。複数の指標を組み合わせることにより、関節リウマチの活動性を絶対的な数値で表現しようというもので、全身28関節における疼痛（圧痛）関節数、腫脹関節数、患者総合視覚的評価スケール、赤血球沈降速度（ESR）あるいはC反応性蛋白（CRP）にて評価する方法が一般的です。**DAS28**は以下の公式を用いて算出します。

$$\text{DAS28(ESR)} = 0.56 \times \sqrt{\text{圧痛関節数}} + 0.28 \times \sqrt{\text{腫脹関節数}}$$
$$+ 0.7 \times \ln(\text{ESR}) + 0.014 \times (\text{VASによる患者の全般評価})$$

$$\text{DAS28}(\text{CRP}) = 0.56 \times \sqrt{\text{圧痛関節数}} + 0.28 \times \sqrt{\text{腫脹関節数}}$$
$$+ 0.36 \times \ln(\text{CRP}) + 0.014 \times (\text{VASによる患者の全般評価})$$

さらに、**DAS28** のベースラインからの変化量から薬効を Good response（良好）・Moderate response（改善）・No response（非改善）の3段階に分類し、有効率を計算しています。

DAS28によるEULAR改善基準

現在のDAS28	ベースラインからのDAS/DAS28の変化量（⊿）		
	⊿＞1.2	0.6＜⊿≦1.2	⊿≦0.6
DAS28≦3.2 （低活動性）	Good response	Moderate response	No response
3.2＜DAS28≦5.1 （中等度活動性）	Moderate response	Moderate response	No response
DAS28＞5.1 （高活動性）	Moderate response	No response	No response

連続量をカテゴリカルデータに変換して評価した例です。結論として、臨床試験データによる承認時の評価と市販後のリアルワールドデータ（Real World Data；RWD）による評価に大きなかい離はなかったので、「承認時の有効性に臨床上の懸念はないと判断した」と記載されています。ゴリムマブ（遺伝子組換え）製剤の再審査報告書にもACR20の成績を再検討するために、DAS28の成績が記載されています。

再審査報告書には、「承認時までの2つの国内臨床試験における有効性の指標は投与14週時のACR20％改善率としており、DAS28-ESRおよびDAS28-CRPを指標とした有効率は算出されていないため、今回24週時のDAS28-ESRおよびDAS28-CRPから新たに有効率を算出したところ、それぞれ69.9～90.2％、71.0～89.0％であり、本調査結果（64.7％（1,528/2,362例）および66.2％（2,152/3,253例））と大きな差はなかった。以上のことから、承認時の有効性に臨床上の懸念はないと判断した」と記載されています。

市販後の使用成績調査における疾患活動性（DAS28）の推移

評価時期	DAS28-ESR			DAS28-CRP		
	症例数	測定値※	変化量※	症例数	測定値※	変化量※
開始時	2,362	4.72±1.38	—	3,253	4.07±1.29	—
12週後	1,744	3.55±1.39	−1.17±1.29	2,432	2.91±1.24	−1.15±1.25
24週後	1,397	3.27±1.31	−1.45±1.36	1,954	2.62±1.13	−1.43±1.29
最終評価時	2,362	3.48±1.43	−1.24±1.41	3,253	2.83±1.28	−1.24±1.36

※平均値±標準偏差を示す。

近年、多くの薬剤で市販後調査が義務づけられており、臨床試験における母集団特性とRWDにおける母集団特性の違いによる、薬効評価の差異を検証する必要性がクローズアップされています。これは、添付文書・インタビューフォーム・申請資料のみならず、市販後調査結果や再審査資料からも情報収集し、常に薬剤疫学的な視点で薬物治療を検討

する姿勢が薬剤師には必要であることを物語っています。そのためには、当然、医療統計学的なリテラシーの向上を目指していくことが必須であるのは論じるまでもありません。

17.2.5 "プラノプロフェン（商品名：プラノプロフェン点眼液0.1%「日点」)"の例

添付文書の【薬効薬理】の欄をみると、本剤、標準製剤、対照の3つの製剤で結膜浮腫に対する抗炎症効果（浮腫重量の減少）を**テューキー法**で評価しています。母平均について群間ですべての対比較を同時に検定するための多重比較法です。総当たりで比較し、本剤と標準製剤では有意差がなく、対照と本剤、対照と標準製剤では1%の有意差をもって浮腫重量が減少しています。

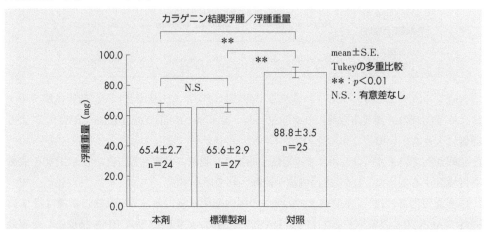

17.2.6 "精製ヒアルロン酸ナトリウム（商品名：ヒアルロン酸Na点眼液0.3%「ニッテン」)"の例

添付文書の「【薬効薬理】生物学的同等性試験」において、本剤、標準製剤、試験製剤の基剤、生理食塩液の4つの製剤で角膜創傷に対する治癒作用を**ダネット法**で評価しています。1つの対照群と複数の処理群があって、母平均について対照群と処理群の対比較のみを同時に検定するための多重比較法です。「治癒率の対数値の平均値の差の90%信頼区間は、0.02999～0.07719であり log(0.80)～log(1.25)（＝−0.09691～0.09691）の範囲であり、両剤の生物学的同等性が確認された」との記載があります。17.2.3で登場した同等性の評価がここでも使われています。

製　　剤	色素量（μg）
ヒアルロン酸Na点眼液0.3%「ニッテン」	1.24±0.13*#
標準製剤（点眼液0.3%）	1.19±0.13*#
試験製剤の基剤	2.50±0.08
生理食塩液	2.49±0.11

（平均値±標準誤差、$n=7$）
＊：ダネット法$p<0.05$（対生理食塩液）
#：ダネット法$p<0.05$（対試験製剤の基剤）

17.2.7 "プロトロンビン時間キット（商品名：エクスプレシア PT/INR テストストリップ）"の例

添付文書の「【性能】相関性試験成績」において、本品と既存の医薬品で測定値の**相関**をみています。相関係数0.969と強い相関があり、回帰係数の傾きは1、切片は0に近いため、良好な相関性が示されています。直線$y＝x$（黒線）と回帰直線$y＝0.94x－0.02$（赤線）にかい離がないことからも、良好な相関性が読み取れます。測定法の変更に伴い、測定値に系統誤差が生じないよう、検査用の医薬品では、測定法による相関性をみるのが必須です。**パッシング・バブロック法**（Passing-Bablok regression analysis）とは、臨床生化学検査の分野において、方法間比較のための回帰直線算出法として考案されたものです。回帰直

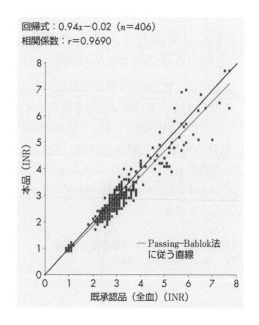

回帰式：0.94x−0.02（n＝406）
相関係数：r＝0.9690

本品（INR）
既承認品（全血）（INR）
― Passing-Bablok法に従う直線

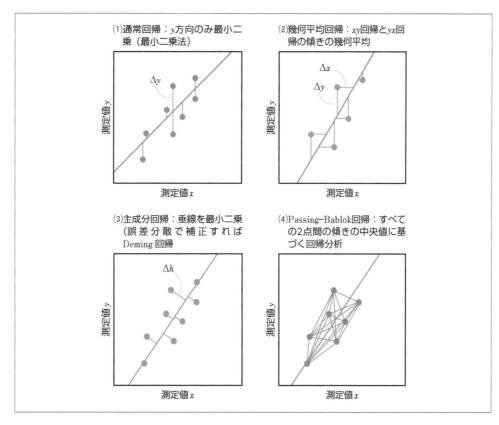

(1)通常回帰：y方向のみ最小二乗（最小二乗法）
測定値y　測定値x　Δy

(2)幾何平均回帰：xy回帰とyx回帰の傾きの幾何平均
測定値y　測定値x　Δx　Δy

(3)主成分回帰：垂線を最小二乗（誤差分散で補正すればDeming回帰
測定値y　測定値x　Δh

(4)Passing-Bablok回帰：すべての2点間の傾きの中央値に基づく回帰分析
測定値y　測定値x

線のy軸方向の距離を最小にするものが一般的ですが（最小二乗法）、本法はすべての2点間の傾きの中央値に基づくノンパラメトリックな回帰法です。そのメリットは、x軸とy軸の測定値の分布型にほとんど影響を受けないことです。

17.2.8 "セルトリズマブ ペゴル（遺伝子組換え）（商品名：シムジア皮下注200 mg）"の例

ここでは、17.2.4で説明したACRコアセットによる指標が再登場します。

添付文書の「【臨床成績】第Ⅲ相二重盲検比較試験」でメトトレキサート（MTX）を投与できない活動性関節リウマチ患者を対象に本剤200 mg投与群（2週間隔投与）における12週時のACR20とACR50は**ロジスティック回帰分析**（logistic regression analysis）によって得られた**オッズ比**（odds ratio）は、プラセボ群に比べ有意に改善したことが示されています。ACR70は寛解の指標ですが、プラセボ群の例数が0であったためオッズ比は算出されていません。

12週時におけるACR20、ACR50、ACR70
（国内・第Ⅱ/Ⅲ相用量反応試験）

	プラセボ（+MTX[a]）	本剤＋MTX		
		100 mg[注]	200 mg	400 mg[注]
ACR20	28.6 (22/77)	62.5 (45/72)	76.8 (63/82)	77.6 (66/85)
プラセボ群に対するオッズ比[b]	—	4.17	8.29	8.68
[95%信頼区間] または [97.5%信頼区間]	—	[2.10, 8.28][e]	[3.67, 18.72][d] p<0.0001[c]	[3.85, 19.57][d] p<0.0001[c]
ACR50	7.8 (6/77)	34.7 (25/72)	41.5 (34/82)	51.8 (44/85)
プラセボ群に対するオッズ比[b]	—	6.29	8.38	12.70
[95%信頼区間]	—	[2.40, 16.51]	[3.27, 21.50]	[4.98, 32.37]
ACR70	0 (0/77)	13.9(10/72)	20.7(17/82)	25.9(22/85)
プラセボ群に対するオッズ比[b]	—	—	—	—
[95%信頼区間]	—	—	—	—

%（例数）
a）MTX＝メトトレキサート
b）投与群を説明変数としたロジスティック回帰モデル
c）検定の多重性はBonferroni法に基づき調整（有意水準：両側2.5%）
d）97.5%信頼区間
e）95%信頼区間

注）承認用法用量は1回200 mgの2週間隔投与である。

17.2.9 "ペルツズマブ（遺伝子組換え）（商品名：パージェタ点滴静注 420 mg/14 mL)" の例

添付文書の【臨床成績】の欄に国際共同臨床試験（CLEOPATRA試験）における成績が掲載されています。転移・再発乳癌患者808例を対象に、プラセボ＋トラスツズマブ＋ドセタキセル（プラセボ＋T＋D群）と本剤＋トラスツズマブ＋ドセタキセル（本剤＋T＋D群）を比較する第Ⅲ相二重盲検無作為化比較

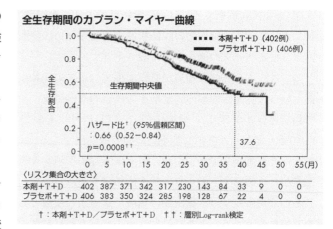

全生存期間のカプラン・マイヤー曲線

‥‥‥ 本剤＋T＋D（402例）
―― プラセボ＋T＋D（406例）

生存期間中央値

ハザード比[†]（95%信頼区間）
：0.66（0.52−0.84）
p=0.0008[††]

37.6

〈リスク集合の大きさ〉

	0	5	10	15	20	25	30	35	40	45	50	55（月）
本剤＋T＋D	402	387	371	342	317	230	143	84	33	9	0	0
プラセボ＋T＋D	406	383	350	324	285	198	128	67	22	4	0	0

†：本剤＋T＋D／プラセボ＋T＋D　††：層別Log−rank検定

試験の結果を**生存時間解析**により評価しています。全生存期間において、**カプラン・マイヤー曲線**が描かれており、プラセボ＋T＋D群に比べて、本剤＋T＋D群で有意な延長が認められています。ハザード比は0.66、ハザード比の95%信頼区間は0.52〜0.84、**層別ログランク検定**（stratified log−rank test）で有意（p=0.0008）となっています。一般的にカプラン・マイヤー曲線の有意差検定には、ログランク検定や一般化ウィルコクソン検定が利用されます。これらの検定は、単一の要因によって群を場合分けし、群間で生存関数に有意差がないかを検定します。したがって、第2、第3の要因がないということが前提となります。多数の要因が関与するような場合には、ログランク検定などは不適切です。そのような場合には、層別ログランク検定などを利用します。

また薬物動態の項に「母集団薬物動態解析の成績」という章が設けられています。これは必須記載事項ではありませんが、近年、添付文書にも母集団薬物動態モデル情報が徐々に掲載されるようになってきました。本例は、「CL（linear clearance、クリアランス）は血清アルブミンが高値の患者で低下、除脂肪体重が高値の患者で上昇し、また、V_c（central volume of distribution、中心コンパートメント分布容積）、V_p（peripheral volume of distribution、末梢コンパートメント分布容積）は除脂肪体重が高値の患者で上昇したが、その程度は大きくなく除脂肪体重および血清アルブミンに基づく用量調節の必要はないと考えられた」ということで、薬物動態パラメータ（pharmacokinetic parameters）に共変量が組み込まれることはありませんでした。しかし、臨床試験では、傾向がみられる程度の事象がRWDでも同様なのかという視点で監視していくことは大切です。また、共変量が組み込まれたモデルの報告がある場合には、個別化治療の根拠となるため、モデルを利用した患者ごとのシミュレーションができるスキルは治療方針の意思決定に欠かせません。

母集団薬物動態解析から推定されたパラメータ

CL (L/day)	V_c (L)	V_p (L)	$t_{1/2}$ (day)
0.235	3.11	2.46	18.0

17.2.10 まとめ

　ご覧のように添付文書、インタビューフォーム、コモン・テクニカル・ドキュメント（CTD）を正確に解釈するには、医学統計学の知識が必要である記載が随所に登場します。薬物によって薬効や副作用の評価指標が異なるため、使われる統計手法もさまざまです。今回は、検定ベースの例を中心に取り上げています。医学統計学の進展により、昨今の傾向としては、より高度な知識が必要な推定ベースの記載が増えています。信頼区間、信用区間といった指定区間幅の表記はその代表的な例です。

　添付文書、インタビューフォーム、CTD以外にも製薬企業が作成したパンフレットやCTDのもととなった学術文献を読む必要性が出てくるでしょう。そこには、新しい統計手法がどんどん登場してきますが、多くは既存の手法をより精密にしたものや、使用の条件を拡張したものです。つまり、基本的知識を積み重ねていかなければ、理解することは難しいものばかりです。医療関係の領域で働く者の使命として、医学統計学は生涯教育の根幹をなすものであることを常に忘れぬよう日々精進してください。

第18章

検査の診断能

医学分野では、特定の検査項目の値に基づいて、特定の疾患にかかっているかどうかを診断することがしばしばあります。

その際、検査項目の値が境界値以上になることを**陽性**（positive）、境界値未満になることを**陰性**（negative）、境界値のことを**カットオフポイント**（cut-off point）といいます。また、診断結果が正しいことを**真**（true）、間違っていることを**偽**（false）といいます。

医学検査キットなどの性能を評価する指標に、**感度**（sensitivity）と**特異度**（specificity）などがあります。

18.1 感度と特異度

たとえば、ある疾患を診断するために検査を実施したとき、実際に病気に罹っている人のうち陽性と出る割合を感度、病気に罹っていない人のうち陰性と出る割合を特異度といいます。すなわち、陽性と判定されるべきものを正しく陽性と判定する確率が**感度**、陰性と判定されるべきものを正しく陰性と判定する確率が**特異度**です。

以下のような2×2分割表で表すと、

		疾患		計
		あり	なし	
検査	陽性	a 真の陽性 (true positive)	b 偽陽性 (false positive)	$a+b$
	陰性	c 偽陰性 (false negative)	d 真の陰性 (true negative)	$c+d$
計		$a+c$	$b+d$	$a+b+c+d$

となり、a、b、c、dの値には、それぞれ真の陽性、偽陽性、偽陰性、真の陰性の意味があります。

感度と特異度は、

$$感度 = \frac{検査陽性者の数}{患者総数} = \frac{a}{a+c} \qquad 特異度 = \frac{検査の陰性者の数}{非患者の総数} = \frac{d}{b+d}$$

で表すことができます。

感度だけが高い検査というのは、患者群では、偽陰性（罹患者の見逃し）となる確率が低くなります。一方、非患者群では、偽陽性（正常者を罹患者と判定）となる確率はさまざまです。また、感度の高い検査はその疾患に罹患していれば、大部分が検査陽性となりますので、スクリーニング検査として有用になります。検査が陰性ならば、その疾患をほぼ否定できるので、除外診断としても有用です。

　特異度だけが高い検査というのは、非患者群では、偽陽性となる確率が低くなります。一方、患者群では、偽陰性になる確率はさまざまです。その疾患に罹患していなければ、大部分が検査陰性になります。また、このような検査で陽性となれば、その疾患に罹患しているといえるので、確定診断に有用になります。

> **例題18-1**
>
> 　新開発された肝細胞癌のスクリーニング検査を肝疾患患者1000名に対して実施した。この検査では、120名が陽性であった。肝細胞癌患者の40名中陽性は24名であった。この新しく開発された検査法の感度と特異度を求めなさい。

 解説

まず、例題で与えられている数値を用いて2×2分割表を作成し、空欄を埋めていくと、

		肝臓癌		計
		あり	なし	
検査	陽性	24(a)	96(b)	120($a+b$)
	陰性	16(c)	864(d)	880($c+d$)
計		40($a+c$)	960($b+d$)	1000

となります。

$$\text{感度}=\frac{a}{a+c}=\frac{24}{40}=0.6 \qquad \text{特異度}=\frac{d}{b+d}=\frac{864}{960}=0.9$$

18.2　ROC曲線

　結果が数値で得られる定量的検査では、カットオフポイントによって感度・特異度が変動するので、カットオフポイントを変えて感度、特異度がどう変化するかをプロットした **ROC**（receiver operating characteristic）**曲線**が利用されています。医療分野では、受信者操作特性と訳されることがあります。

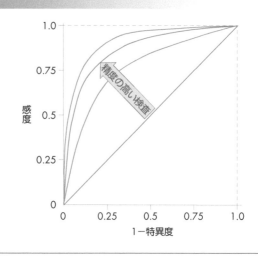

ROC曲線は、縦軸に感度、横軸に偽陽性率（1－特異度）をとってプロットします。曲線が左上に偏っていて、曲線下の面積（area under curve；*AUC*）が大きいほど有用な検査といえます。

感度と特異度は同時に高いことが理想的ですが、実際には、そのようなことはなく、どちらかが高くなるようなカットオフポイント（陽性判定基準）を設定すると、他方が低下してしまいます。

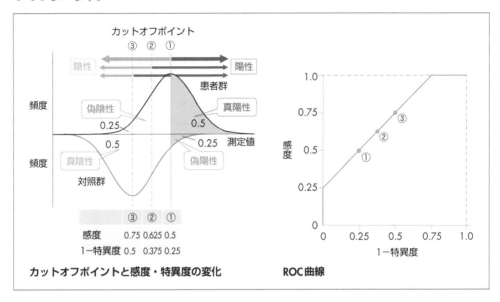

カットオフポイントと感度・特異度の変化　　ROC曲線

18.3　尤度比

感度と特異度がわかれば、尤度比が計算できます。尤度比（likelihood ratio；LR）は、陽性や陰性の検査結果を得たときに、どれくらいその疾患である確率（オッズ）が高くなったか（あるいは低くなったか）を表します。

定性的検査では、検査陽性の場合の尤度比（陽性尤度比LR＋）は、

$$\mathrm{LR}+=\frac{感度}{1-特異度}$$

で、検査陰性の場合の尤度比（陰性尤度比LR－）は、

$$\mathrm{LR}-=\frac{1-感度}{特異度}$$

となります。

定量的な検査では、測定値を複数の階層に分け、階層毎の尤度比を算出するのが一般的です。

尤度比は、診断能のない検査で1になります。また、陽性尤度比は大きいほど、陰性尤度比は0に近いほど診断能力が優れていることを示します。

　感度や特異度は、その検査自体の有効性を示す指標でした。診断を進めていくうえで、大切なのは検査陽性者が本当に疾病をもっているかということです。このために、検査結果で陽性となった場合に疾病が存在する割合を示す陽性適中率が用いられます。

　陽性適中率（positive predictive value；PPV）は、検査で陽性と出た人のうち実際に疾患に罹っている人の割合をいいます。一方、陰性となった人のうち実際に疾病に罹っていない人の割合を**陰性適中率**（negative predictive value；NPV）といいます。すなわち、陽性適中率は、真に疾病に罹っている割合で、陰性適中率は真に健康な人の割合になります。

　ある時点において集団の中で疾病に有している（罹患している）人の割合を**有病率**（prevalence rate）といいます。有病率は、検査を実施する前にわかっている疾病の割合になります。有病率は、**検査前確率（事前確率ともいいます）**ともいいます。有病率と似た用語に罹患率があります。**罹患率**（incidence rate）とは、一定期間内に集団に新たに生じた疾病の症例数の割合をいいます。

　陽性適中率は、感度と特異度が一定のときには、有病率に影響され、有病率が低い集団では、陽性適中率も低くなります。

　したがって、陽性適中率は有病率の異なる集団間のスクリーニング検査の有効性を比較する指標とはなりません。陽性適中率と陰性適中率は、検査を行った結果に基づいて新たにわかった確率という意味で、**検査後確率（事後確率ともいいます）**ともいいます。

　陽性適中率、陰性適中率、有病率は、221ページの2×2分割表を使って次の式で求めることができます。

$$陽性適中率(PPV) = \frac{真の陽性者の数}{検査陽性者の総数} = \frac{a}{a+b}$$

$$陰性適中率(NPV) = \frac{真の陰性者の数}{検査陰性者の総数} = \frac{d}{c+d}$$

$$有病率 = \frac{集団のある時点における疾病を有する患者の数}{集団の調査対象者の数} = \frac{a+c}{a+b+c+d}$$

　事後オッズを確率に直すと、データに基づいた検査後確率が求められます（これをベイズの定理といいます）。有病率によって検査前確率がわかり、検査や所見の尤度比がわかれば、ベイズの定理によって計算することができます。

　検査前確率と尤度比から検査後確率を求める方法は、以下となります。

①検査前確率（有病率）をオッズに変換して、検査前オッズにします。

$$検査前オッズ = \frac{検査前確率}{1-検査前確率}$$

②陽性尤度比または陰性尤度比を求めます。

$$陽性尤度比 = \frac{感度}{1-特異度}$$

$$陰性尤度比＝\frac{1－感度}{特異度}$$

③検査前オッズに尤度比を乗じて、検査後オッズを求めます。

検査後オッズ

＝検査前オッズ×尤度比

④検査後オッズを検査後確率に変換します。

$$検査後確率＝\frac{検査後オッズ}{1＋検査後オッズ}$$

検査前確率、オッズ、尤度比から検査後確率を求める方法を右図に示します。

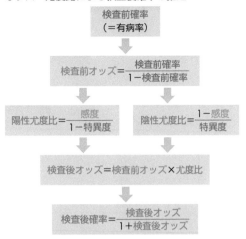
オッズ・尤度比による検査後確率の推定

例題18-2

腫瘍マーカーであるCA19-9の膵癌検出の感度は50%、特異度は75%である。膵癌の検査前確率は20%と仮定した場合の検査後確率を求めなさい。

検査前確率（＝有病率）、感度、特異度がわかっていますので、全体の人数を100とすると、検査陽性者で疾患ありの者は$20×0.5＝10$、検査陽性者で疾患なしの者は$80×(1－0.75)＝20$となります。これらの数値を使い、2×2分割表を作成すると、右のようになります。

		膵癌		計
		あり	なし	
CA19-9	陽性	10	20	30
	陰性	10	60	70
計		20	80	100

①最初に、検査前確率（有病率）をオッズに変換して、検査前オッズを求めます。

$$検査前オッズ＝\frac{検査前確率}{1－検査前確率}＝\frac{0.2}{1－0.2}＝\frac{0.2}{0.8}＝0.25$$

②陽性尤度比を求めます。

$$陽性尤度比＝\frac{感度}{1－特異度}＝\frac{0.5}{1－0.75}＝\frac{0.5}{0.25}＝2$$

③検査前オッズに尤度比を乗じて、検査後オッズを求めます。

$$検査後オッズ＝検査前オッズ×尤度比＝0.25×2＝0.5$$

④検査後オッズを検査後確率に変換します。

$$検査後確率＝\frac{検査後オッズ}{1＋検査後オッズ}＝\frac{0.5}{1＋0.5}＝\frac{0.5}{1.5}＝0.333$$

よって、検査後確率は、33.3%となります。CA19-9が陽性であれば、膵癌である確率は、33.3%ということになります。陽性適中率で計算しても33.3%になります。

第1章

問題1

(1)

総コレステロール値 以上　　　未満	階級値	度数
110 ～ 130	120	1
130 ～ 150	140	3
150 ～ 170	160	7
170 ～ 190	180	6
190 ～ 210	200	3
計	ー	20

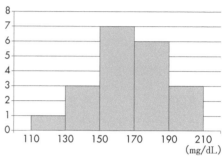

ヒストグラム

(2) ①式に総コレステロール値を代入して平均値（$\bar{x}$）を求めます。

$$平均値(\bar{x}) = \frac{1}{n} \sum_{i=1}^{n} x_i \quad \cdots\cdots①$$

$$\bar{x} = \frac{148+178+150+176+166+154+188+162+144+\cdots+192}{20} = \frac{3320}{20} = 166$$

標本サイズが偶数なので、中央値は、小さい順に並び替えて、10番目と11番目の平均をとります。

$$中央値 = \frac{162+166}{2} = 164 \ (mg/dL)$$

②式に総コレステロール値と平均値を代入して分散（σ^2）を求めます。

$$分散(\sigma^2) = \frac{1}{n} \sum_{i=1}^{n} (x_i - \bar{x})^2 \quad \cdots\cdots②$$

$$\sigma^2 = \frac{(148-166)^2+(178-166)^2+(150-166)^2+(176-166)^2+\cdots+(192-166)^2}{20}$$

$$= \frac{7574}{20} = 378.7 \ ((mg/dL)^2)$$

③式に分散（σ^2）を代入して標準偏差（σ）を求めます。

標準偏差 $\sigma = \sqrt{\sigma^2} \quad \cdots\cdots③$

標準偏差 $\sigma = \sqrt{378.7} = 19.46 \ (mg/dL)$

答：平均値 166 mg/dL、中央値 164 mg/dL、分散 378.7 (mg/dL)²

　　標準偏差 19.46 mg/dL

(3) 答：モード 160 mg/dL

問題2

(1) 左ページの①式に頭胴長の値を代入して、問題1と同様に、平均値を求めます。

$$平均値\,(\bar{x}) = \frac{674.1}{30} = 22.47 \ \text{(cm)}$$

答：22.47 cm

(2) 左ページの②式に頭胴長の値と平均値を代入して、問題1と同様に、分散を求めます。

$$分散\,(\sigma^2) = \frac{9.4249 + 0.0729 + 9.7969 + 0.3969 + 0.2209 + 0.0049 + 2.4649 + \cdots + 1.1449}{30}$$

$$= \frac{64.983}{30} = 2.1661 \ ((\text{cm})^2)$$

左ページの③式に分散を代入して、問題1と同様に、標準偏差を求めます。

$$標準偏差\,(\sigma) = \sqrt{2.1661} \fallingdotseq 1.47 \ \text{(cm)}$$

答：分散 2.1661 (cm)²、標準偏差 1.47 cm

問題3

(1) 小さい順に並び替えると、

102 106 108 108 $\boxed{110\ 110}$ 110 112 112 $\boxed{114\ 114}$ 114 118 122 $\boxed{122\ 122}$ 126 128 132 134

　　第1四分位数　　　　　　第2四分位数　　第3四分位数
　　　　　　　　　　　　　　（中央値）

となります。よって、資料の範囲 134−102＝32

　　第1四分位数は、青線から左側の下半分の中央値、第2四分位数は、全体の中央値、第3四分位数は、青線から右側の上半分の中央値になります。よって、第1四分位数は、5番目と6番目の平均値、第2四分位数は、10番目と11番目の平均値、第3四分位数は、15番目と16番目の平均値をそれぞれ計算します。

答：資料の範囲 32 mmHg

　　四分位数　第1四分位数 110 mmHg、第2四分位数 114 mmHg、
　　　　　　　第3四分位数 122 mmHg

四分位偏差＝(122−110)/2＝6

答：四分位偏差 6 mmHg

(2)

(3) Bグループの範囲、四分位範囲はAグループより小さく、データのばらつきは小さい。

答：Aグループより中央にかたまっている状況がある。

第2章

問題1

(1) 1回振って、3の倍数の目（3、6）が出る事象の確率は$\dfrac{1}{3}$ですから、

答：Xは二項分布$B\left(450,\ \dfrac{1}{3}\right)$に従う。

(2) 平均値$E(X)=450\times\dfrac{1}{3}=150$

分散$V(X)=450\times\dfrac{1}{3}\times\dfrac{2}{3}=100$

標準偏差$(\sigma)=\sqrt{100}=10$

答：平均値 150、分散 100、標準偏差 10

問題2

条件から、総コレステロール値は正規分布$N(180,\ 42^2)$に従います。

総コレステロール値が$210\,\mathrm{mg/dL}$を超える割合$P(210<X)$は、

$$P(210<X)=P\left(\dfrac{210-180}{42}<Z\right)=P(0.71<Z)=0.5-P(0.71)$$

$$=0.5-0.26115=0.23885$$

となります。$P(0.71)$は、付表1の標準正規分布表から求めます。

よって、求める人数は$10000\times0.23885=2388.5\fallingdotseq2389$（人）

答：2389人

問題3

条件から、40代男性の血糖値は正規分布$N(99,\ 31^2)$に従います。

(1) 血糖値が$85\,\mathrm{mg/dL}$以上$120\,\mathrm{mg/dL}$以下の割合$P(85\leqq X\leqq120)$は、

$$P(85\leqq X\leqq120)=P\left(\dfrac{85-99}{31}\leqq Z\leqq\dfrac{120-99}{31}\right)=P(-0.45\leqq Z\leqq0.68)$$

$$=P(0.45)+P(0.68)=0.17364+0.25175=0.42539$$

となります。$P(0.45)$、$P(0.68)$は、付表1の標準正規分布表から求めます。

答：42.5％

(2) 血糖値が$140\,\mathrm{mg/dL}$を超える割合$P(140<X)$は、

$$P(140<X)=P\left(\dfrac{140-99}{31}<Z\right)=P(1.32<Z)=0.5-P(1.32)=0.5-0.40658=0.09342$$

となります。$P(1.32)$は、付表1の標準正規分布表から求めます。

答：9.3%

問題4

(1)　1枚のコインを投げて表の出る確率は $\dfrac{1}{2}$ ですから、Xは、

答：二項分布 $B\left(400,\ \dfrac{1}{2}\right)$ に従う。

(2)　平均値 $E(X)=400\times\dfrac{1}{2}=200$

分散 $V(X)=400\times\dfrac{1}{2}\times\dfrac{1}{2}=100$

標準偏差 $\sigma=\sqrt{100}=10$

よって、

答：正規分布 $N(200,\ 10^2)$ に近似される。

(3)　表が180回以上220回以下となる確率 $P(180\leqq X\leqq220)$ は、

$$P(180\leqq X\leqq220)=P\left(\dfrac{180-200}{10}\leqq Z\leqq\dfrac{220-200}{10}\right)=P(-2\leqq Z\leqq2)=2\times P(2)$$
$$=2\times0.47725=0.9545$$

となります。$P(2)$ は、付表1の標準正規分布表から求めます。

答：0.9545

(4)　表が出る回数が175回以下となる確率 $P(X\leqq175)$ は、

$$P(X\leqq175)=P\left(Z\leqq\dfrac{175-200}{10}\right)=P(Z\leqq-2.5)=0.5-P(2.5)=0.5-0.49379=0.00621$$

となります。$P(2.5)$ は、付表1の標準正規分布表から求めます。

答：0.00621

問題5

条件から、60代女性の血糖値は、正規分布 $N(111,\ 36^2)$ に従います。

(1)　上側5%点は、まず標準正規分布において、$P(u\leqq Z)=0.05$ となるuの値を求めます。これは正規分布表で $P(u)=0.45$ となるuの値を求めればよいことになります。付表1から $u=1.64$ であることがわかります。

したがって、求める上側5%点をxとすると、

$$\dfrac{x-111}{36}=1.64\ \text{から、}\ x=111+1.64\times36=170.04\fallingdotseq170$$

また、下側5%点をx'とすると

$$\dfrac{x'-111}{36}=-1.64\ \text{から、}\ x'=111-1.64\times36=51.96\fallingdotseq52$$

答：上側 5 % 点 170 mg/dL、下側 5 % 点 52 mg/dL

⑵ 血糖値 X が 130 mg/dL 以上となる上側 p 値は、

$$P(130 \leqq X) = P\left(\frac{130-111}{36} \leqq Z\right) = P(0.53 \leqq Z) = 0.5 - P(0.53) = 0.5 - 0.20194$$
$$= 0.29806$$

となります。$P(0.53)$ は、付表 1 の標準正規分布表から求めます。

答：0.29806

⑶ 血糖値 X が 90 mg/dL 以下となる下側 p 値は、

$$P(X \leqq 90) = P\left(Z \leqq \frac{90-111}{36}\right) = P(Z \leqq -0.58) = 0.5 - P(0.58) = 0.5 - 0.21904$$
$$= 0.28096$$

となります。$P(0.58)$ は、付表 1 の標準正規分布表から求めます。

答：0.28096

⑷ 血糖値 X が 161 mg/dL 以上または 61 mg/dL 以下となる両側 p 値は、

$$\frac{161-111}{36} = 1.39、\frac{61-111}{36} = -1.39 \text{なので、}$$

$$2 \times P(161 \leqq X) = 2 \times P\left(\frac{161-111}{36} \leqq Z\right) = 2 \times (0.5 - P(1.39)) = 2 \times 0.08226 = 0.16452$$

となります。$P(1.39)$ は、付表 1 の標準正規分布表から求めます。

答：0.16452

第3章

問題1

まず、標本平均を求めます。標本平均 ($\bar{x}$) は、下記の①式で求められます。

$$\bar{x} = \frac{1}{n} \sum_{i=1}^{n} x_i \quad \cdots\cdots ①$$

この式に、問題で与えられている数値を代入していきます。

$$\bar{x} = \frac{7.6 + 8.2 + 7.2 + 9.4 + 10.2 + 7.3 + 10.5 + 7.0 + 10.4 + 8.6}{10} = \frac{86.4}{10} = 8.64$$

答：8.64 %

次に、標準偏差 (S) を求めます。標準偏差を求めるには、不偏分散 (U^2) を、右ページの②式で求めておく必要があります。

$$U^2 = \frac{1}{n-1} \sum_{i=1}^{n} (x_i - \bar{x})^2 \quad \cdots\cdots ②$$

この式に、左ページで得られた標本平均（$\bar{x}$）と、問題で与えられている数値を代入していきます。

$$U^2 = \frac{(7.6-8.64)^2 + (8.2-8.64)^2 + (7.2-8.64)^2 + (9.4-8.64)^2 + \cdots + (8.6-8.64)^2}{10-1}$$

$$= \frac{(-1.04)^2 + (-0.44)^2 + (-1.44)^2 + 0.76^2 + \cdots + (-0.04)^2}{9}$$

$$= \frac{1.0816 + 0.1936 + 2.0736 + 0.5776 + \cdots + 0.0016}{9} = \frac{17.404}{9} = 1.9338$$

不偏分散が求まりましたので、この値から標準偏差を下記の③式で求めます。

$$S = \sqrt{U^2} \quad \cdots\cdots ③$$
$$S = \sqrt{1.9338} = 1.3906$$

答：1.3906 %

問題2

まず、標本平均を求めるために、与えられた数値を問題1の①式に代入していきます。

$$\bar{x} = \frac{115+107+103+125+112+98+136+110+119+108}{10} = \frac{1133}{10} = 113.3$$

答：113.3 mmHg

次に、標準偏差（S）を求めます。標準偏差を求めるには、不偏分散（U^2）を、問題1の②式で求めておく必要があります。

$$U^2 = \frac{(115-113.3)^2 + (107-113.3)^2 + (103-113.3)^2 + (125-113.3)^2 + \cdots + (108-113.3)^2}{10-1}$$

$$= \frac{1108.1}{9} ≒ 123.12$$

不偏分散が求まりましたので、この値から標準偏差を問題1の③式で求めます。

$$S = \sqrt{123.12} ≒ 11.1$$

答：11.1 mmHg

問題3

(1) 母集団は、正規分布 $N(186.7、30.8^2)$ に従うので、標本平均は正規分布

$$N\left(186.7, \left(\frac{30.8}{\sqrt{25}}\right)^2\right)$$ に従います。

答：正規分布 $N(186.7, 6.16^2)$ に従う。

(2) $\bar{x}=\dfrac{174+180+212+165+188+\cdots+173}{15}=\dfrac{2822}{15}\fallingdotseq188.1$

答：188.1 mg/dL

第4章

問題1

この問題では、母分散が未知ですから、下記の③式で95％信頼区間を求めます。

まず、①式に数値を代入してリン酸イオン濃度測定値の平均値（$\bar{x}$）を求めます。

$$\bar{x}=\frac{1}{n}\sum_{i=1}^{n}x_i\quad\cdots\cdots①$$

$$\bar{x}=\frac{1.78+1.85+1.81+1.89+1.83+1.86+1.80+1.79+1.84+1.82}{10}=1.827$$

次に、不偏分散（U^2）を、下記の②式に数値を代入して求めます。

$$U^2=\frac{1}{n-1}\sum_{i=1}^{n}(x_i-\bar{x})^2\quad\cdots\cdots②$$

$$U^2=\frac{(1.78-1.827)^2+(1.85-1.827)^2+(1.81-1.827)^2+\cdots+(1.82-1.827)^2}{10-1}$$

$$=\frac{(-0.047)^2+0.023^2+(-0.017)^2+\cdots+(-0.007)^2}{9}$$

$$=\frac{0.002209+0.000529+0.000289+\cdots+0.000049}{9}=\frac{0.01041}{9}\fallingdotseq0.001157$$

これから、$S=\sqrt{0.001157}\fallingdotseq0.034$

そして、95％信頼区間を、下記の③式で求めます。この問題では、標本サイズが10なので、自由度（ν）＝$n-1$のt分布とみなします。自由度（ν）は、$n-1=10-1=9$ですから、t分布表から、$k=2.262$となります。

$$標本平均\,\bar{x}-k\times\frac{標準偏差S}{\sqrt{標本サイズn}}\leqq\mu\leqq標本平均\,\bar{x}+k\times\frac{標準偏差S}{\sqrt{標本サイズn}}\quad\cdots\cdots③$$

$$1.827-2.262\times\frac{0.034}{\sqrt{10}}\leqq\mu\leqq1.827+2.262\times\frac{0.034}{\sqrt{10}}$$

$$1.827-2.262\times0.0108\leqq\mu\leqq1.827+2.262\times0.0108$$

$$1.827-0.0244\leqq\mu\leqq1.827+0.0244$$

$$1.8026\leqq\mu\leqq1.8514$$

答：$1.8026\leqq\mu\leqq1.8514$

問題2

母比率の信頼区間を右ページの④式で求めます。

$$\text{標本比率}-k\times\sqrt{\frac{\text{標本比率}(1-\text{標本比率})}{\text{標本サイズ}}}\leqq p\leqq\text{標本比率}+k$$

$$\times\sqrt{\frac{\text{標本比率}(1-\text{標本比率})}{\text{標本サイズ}}}\cdots\cdots④$$

視聴率（標本比率）は、

$$\hat{p}=\frac{52}{500}=0.104$$

です。

これを上記の式に代入していきます。また、95%の信頼度のkは1.96です。95%信頼区間は、

$$0.104-1.96\times\sqrt{\frac{0.104\times(1-0.104)}{500}}\leqq p\leqq 0.104+1.96\times\sqrt{\frac{0.104\times(1-0.104)}{500}}$$

$$0.104-1.96\times\sqrt{\frac{0.104\times0.896}{500}}\leqq p\leqq 0.104+1.96\times\sqrt{\frac{0.104\times0.896}{500}}$$

$$0.104-1.96\times\sqrt{\frac{0.0932}{500}}\leqq p\leqq 0.104+1.96\times\sqrt{\frac{0.0932}{500}}$$

$$0.104-1.96\times\sqrt{0.000186}\leqq p\leqq 0.104+1.96\times\sqrt{0.000186}$$

$$0.104-1.96\times0.0136\leqq p\leqq 0.104+1.96\times0.0136$$

$$0.104-0.0267\leqq p\leqq 0.104+0.0267$$

$$0.0773\leqq p\leqq 0.1307$$

答：$0.0773\leqq p\leqq 0.1307$

問題3

全国と同じ割合かどうかを聞いているので、両側検定になります。

帰無仮説H_0：全国の20代男性の肥満割合と差がない

対立仮説H_0：全国の20代男性の肥満割合と差がある

比率の検定ですから、検定統計量$(z)=\dfrac{\bar{p}-p_0}{\sqrt{\dfrac{p_0(1-p_0)}{n}}}$が標準正規分布に従うことを用いて検定を行います。

標本比率は$\dfrac{29}{100}=0.29$から

$$z=\frac{\text{標本比率}-\text{母比率}}{\sqrt{\dfrac{\text{母比率}(1-\text{母比率})}{\text{標本サイズ}}}}=\frac{0.29-0.195}{\sqrt{\dfrac{0.195\times0.805}{100}}}=\frac{0.095}{\sqrt{\dfrac{0.156975}{100}}}$$

$$=\frac{0.095}{\sqrt{0.00156975}}=\frac{0.095}{0.03962}\fallingdotseq 2.40$$

$n=100$、$\bar{p}=0.29$、$\alpha=0.05$で両側検定ですから、$z_{\frac{\alpha}{2}}=1.96$から、

棄却域は、$|z|>1.96$ となります。

　検定統計量（z）は、2.40で、この値は棄却域に入っています。帰無仮説は棄却され、対立仮説が採択されます。すなわち、ある市と全国とで、20代男性の肥満の割合には、有意差がある、と判断します。

答：ある市と全国とで、20代男性の肥満の割合には、有意差がある。

第5章

問題1

　分散が等しい対応がないスチューデントの t 検定で有意差を求めます。健常者とC型肝炎患者のALT値の平均値をそれぞれ $\bar{x}_h$、$\bar{x}_p$ とおきます。

帰無仮説 $H_0 : \bar{x}_h = \bar{x}_p$

対立仮説 $H_1 : \bar{x}_h \neq \bar{x}_p$

と立てます。

　まず、両グループの平均値を求めます。

$$\bar{x}_h = \frac{25+11+9+15+21+19+8+10+12+13}{10} = \frac{143}{10} = 14.3$$

$$\bar{x}_p = \frac{37+47+52+41+60+35+39+48+62+58}{10} = \frac{479}{10} = 47.9$$

これから、平均値の差は、

$$\bar{x}_d = |\bar{x}_h - \bar{x}_p| = 14.3 - 47.9 = 33.6$$

となります。

　次に、プールした不偏分散を求めます。

$$U^2 = \frac{1}{9+9} \times [\{(25-14.3)^2 + (11-14.3)^2 + (9-14.3)^2 + \cdots + (13-14.3)^2\}$$

$$+ \{(37-47.9)^2 + (47-47.9)^2 + (52-47.9)^2 + \cdots + (58-47.9)^2\}]$$

$$= \frac{1}{18} \times (286.1 + 876.9) = \frac{1163}{18} = 64.61$$

したがって、t の統計量は、

$$t = \frac{|\bar{x}_h - \bar{x}_p|}{\sqrt{\left(\frac{1}{n_h} + \frac{1}{n_p}\right) \times U^2}} = \frac{33.6}{\sqrt{\left(\frac{1}{10} + \frac{1}{10}\right) \times 64.61}} = \frac{33.6}{\sqrt{\frac{2}{10} \times 64.61}} = \frac{33.6}{\sqrt{12.922}} = \frac{33.6}{3.595}$$

$$= 9.346$$

です。

　$H_0 : \bar{x}_h = \bar{x}_p$ のもとでは、t は自由度 $(n_h - 1) + (n_p - 1) = (10-1) + (10-1) = 18$ の t 分布に従います。付表3の t 分布表から、自由度18における t 値の上側5％の臨界値は2.101です。この問題の $t = 9.346$ は、5％有意水準（$p < 0.05$）で棄却域に入っています。したがって、帰無仮説は棄却され、対立仮説が採択されます。よって、C型肝炎患者の

ALT値は、健常者と比較して有意に高いという結論になります。

答：C型肝炎患者のALT値は、健常者と比較して統計学的に有意に高い。

問題2

対応があるt検定で有意差を求めます。投与前と投与後の平均値をそれぞれμ_1、μ_2とおきます。

帰無仮説$H_0：\mu_1＝\mu_2$、対立仮説$H_1：\mu_1\neq\mu_2$、と立てます。

$$平均値の差(\bar{x}_d)＝\frac{10＋5＋12＋(-5)＋(-2)＋10}{6}＝5.0$$

次に不偏分散を算出します。

$$U_d{}^2＝\frac{1}{n-1}\sum_{i=1}^{n}(x_{d_i}-\bar{x}_d)^2$$

$$＝\frac{(10-5)^2＋(5-5)^2＋(12-5)^2＋(-5-5)^2＋(-2-5)^2＋(10-5)^2}{6-1}$$

$$＝\frac{25＋0＋49＋100＋49＋25}{5}＝\frac{248}{5}＝49.6$$

$$t＝\frac{\bar{x}_d}{\sqrt{\dfrac{\sigma_d{}^2}{n}}}＝\frac{5}{\sqrt{\dfrac{49.6}{6}}}＝\frac{5}{\sqrt{8.267}}＝\frac{5}{2.875}＝1.739$$

となります。付表3のt分布表から、自由度5におけるt値の上側5％の臨界値は2.571です。この問題の$t＝1.739$は、5％有意水準（$p＜0.05$）で棄却域に入っていません。したがって、帰無仮説は棄却されません。よって、この薬は血糖値降下作用があるかどうかわからないという結論となります。

答：この薬は血糖値降下作用があるかどうかわからない。

問題3

対応があるt検定で有意差を求めます。従来法と新測定法の平均値をそれぞれμ_1、μ_2とおきます。

帰無仮説$H_0：\mu_1＝\mu_2$

対立仮説$H_1：\mu_1\neq\mu_2$

と立てます。

$$平均値の差(\bar{x}_d)＝\frac{0.3＋0.1＋0.2＋0＋0.2＋0.3＋0.3＋(-0.2)＋0.1＋0.2}{10}＝\frac{1.5}{10}＝0.15$$

次に不偏分散を算出します。

$$U_d{}^2＝\frac{(0.3-0.15)^2＋(0.1-0.15)^2＋(0.2-0.15)^2＋(0-0.15)^2＋\cdots＋(0.2-0.15)^2}{10-1}$$

$$＝\frac{0.0225＋0.0025＋0.0025＋0.0225\cdots＋0.0025}{9}＝\frac{0.225}{9}＝0.025$$

$$t = \frac{\bar{x}_d}{\sqrt{\dfrac{\sigma_d^2}{n}}} = \frac{0.15}{\sqrt{\dfrac{0.025}{10}}} = \frac{0.15}{\sqrt{0.0025}} = \frac{0.15}{0.05} = 3$$

となります。データが10個の対応があるt検定から、これが帰無仮説のもとで自由度9のt分布に従います。付表3のt分布表から、自由度9におけるt値の上側5%の臨界値は2.262です。この問題の$t = 3$は、5%有意水準（$p < 0.05$）で棄却域に入っています。したがって、帰無仮説は棄却され、対立仮説が採択されます。よって、2つの測定法によるHbA1cの値に差があるという結論となります。

答：HbA1cの値には、統計学的に有意差がある。

第6章

問題1

最初に仮説を

　　帰無仮説H_0：理論値分布と観測値分布が等しい

　　対立仮説H_1：理論値分布と観測値分布が等しくない

と立てます。

次に、理論値を求めます。

形質	黄・丸	黄・しわ	緑・丸	緑・しわ	計
観測値（個）	447	131	152	38	768
理論値（個）	432	144	144	48	768

この問題は、メンデルの独立の法則なので、理論的頻度は、

黄・丸：黄・しわ：緑・丸：緑・しわ＝9：3：3：1です。

黄・丸の頻度は、$\dfrac{9}{16}$なので、その理論値は、

黄・丸の理論値$= \dfrac{9}{16} \times 768 = 432$となります。以下、黄・しわ、緑・丸、緑・しわの理論値を求めます。

黄・しわの理論値$= \dfrac{3}{16} \times 768 = 144$

緑・丸の理論値$= \dfrac{3}{16} \times 768 = 144$

緑・しわの理論値$= \dfrac{1}{16} \times 768 = 48$

表の観測値と理論値を代入してχ^2値を求めます。

$$\chi^2 = \frac{(447-432)^2}{432} + \frac{(131-144)^2}{144} + \frac{(152-144)^2}{144} + \frac{(38-48)^2}{48}$$

$$= \frac{15^2}{432} + \frac{(-13)^2}{144} + \frac{8^2}{144} + \frac{(-10)^2}{48} = \frac{225}{432} + \frac{169}{144} + \frac{64}{144} + \frac{100}{48}$$

$$= 0.521 + 1.174 + 0.444 + 2.083 = 4.222$$

自由度$(\nu) = n - 1 = 4 - 1 = 3$の$\chi^2$分布表から有意水準5%の臨界値は7.815です。$\chi^2 = 4.222$は棄却域に入っていません。したがって帰無仮説$H_0$「理論値分布と観測値分布が等しい」は棄却できないことになります。

したがって、「理論値分布と観測値分布が等しいといえる」と結論づけることができます。

答：理論値分布と観測値分布が等しいといえる。

問題2

最初に仮説を

帰無仮説H_0：薬剤服用と障害児出生とは関係がない

対立仮説H_1：薬剤服用と障害児出生とは関係する

と立てます。

次に、イェーツの補正式でχ^2値を求めます。

$$\chi^2 = \frac{\left\{|(n_{11} \times n_{22}) - (n_{21} \times n_{12})| - \dfrac{N}{2}\right\}^2 \times N}{r_1 \times r_2 \times c_1 \times c_2} = \frac{\left\{|(90 \times 186) - (22 \times 2)| - \dfrac{300}{2}\right\}^2 \times 300}{112 \times 188 \times 92 \times 208}$$

$$= \frac{(|16740 - 44| - 150)^2 \times 300}{402927616} = \frac{(16696 - 150)^2 \times 300}{402927616} = \frac{16546^2 \times 300}{402927616}$$

$$= \frac{273770116 \times 300}{402927616} = \frac{82131034800}{402927616} = 203.8$$

自由度$(\nu) = (l-1)(m-1) = (2-1)(2-1) = 1$の$\chi^2$分布表から有意水準5%の臨界値は3.841です。$\chi^2 = 203.8$は棄却域に入っています。したがって、有意水準5%で、帰無仮説H_0「薬剤服用と障害児出生とは関係がない」は棄却できることになります。

したがって、「薬剤服用と障害児出生の間には関連性がある」と結論づけることができます。

答：薬剤服用と障害児出生の間には関連性がある。

問題3

最初に仮説を

帰無仮説H_0：飲酒歴と脂質異常症とは関係がない

対立仮説H_1：飲酒歴と脂質異常症とは関係する

と立てます。

次に、イェーツの補正式でχ^2値を求めます。

$$\chi^2 = \frac{\left\{|(n_{11} \times n_{22}) - (n_{21} \times n_{12})| - \dfrac{N}{2}\right\}^2 \times N}{r_1 \times r_2 \times c_1 \times c_2} = \frac{\left\{|(26 \times 11) - (5 \times 8)| - \dfrac{50}{2}\right\}^2 \times 50}{31 \times 19 \times 34 \times 16}$$

$$= \frac{(|286 - 40| - 25)^2 \times 50}{320416} = \frac{(246 - 25)^2 \times 50}{320416} = \frac{221^2 \times 50}{320416} = \frac{48841 \times 50}{320416} = \frac{2442050}{320416} = 7.621$$

自由度 $(\nu) = (l-1)(m-1) = (2-1)(2-1) = 1$ の χ^2 分布表から有意水準5％の臨界値は3.841です。$\chi^2 = 7.621$ は棄却域に入っています。したがって、有意水準5％で、帰無仮説 H_0「飲酒歴と脂質異常症とは関係がない」は棄却され、対立仮説が採択されることになります。

したがって、「飲酒歴と脂質異常症の間には関連性がある」と結論づけることができます。

答：飲酒歴と脂質異常症の間には関連性がある。

第13章

問題1

エビデンスレベルが最も高い情報源は、選択肢1のメタアナリシスです。メタアナリシス＞アウトカム研究＞ケースコントロール研究＞症例報告＞専門家の意見の順にエビデンスレベルが低くなります。

答：1

問題2

選択肢1は正しい記述です。出版されたデータには、出版バイアスがかかっている可能性があります。そのため、メタアナリシスにおいては、出版バイアスを避けるために出版されたデータ以外のものも含めて情報収集を行うことが望ましいです。

選択肢2は誤りです。メタアナリシスにおいて、相反する結論の資料を混在させることもあり得ます。

選択肢3は誤りです。メタアナリシスで検索した文献のうち、質の悪い論文を選別する必要があります。

選択肢4は誤りです。メタアナリシスにおいては、ランダム化比較試験でない解析も用いられます。

選択肢5は誤りです。試験の質が多様であることが求められているわけではありません。

答：1

問題3

問題文を読むと、「長期処方の患者に対して（patient）、薬剤師が電話によるフォローアップを行う（intervention）ことで、行わない場合と比べて（comparison）、患者の服

薬アドヒアランスの改善または症状悪化の早期発見につながるか（outcome）を検討することにした」とあることから、選択肢2が適切です。

答：2

問題4

選択肢1は誤りです。この図は、複数の論文についての結果を統合的に解析しています。このような解析手法はメタアナリシスです。

選択肢2は誤りです。フォレストプロットです。

選択肢3は誤りです。各論文の効果量を統合した結果の95％信頼区間が1をまたいでいるため、統計学的に有意ではありません。

答：4と5

第14章

問題1

選択肢1は誤りです。必要治療数（NNT）は、「ある疾病イベントが1人に起きるのを予防するための薬物投与を何人に行えば実現するか」を表す指標です。

選択肢2は誤りです。NNTは、絶対リスク減少率（ARR）の逆数で示されます。

選択肢3は誤りです。NNTは、ARRの逆数で示されますから、ARRが大きくなるほど、NNTは小さい値となります。

選択肢4は誤りです。NNTが大きい治療法は、その治療を多くの人に行う必要がありますから、有効性の低い治療法と考えられます。

選択肢5は正しい記述です。ARRは0.5−0.25で0.25になります。NNTはARRの逆数 $\left(\dfrac{1}{ARR}\right)$ ですから、1÷0.25で4になります。

答：5

問題2

選択肢1は誤りです。無作為割り付けとは、被験者を無作為に被験薬群と対照群に割り付けることです。試験に及ぼす可能性のある性別、年齢、体重、重症度などの影響（交絡因子）を低減させる目的で行われます。

選択肢2は誤りです。この試験は、研究者が被験者を無作為に被験薬群（予防薬A）と対照群（プラセボ）に割り付け、人為的な介入（被検薬の投与）をしているので、介入研究に分類されます。

選択肢3は正しい記述です。絶対リスク減少率（ARR）はプラセボ群の発症リスク（30人÷500人＝0.06）−予防薬A投与群発症リスク（10人÷500人＝0.02）＝0.06−0.02＝0.04となります。必要治療数（NNT）はARRの逆数なので、NNTは1÷0.04＝25となります。

選択肢4は正しい記述です。選択肢3の解説を参照してください。

選択肢5は誤りです。相対リスク減少率（RRR）は、1−相対危険度（RR）で求められます。RRは各群の発症リスクの比なので、0.02÷0.06＝0.33となります。したがって、RRRは1−0.33＝0.67となります。

答：3と4

問題3

要因対照研究では、オッズ比は、わかりません。

選択肢1ですが相対危険度とは「（曝露群の発生率）÷（非曝露群の発生率）」です。慢性気管支炎の相対危険度は153/10000÷85/10000≒2です。一方、肺がんの相対危険度を同様に計算すると4弱です。相対危険度が最も高い疾病は、慢性気管支炎ではありません。よって、選択肢1は、誤りです。

選択肢2は、正しい記述です。寄与危険度とは、「（曝露群の発生率）−（非曝露群の発生率）」です。

選択肢3ですが要因対照研究では、オッズ比は、わかりません。よって、選択肢3は誤りです。

選択肢4は、正しい記述です。「関連性が最も強い」というのは相対危険度が最も高いという意味です。

選択肢5ですが喫煙をやめると、罹患する人数が減る、というのは寄与危険度が最も大きいという意味です。すると、虚血性心疾患が一番多いので選択肢5は、誤りです。

答：2と4

問題4

オッズ比を算出して、最も高いのが正解となります。

オッズ比＝（[症状あり・摂取あり]×[症状なし・摂取なし]）÷（[症状あり・摂取なし]×[症状なし・摂取あり]）で算出されます。

選択肢1のさわら西京焼きのオッズ比は、（95×43）÷（5×7）＝116.71

選択肢2の付け合わせ野菜のオッズ比は、（60×40）÷（40×10）＝6.0

選択肢3の果物のオッズ比は、（90×25）÷（10×25）＝9.0

選択肢4のだし巻き卵のオッズ比は、（43×29）÷（57×21）＝1.0

選択肢5の煮豆のオッズ比は、（51×38）÷（49×12）＝3.3

となります。以上より、オッズ比が最も高い選択肢1が正解ということになります。

答：1

付表1　標準正規分布表

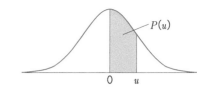

u	0.00	0.01	0.02	0.03	0.04	0.05	0.06	0.07	0.08	0.09
0.0	0.00000	0.00399	0.00798	0.01197	0.01595	0.01994	0.02392	0.02790	0.03188	0.03586
0.1	0.03983	0.04380	0.04776	0.05172	0.05567	0.05962	0.06356	0.06749	0.07142	0.07535
0.2	0.07926	0.08317	0.08706	0.09095	0.09483	0.09871	0.10257	0.10642	0.11026	0.11409
0.3	0.11791	0.12172	0.12552	0.12930	0.13307	0.13683	0.14058	0.14431	0.14803	0.15173
0.4	0.15542	0.15910	0.16276	0.16640	0.17003	0.17364	0.17724	0.18082	0.18439	0.18793
0.5	0.19146	0.19497	0.19847	0.20194	0.20540	0.20884	0.21226	0.21566	0.21904	0.22240
0.6	0.22575	0.22907	0.23237	0.23565	0.23891	0.24215	0.24537	0.24857	0.25175	0.25490
0.7	0.25804	0.26115	0.26424	0.26730	0.27035	0.27337	0.27637	0.27935	0.28230	0.28524
0.8	0.28814	0.29103	0.29389	0.29673	0.29955	0.30234	0.30511	0.30785	0.31057	0.31327
0.9	0.31594	0.31859	0.32121	0.32381	0.32639	0.32894	0.33147	0.33398	0.33646	0.33891
1.0	0.34134	0.34375	0.34614	0.34849	0.35083	0.35314	0.35543	0.35769	0.35993	0.36214
1.1	0.36433	0.36650	0.36864	0.37076	0.37286	0.37493	0.37698	0.37900	0.38100	0.38298
1.2	0.38493	0.38686	0.38877	0.39065	0.39251	0.39435	0.39617	0.39796	0.39973	0.40147
1.3	0.40320	0.40490	0.40658	0.40824	0.40988	0.41149	0.41309	0.41466	0.41621	0.41774
1.4	0.41924	0.42073	0.42220	0.42364	0.42507	0.42647	0.42785	0.42922	0.43056	0.43189
1.5	0.43319	0.43448	0.43574	0.43699	0.43822	0.43943	0.44062	0.44179	0.44295	0.44408
1.6	0.44520	0.44630	0.44738	0.44845	0.44950	0.45053	0.45154	0.45254	0.45352	0.45449
1.7	0.45543	0.45637	0.45728	0.45818	0.45907	0.45994	0.46080	0.46164	0.46246	0.46327
1.8	0.46407	0.46485	0.46562	0.46638	0.46712	0.46784	0.46856	0.46926	0.46995	0.47062
1.9	0.47128	0.47193	0.47257	0.47320	0.47381	0.47441	0.47500	0.47558	0.47615	0.47670
2.0	0.47725	0.47778	0.47831	0.47882	0.47932	0.47982	0.48030	0.48077	0.48124	0.48169
2.1	0.48214	0.48257	0.48300	0.48341	0.48382	0.48422	0.48461	0.48500	0.48537	0.48574
2.2	0.48610	0.48645	0.48679	0.48713	0.48745	0.48778	0.48809	0.48840	0.48870	0.48899
2.3	0.48928	0.48956	0.48983	0.49010	0.49036	0.49061	0.49086	0.49111	0.49134	0.49158
2.4	0.49180	0.49202	0.49224	0.49245	0.49266	0.49286	0.49305	0.49324	0.49343	0.49361
2.5	0.49379	0.49396	0.49413	0.49430	0.49446	0.49461	0.49477	0.49492	0.49506	0.49520
2.6	0.49534	0.49547	0.49560	0.49573	0.49585	0.49598	0.49609	0.49621	0.49632	0.49643
2.7	0.49653	0.49664	0.49674	0.49683	0.49693	0.49702	0.49711	0.49720	0.49728	0.49736
2.8	0.49744	0.49752	0.49760	0.49767	0.49774	0.49781	0.49788	0.49795	0.49801	0.49807
2.9	0.49813	0.49819	0.49825	0.49831	0.49836	0.49841	0.49846	0.49851	0.49856	0.49861
3.0	0.49865	0.49869	0.49874	0.49878	0.49882	0.49886	0.49889	0.49893	0.49896	0.49900
3.1	0.49903	0.49906	0.49910	0.49913	0.49916	0.49918	0.49921	0.49924	0.49926	0.49929
3.2	0.49931	0.49934	0.49936	0.49938	0.49940	0.49942	0.49944	0.49946	0.49948	0.49950
3.3	0.49952	0.49953	0.49955	0.49957	0.49958	0.49960	0.49961	0.49962	0.49964	0.49965
3.4	0.49966	0.49968	0.49969	0.49970	0.49971	0.49972	0.49973	0.49974	0.49975	0.49976
3.5	0.49977	0.49978	0.49978	0.49979	0.49980	0.49981	0.49981	0.49982	0.49983	0.49983
3.6	0.49984	0.49985	0.49985	0.49986	0.49986	0.49987	0.49987	0.49988	0.49988	0.49989
3.7	0.49989	0.49990	0.49990	0.49990	0.49991	0.49991	0.49992	0.49992	0.49992	0.49992
3.8	0.49993	0.49993	0.49993	0.49994	0.49994	0.49994	0.49994	0.49995	0.49995	0.49995
3.9	0.49995	0.49995	0.49996	0.49996	0.49996	0.49996	0.49996	0.49996	0.49997	0.49997
4.0	0.49997	0.49997	0.49997	0.49997	0.49997	0.49997	0.49998	0.49998	0.49998	0.49998

例：$Pr(0 \leq z \leq 1.75)＝0.45994$（1.7の行と0.05の列がクロスするところの値）

付表2　標準正規分布表（上側確率）

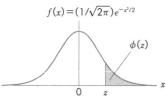

$$f(x) = (1/\sqrt{2\pi})e^{-x^2/2}$$

$\phi(z)$

z	0.00	0.01	0.02	0.03	0.04	0.05	0.06	0.07	0.08	0.09
0.0	0.500000	0.496011	0.492022	0.488033	0.484047	0.480061	0.476078	0.472097	0.468119	0.464144
0.1	0.460172	0.456205	0.452242	0.448283	0.444330	0.440382	0.436441	0.432505	0.428576	0.424655
0.2	0.420740	0.416834	0.412936	0.409046	0.405165	0.401294	0.397432	0.393580	0.389739	0.385908
0.3	0.382089	0.378281	0.374484	0.370700	0.366928	0.363169	0.359424	0.355691	0.351973	0.348268
0.4	0.344578	0.340903	0.337243	0.333598	0.329969	0.326355	0.322758	0.319178	0.315614	0.312067
0.5	0.308538	0.305026	0.301532	0.298056	0.294598	0.291160	0.287740	0.284339	0.280957	0.277595
0.6	0.274253	0.270931	0.267629	0.264347	0.261086	0.257846	0.254627	0.251429	0.248252	0.245097
0.7	0.241964	0.238852	0.235762	0.232695	0.229650	0.226627	0.223627	0.220650	0.217695	0.214764
0.8	0.211855	0.208970	0.206108	0.203269	0.200454	0.197662	0.194894	0.192150	0.189430	0.186733
0.9	0.184060	0.181411	0.178786	0.176186	0.173609	0.171056	0.168528	0.166023	0.163543	0.161087
1.0	0.158655	0.156248	0.153864	0.151505	0.149170	0.146859	0.144572	0.142310	0.140071	0.137857
1.1	0.135666	0.133500	0.131357	0.129238	0.127143	0.125072	0.123024	0.121001	0.119000	0.117023
1.2	0.115070	0.113140	0.111233	0.109349	0.107488	0.105650	0.103835	0.102042	0.100273	0.098525
1.3	0.096801	0.095098	0.093418	0.091759	0.090123	0.088508	0.086915	0.085344	0.083793	0.082264
1.4	0.080757	0.079270	0.077804	0.076359	0.074934	0.073529	0.072145	0.070781	0.069437	0.068112
1.5	0.066807	0.065522	0.064256	0.063008	0.061780	0.060571	0.059380	0.058208	0.057053	0.055917
1.6	0.054799	0.053699	0.052616	0.051551	0.050503	0.049471	0.048457	0.047460	0.046479	0.045514
1.7	0.044565	0.043633	0.042716	0.041815	0.040929	0.040059	0.039204	0.038364	0.037538	0.036727
1.8	0.035930	0.035148	0.034379	0.033625	0.032884	0.032157	0.031443	0.030742	0.030054	0.029379
1.9	0.028716	0.028067	0.027429	0.026803	0.026190	0.025588	0.024998	0.024419	0.023852	0.023295
2.0	0.022750	0.022216	0.021692	0.021178	0.020675	0.020182	0.019699	0.019226	0.018763	0.018309
2.1	0.017864	0.017429	0.017003	0.016586	0.016177	0.015778	0.015386	0.015003	0.014629	0.014262
2.2	0.013903	0.013553	0.013209	0.012874	0.012545	0.012224	0.011911	0.011604	0.011304	0.011011
2.3	0.010724	0.010444	0.010170	0.009903	0.009642	0.009387	0.009137	0.008894	0.008656	0.008424
2.4	0.008198	0.007976	0.007760	0.007549	0.007344	0.007143	0.006947	0.006756	0.006569	0.006387
2.5	0.006210	0.006037	0.005868	0.005703	0.005543	0.005386	0.005234	0.005085	0.004940	0.004799
2.6	0.004661	0.004527	0.004397	0.004269	0.004145	0.004025	0.003907	0.003793	0.003681	0.003573
2.7	0.003467	0.003364	0.003264	0.003167	0.003072	0.002980	0.002890	0.002803	0.002718	0.002635
2.8	0.002555	0.002477	0.002401	0.002327	0.002256	0.002186	0.002118	0.002052	0.001988	0.001926
2.9	0.001866	0.001807	0.001750	0.001695	0.001641	0.001589	0.001538	0.001489	0.001441	0.001395
3.0	0.001350	0.001306	0.001264	0.001223	0.001183	0.001144	0.001107	0.001070	0.001035	0.001001
3.1	0.000968	0.000936	0.000904	0.000874	0.000845	0.000816	0.000789	0.000762	0.000736	0.000711
3.2	0.000687	0.000664	0.000641	0.000619	0.000598	0.000577	0.000557	0.000538	0.000519	0.000501
3.3	0.000483	0.000467	0.00045	0.000434	0.000419	0.000404	0.00039	0.000376	0.000362	0.00035
3.4	0.000337	0.000325	0.000313	0.000302	0.000291	0.00028	0.00027	0.00026	0.000251	0.000242
3.5	0.000233	0.000224	0.000216	0.000208	0.0002	0.000193	0.000185	0.000179	0.000172	0.000165
3.6	0.000159	0.000153	0.000147	0.000142	0.000136	0.000131	0.000126	0.000121	0.000117	0.000112
3.7	0.000108	0.000104	9.96E-05	9.58E-05	9.20E-05	8.84E-05	8.50E-05	8.16E-05	7.84E-05	7.53E-05
3.8	7.24E-05	6.95E-05	6.67E-05	6.41E-05	6.15E-05	5.91E-05	5.67E-05	5.44E-05	5.22E-05	5.01E-05
3.9	4.81E-05	4.62E-05	4.43E-05	4.25E-05	4.08E-05	3.91E-05	3.75E-05	3.60E-05	3.45E-05	3.31E-05
4.0	3.17E-05	3.04E-05	2.91E-05	2.79E-05	2.67E-05	2.56E-05	2.45E-05	2.35E-05	2.25E-05	2.16E-05
4.1	2.07E-05	1.98E-05	1.90E-05	1.81E-05	1.74E-05	1.66E-05	1.59E-05	1.52E-05	1.46E-05	1.40E-05
4.2	1.34E-05	1.28E-05	1.22E-05	1.17E-05	1.12E-05	1.07E-05	1.02E-05	9.78E-06	9.35E-06	8.94E-06
4.3	8.55E-06	8.17E-06	7.81E-06	7.46E-06	7.13E-06	6.81E-06	6.51E-06	6.22E-06	5.94E-06	5.67E-06
4.4	5.42E-06	5.17E-06	4.94E-06	4.72E-06	4.50E-06	4.30E-06	4.10E-06	3.91E-06	3.74E-06	3.56E-06
4.5	3.40E-06	3.24E-06	3.09E-06	2.95E-06	2.82E-06	2.68E-06	2.56E-06	2.44E-06	2.33E-06	2.22E-06
4.6	2.11E-06	2.02E-06	1.92E-06	1.83E-06	1.74E-06	1.66E-06	1.58E-06	1.51E-06	1.44E-06	1.37E-06
4.7	1.30E-06	1.24E-06	1.18E-06	1.12E-06	1.07E-06	1.02E-06	9.69E-07	9.22E-07	8.78E-07	8.35E-07
4.8	7.94E-07	7.56E-07	7.19E-07	6.84E-07	6.50E-07	6.18E-07	5.88E-07	5.59E-07	5.31E-07	5.05E-07
4.9	4.80E-07	4.56E-07	4.33E-07	4.12E-07	3.91E-07	3.72E-07	3.53E-07	3.35E-07	3.18E-07	3.02E-07
5.0	2.87E-07	2.73E-07	2.59E-07	2.46E-07	2.33E-07	2.21E-07	2.10E-07	1.99E-07	1.89E-07	1.79E-07

付表3　t 分布表

上側確率 α と自由度 ν を表の上と左の見出しから拾い、対応する t 値を読み取ります。

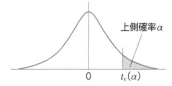

上側確率 α

0　　$t_\nu(\alpha)$

ν ＼ α	0.1	0.05	0.025	0.01	0.005	0.001	0.0005
1	3.078	6.314	12.706	31.821	63.657	318.309	636.619
2	1.886	2.920	4.303	6.965	9.925	22.327	31.599
3	1.638	2.353	3.182	4.541	5.841	10.215	12.924
4	1.533	2.132	2.776	3.747	4.604	7.173	8.610
5	1.476	2.015	2.571	3.365	4.032	5.893	6.869
6	1.440	1.943	2.447	3.143	3.707	5.208	5.959
7	1.415	1.895	2.365	2.998	3.499	4.785	5.408
8	1.397	1.860	2.306	2.896	3.355	4.501	5.041
9	1.383	1.833	2.262	2.821	3.250	4.297	4.781
10	1.372	1.812	2.228	2.764	3.169	4.144	4.587
11	1.363	1.796	2.201	2.718	3.106	4.025	4.437
12	1.356	1.782	2.179	2.681	3.055	3.930	4.318
13	1.350	1.771	2.160	2.650	3.012	3.852	4.221
14	1.345	1.761	2.145	2.624	2.977	3.787	4.140
15	1.341	1.753	2.131	2.602	2.947	3.733	4.073
16	1.337	1.746	2.120	2.583	2.921	3.686	4.015
17	1.333	1.740	2.110	2.567	2.898	3.646	3.965
18	1.330	1.734	2.101	2.552	2.878	3.610	3.922
19	1.328	1.729	2.093	2.539	2.861	3.579	3.883
20	1.325	1.725	2.086	2.528	2.845	3.552	3.850
21	1.323	1.721	2.080	2.518	2.831	3.527	3.819
22	1.321	1.717	2.074	2.508	2.819	3.505	3.792
23	1.319	1.714	2.069	2.500	2.807	3.485	3.768
24	1.318	1.711	2.064	2.492	2.797	3.467	3.745
25	1.316	1.708	2.060	2.485	2.787	3.450	3.725
26	1.315	1.706	2.056	2.479	2.779	3.435	3.707
27	1.314	1.703	2.052	2.473	2.771	3.421	3.690
28	1.313	1.701	2.048	2.467	2.763	3.408	3.674
29	1.311	1.699	2.045	2.462	2.756	3.396	3.659
30	1.310	1.697	2.042	2.457	2.750	3.385	3.646
40	1.303	1.684	2.021	2.423	2.704	3.307	3.551
60	1.296	1.671	2.000	2.390	2.660	3.232	3.460
120	1.289	1.658	1.980	2.358	2.617	3.160	3.373
∞	1.282	1.645	1.960	2.326	2.576	3.090	3.291

付表4　χ^2分布表

上側確率 α と自由度 ν を表の上と左の見出しから拾い、
対応する χ^2 値を読み取ります。

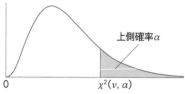

上側確率 α

0　　　　　　$\chi^2(\nu, \alpha)$

ν ＼ α	0.99	0.95	0.9	0.5	0.1	0.05	0.025	0.01	0.001
1	0.000	0.004	0.016	0.455	2.706	3.841	5.024	6.635	10.828
2	0.020	0.103	0.211	1.386	4.605	5.991	7.378	9.210	13.816
3	0.115	0.352	0.584	2.366	6.251	7.815	9.348	11.345	16.266
4	0.297	0.711	1.064	3.357	7.779	9.488	11.143	13.277	18.467
5	0.554	1.145	1.610	4.351	9.236	11.070	12.833	15.086	20.515
6	0.872	1.635	2.204	5.348	10.645	12.592	14.449	16.812	22.458
7	1.239	2.167	2.833	6.346	12.017	14.067	16.013	18.475	24.322
8	1.646	2.733	3.490	7.344	13.362	15.507	17.535	20.090	26.124
9	2.088	3.325	4.168	8.343	14.684	16.919	19.023	21.666	27.877
10	2.558	3.940	4.865	9.342	15.987	18.307	20.483	23.209	29.588
11	3.053	4.575	5.578	10.341	17.275	19.675	21.920	24.725	31.264
12	3.571	5.226	6.304	11.340	18.549	21.026	23.337	26.217	32.909
13	4.107	5.892	7.042	12.340	19.812	22.362	24.736	27.688	34.528
14	4.660	6.571	7.790	13.339	21.064	23.685	26.119	29.141	36.123
15	5.229	7.261	8.547	14.339	22.307	24.996	27.488	30.578	37.697
16	5.812	7.962	9.312	15.338	23.542	26.296	28.845	32.000	39.252
17	6.408	8.672	10.085	16.338	24.769	27.587	30.191	33.409	40.790
18	7.015	9.390	10.865	17.338	25.989	28.869	31.526	34.805	42.312
19	7.633	10.117	11.651	18.338	27.204	30.144	32.852	36.191	43.820
20	8.260	10.851	12.443	19.337	28.412	31.410	34.170	37.566	45.315
21	8.897	11.591	13.240	20.337	29.615	32.671	35.479	38.932	46.797
22	9.542	12.338	14.041	21.337	30.813	33.924	36.781	40.289	48.268
23	10.196	13.091	14.848	22.337	32.007	35.172	38.076	41.638	49.728
24	10.856	13.848	15.659	23.337	33.196	36.415	39.364	42.980	51.179
25	11.524	14.611	16.473	24.337	34.382	37.652	40.646	44.314	52.620
26	12.198	15.379	17.292	25.336	35.563	38.885	41.923	45.642	54.052
27	12.879	16.151	18.114	26.336	36.741	40.113	43.195	46.963	55.476
28	13.565	16.928	18.939	27.336	37.916	41.337	44.461	48.278	56.892
29	14.256	17.708	19.768	28.336	39.087	42.557	45.722	49.588	58.301
30	14.953	18.493	20.599	29.336	40.256	43.773	46.979	50.892	59.703
40	22.164	26.509	29.051	39.335	51.805	55.758	59.342	63.691	73.402
50	29.707	34.764	37.689	49.335	63.167	67.505	71.420	76.154	86.661
60	37.485	43.188	46.459	59.335	74.397	79.082	83.298	88.379	99.607
70	45.442	51.739	55.329	69.334	85.527	90.531	95.023	100.425	112.317
80	53.540	60.391	64.278	79.334	96.578	101.879	106.629	112.329	124.839
90	61.754	69.126	73.291	89.334	107.565	113.145	118.136	124.116	137.208
100	70.065	77.929	82.358	99.334	118.498	124.342	129.561	135.807	149.449

付表5　F分布表（その1）

自由度 v_2（分母）と自由度 v_1（分子）をそれぞれ表の上と左の見出しから拾い、対応する
F値を読み取ります。

$\alpha = 0.05$

$F_{0.05}(v_1, v_2)$

$v_2 =$ 分母の自由度，$v_1 =$ 分子の自由度

v_2＼v_1	1	2	3	4	5	6	7	8	9	10	12	15	20	24	30	40	60	120	∞
1	161.448	199.500	215.707	224.583	230.162	233.986	236.768	238.883	240.543	241.882	243.906	245.950	248.013	249.052	250.095	251.143	252.196	253.253	254.320
2	18.513	19.000	19.164	19.247	19.296	19.330	19.353	19.371	19.385	19.396	19.413	19.429	19.446	19.454	19.462	19.471	19.479	19.487	19.500
3	10.128	9.552	9.277	9.117	9.013	8.941	8.887	8.845	8.812	8.786	8.745	8.703	8.660	8.639	8.617	8.594	8.572	8.549	8.530
4	7.709	6.944	6.591	6.388	6.256	6.163	6.094	6.041	5.999	5.964	5.912	5.858	5.803	5.774	5.746	5.717	5.688	5.658	5.630
5	6.608	5.786	5.409	5.192	5.050	4.950	4.876	4.818	4.772	4.735	4.678	4.619	4.558	4.527	4.496	4.464	4.431	4.398	4.370
6	5.987	5.143	4.757	4.534	4.387	4.284	4.207	4.147	4.099	4.060	4.000	3.938	3.874	3.841	3.808	3.774	3.740	3.705	3.670
7	5.591	4.737	4.347	4.120	3.972	3.866	3.787	3.726	3.677	3.637	3.575	3.511	3.445	3.410	3.376	3.340	3.304	3.267	3.230
8	5.318	4.459	4.066	3.838	3.687	3.581	3.500	3.438	3.388	3.347	3.284	3.218	3.150	3.115	3.079	3.043	3.005	2.967	2.930
9	5.117	4.256	3.863	3.633	3.482	3.374	3.293	3.230	3.179	3.137	3.073	3.006	2.936	2.900	2.864	2.826	2.787	2.748	2.710
10	4.965	4.103	3.708	3.478	3.326	3.217	3.135	3.072	3.020	2.978	2.913	2.845	2.774	2.737	2.700	2.661	2.621	2.580	2.540
11	4.844	3.982	3.587	3.357	3.204	3.095	3.012	2.948	2.896	2.854	2.788	2.719	2.646	2.609	2.570	2.531	2.490	2.448	2.400
12	4.747	3.885	3.490	3.259	3.106	2.996	2.913	2.849	2.796	2.753	2.687	2.617	2.544	2.505	2.466	2.426	2.384	2.341	2.300
13	4.667	3.806	3.411	3.179	3.025	2.915	2.832	2.767	2.714	2.671	2.604	2.533	2.459	2.420	2.380	2.339	2.297	2.252	2.210
14	4.600	3.739	3.344	3.112	2.958	2.848	2.764	2.699	2.646	2.602	2.534	2.463	2.388	2.349	2.308	2.266	2.223	2.178	2.130
15	4.543	3.682	3.287	3.056	2.901	2.790	2.707	2.641	2.588	2.544	2.475	2.403	2.328	2.288	2.247	2.204	2.160	2.114	2.070
16	4.494	3.634	3.239	3.007	2.852	2.741	2.657	2.591	2.538	2.494	2.425	2.352	2.276	2.235	2.194	2.151	2.106	2.059	2.010
17	4.451	3.592	3.197	2.965	2.810	2.699	2.614	2.548	2.494	2.450	2.381	2.308	2.230	2.190	2.148	2.104	2.058	2.011	1.960
18	4.414	3.555	3.160	2.928	2.773	2.661	2.577	2.510	2.456	2.412	2.342	2.269	2.191	2.150	2.107	2.063	2.017	1.968	1.920
19	4.381	3.522	3.127	2.895	2.740	2.628	2.544	2.477	2.423	2.378	2.308	2.234	2.155	2.114	2.071	2.026	1.980	1.930	1.880
20	4.351	3.493	3.098	2.866	2.711	2.599	2.514	2.447	2.393	2.348	2.278	2.203	2.124	2.082	2.039	1.994	1.946	1.896	1.840
21	4.325	3.467	3.072	2.840	2.685	2.573	2.488	2.420	2.366	2.321	2.250	2.176	2.096	2.054	2.010	1.965	1.916	1.866	1.810
22	4.301	3.443	3.049	2.817	2.661	2.549	2.464	2.397	2.342	2.297	2.226	2.151	2.071	2.028	1.984	1.938	1.889	1.838	1.780
23	4.279	3.422	3.028	2.796	2.640	2.528	2.442	2.375	2.320	2.275	2.204	2.128	2.048	2.005	1.961	1.914	1.865	1.813	1.760
24	4.260	3.403	3.009	2.776	2.621	2.508	2.423	2.355	2.300	2.255	2.183	2.108	2.027	1.984	1.939	1.892	1.842	1.790	1.730
25	4.242	3.385	2.991	2.759	2.603	2.490	2.405	2.337	2.282	2.236	2.165	2.089	2.007	1.964	1.919	1.872	1.822	1.768	1.710
26	4.225	3.369	2.975	2.743	2.587	2.474	2.388	2.321	2.265	2.220	2.148	2.072	1.990	1.946	1.901	1.853	1.803	1.749	1.690
27	4.210	3.354	2.960	2.728	2.572	2.459	2.373	2.305	2.250	2.204	2.132	2.056	1.974	1.930	1.884	1.836	1.785	1.731	1.670
28	4.196	3.340	2.947	2.714	2.558	2.445	2.359	2.291	2.236	2.190	2.118	2.041	1.959	1.915	1.869	1.820	1.769	1.714	1.650
29	4.183	3.328	2.934	2.701	2.545	2.432	2.346	2.278	2.223	2.177	2.104	2.027	1.945	1.901	1.854	1.806	1.754	1.698	1.640
30	4.171	3.316	2.922	2.690	2.534	2.421	2.334	2.266	2.211	2.165	2.092	2.015	1.932	1.887	1.841	1.792	1.740	1.683	1.620
40	4.085	3.232	2.839	2.606	2.449	2.336	2.249	2.180	2.124	2.077	2.003	1.924	1.839	1.793	1.744	1.693	1.637	1.577	1.510
60	4.001	3.150	2.758	2.525	2.368	2.254	2.167	2.097	2.040	1.993	1.917	1.836	1.748	1.700	1.649	1.594	1.534	1.467	1.390
120	3.920	3.072	2.680	2.447	2.290	2.175	2.087	2.016	1.959	1.910	1.834	1.750	1.659	1.608	1.554	1.495	1.429	1.352	1.250
∞	3.840	2.990	2.600	2.370	2.210	2.090	2.010	1.940	1.880	1.830	1.750	1.670	1.570	1.520	1.460	1.400	1.280	1.220	1.020

付表6 F分布表 (その2)

自由度 ν_2 (分母) と自由度 ν_1 (分子) をそれぞれ表の上と左の見出しから拾い、対応する F 値を読み取ります。

$\alpha = 0.025$

$F_{0.025}(\nu_1, \nu_2)$

$\nu_2 =$ 分母の自由度、$\nu_1 =$ 分子の自由度

ν_2＼ν_1	1	2	3	4	5	6	7	8	9	10	12	15	20	24	30	40	60	120	∞
1	647.789	799.500	864.163	899.583	921.848	937.111	948.217	956.656	963.285	968.627	976.708	984.867	993.103	997.249	1001.414	1005.598	1009.800	1014.020	1018.260
2	38.506	39.000	39.165	39.248	39.298	39.331	39.355	39.373	39.387	39.398	39.415	39.431	39.448	39.456	39.465	39.473	39.481	39.490	39.500
3	17.443	16.044	15.439	15.101	14.885	14.735	14.624	14.540	14.473	14.419	14.337	14.253	14.167	14.124	14.081	14.037	13.992	13.947	13.900
4	12.218	10.649	9.979	9.605	9.364	9.197	9.074	8.980	8.905	8.844	8.751	8.657	8.560	8.511	8.461	8.411	8.360	8.309	8.260
5	10.007	8.434	7.764	7.388	7.146	6.978	6.853	6.757	6.681	6.619	6.525	6.428	6.329	6.278	6.227	6.175	6.123	6.069	6.020
6	8.813	7.260	6.599	6.227	5.988	5.820	5.695	5.600	5.523	5.461	5.366	5.269	5.168	5.117	5.065	5.012	4.959	4.904	4.850
7	8.073	6.542	5.890	5.523	5.285	5.119	4.995	4.899	4.823	4.761	4.666	4.568	4.467	4.415	4.362	4.309	4.254	4.199	4.140
8	7.571	6.059	5.416	5.053	4.817	4.652	4.529	4.433	4.357	4.295	4.200	4.101	3.999	3.947	3.894	3.840	3.784	3.728	3.670
9	7.209	5.715	5.078	4.718	4.484	4.320	4.197	4.102	4.026	3.964	3.868	3.769	3.667	3.614	3.560	3.505	3.449	3.392	3.330
10	6.937	5.456	4.826	4.468	4.236	4.072	3.950	3.855	3.779	3.717	3.621	3.522	3.419	3.365	3.311	3.255	3.198	3.140	3.080
11	6.724	5.256	4.630	4.275	4.044	3.881	3.759	3.664	3.588	3.526	3.430	3.330	3.226	3.173	3.118	3.061	3.004	2.944	2.880
12	6.554	5.096	4.474	4.121	3.891	3.728	3.607	3.512	3.436	3.374	3.277	3.177	3.073	3.019	2.963	2.906	2.848	2.787	2.720
13	6.414	4.965	4.347	3.996	3.767	3.604	3.483	3.388	3.312	3.250	3.153	3.053	2.948	2.893	2.837	2.780	2.720	2.659	2.600
14	6.298	4.857	4.242	3.892	3.663	3.501	3.380	3.285	3.209	3.147	3.050	2.949	2.844	2.789	2.732	2.674	2.614	2.552	2.490
15	6.200	4.765	4.153	3.804	3.576	3.415	3.293	3.199	3.123	3.060	2.963	2.862	2.756	2.701	2.644	2.585	2.524	2.461	2.400
16	6.115	4.687	4.077	3.729	3.502	3.341	3.219	3.125	3.049	2.986	2.889	2.788	2.681	2.625	2.568	2.509	2.447	2.383	2.320
17	6.042	4.619	4.011	3.665	3.438	3.277	3.156	3.061	2.985	2.922	2.825	2.723	2.616	2.560	2.502	2.442	2.380	2.315	2.250
18	5.978	4.560	3.954	3.608	3.382	3.221	3.100	3.005	2.929	2.866	2.769	2.667	2.559	2.503	2.445	2.384	2.321	2.256	2.190
19	5.922	4.508	3.903	3.559	3.333	3.172	3.051	2.956	2.880	2.817	2.720	2.617	2.509	2.452	2.394	2.333	2.270	2.203	2.130
20	5.871	4.461	3.859	3.515	3.289	3.128	3.007	2.913	2.837	2.774	2.676	2.573	2.464	2.408	2.349	2.287	2.223	2.156	2.090
21	5.827	4.420	3.819	3.475	3.250	3.090	2.969	2.874	2.798	2.735	2.637	2.534	2.425	2.368	2.308	2.246	2.182	2.114	2.040
22	5.786	4.383	3.783	3.440	3.215	3.055	2.934	2.839	2.763	2.700	2.602	2.498	2.389	2.331	2.272	2.210	2.145	2.076	2.000
23	5.750	4.349	3.750	3.408	3.183	3.023	2.902	2.808	2.731	2.668	2.570	2.466	2.357	2.299	2.239	2.176	2.111	2.041	1.970
24	5.717	4.319	3.721	3.379	3.155	2.995	2.874	2.779	2.703	2.640	2.541	2.437	2.327	2.269	2.209	2.146	2.080	2.010	1.940
25	5.686	4.291	3.694	3.353	3.129	2.969	2.848	2.753	2.677	2.613	2.515	2.411	2.300	2.242	2.182	2.118	2.052	1.981	1.910
26	5.659	4.265	3.670	3.329	3.105	2.945	2.824	2.729	2.653	2.590	2.491	2.387	2.276	2.217	2.157	2.093	2.026	1.954	1.880
27	5.633	4.242	3.647	3.307	3.083	2.923	2.802	2.707	2.631	2.568	2.469	2.364	2.253	2.195	2.133	2.069	2.002	1.930	1.850
28	5.610	4.221	3.626	3.286	3.063	2.903	2.782	2.687	2.611	2.547	2.448	2.344	2.232	2.174	2.112	2.048	1.980	1.907	1.830
29	5.588	4.201	3.607	3.267	3.044	2.884	2.763	2.669	2.592	2.529	2.430	2.325	2.213	2.154	2.092	2.028	1.959	1.886	1.810
30	5.568	4.182	3.589	3.250	3.026	2.867	2.746	2.651	2.575	2.511	2.412	2.307	2.195	2.136	2.074	2.009	1.940	1.866	1.790
40	5.424	4.051	3.463	3.126	2.904	2.744	2.624	2.529	2.452	2.388	2.288	2.182	2.068	2.007	1.943	1.875	1.803	1.724	1.640
60	5.286	3.925	3.343	3.008	2.786	2.627	2.507	2.412	2.334	2.270	2.169	2.061	1.944	1.882	1.815	1.744	1.667	1.581	1.480
120	5.152	3.805	3.227	2.894	2.674	2.515	2.395	2.299	2.222	2.157	2.055	1.945	1.825	1.760	1.690	1.614	1.530	1.433	1.310
∞	5.020	3.690	3.120	2.790	2.570	2.410	2.290	2.190	2.110	2.050	1.950	1.830	1.710	1.640	1.570	1.480	1.390	1.270	1.030

索引

編者紹介

小林　賢　医学博士
1980 年　北里大学大学院衛生学研究科修了
2002 年　防衛医科大学校講師
現　在　日本薬科大学特任教授

佐古　兼一　博士（薬学）
1999 年　東京薬科大学大学院薬学研究科修了
2002 年　北里大学助教
現　在　日本薬科大学准教授

著者紹介

井上　俊夫　博士（薬学）
2002 年　岡山大学大学院自然科学研究科修了
1992 年　小川香料株式会社
現　在　日本薬科大学教授

加藤　剛
1990 年　帝京大学薬学部卒業
2006 年　統計士取得
現　在　医療法人社団幸悠会　薬剤部長

岩﨑　祐一　工学修士
1977 年　埼玉大学大学院工学研究科修了
元　日本薬科大学講師

熊倉　隆二
1975 年　上智大学理工学部卒業
元　日本薬科大学講師

NDC499　　　255p　　　26 cm

わかりやすい薬学系の統計学入門　第2版

2022 年 3 月 16 日　第 1 刷発行
2024 年 7 月 11 日　第 6 刷発行

編　者　小林　賢・佐古兼一
著　者　井上俊夫・岩﨑祐一・加藤　剛・熊倉隆二
発行者　森田浩章
発行所　株式会社　講談社
〒 112-8001　東京都文京区音羽 2-12-21
販　売　(03)5395-4415
業　務　(03)5395-3615

KODANSHA

編　集　株式会社　講談社サイエンティフィク
代表　堀越俊一
〒 162-0825　東京都新宿区神楽坂 2-14　ノービィビル
編　集　(03)3235-3701

本文データ制作　美研プリンティング　株式会社
印刷・製本　株式会社　ＫＰＳプロダクツ